Renée Schüttengruber | Eunike Grahofer

Schönheitspflanzen

UND IHRE WIRKUNGEN

Anti-Aging der Natur

ISBN 978-3-99025-444-8

Layout: Sandra Gruberbauer
Lektorat: Mag. Dorothea Forster
Fotos: Ing. Wolfgang Mayer, weitere siehe Seite 216

printed in EU

Anmerkung: Alle in diesem Text enthaltenen Anregungen, Beschreibungen, Tipps und Rezepte wurden mit großer Sorgfalt zusammengestellt und getestet. Dennoch kann aufgrund unterschiedlicher Rohstoffe, Ausgangsbedingungen und individueller Fähigkeiten nicht garantiert werden, dass die Informationen auf Ihre Situation zutreffen. Daher kann keinerlei Haftung für etwaige Verletzungen, Verluste oder andere Schäden übernommen werden, die aus der Verwendung der in diesem Text angebotenen Informationen resultieren.

Renée Schüttengruber
Eunike Grahofer

Schönheits pflanzen

und ihre Wirkungen

Anti-Aging der Natur

freya

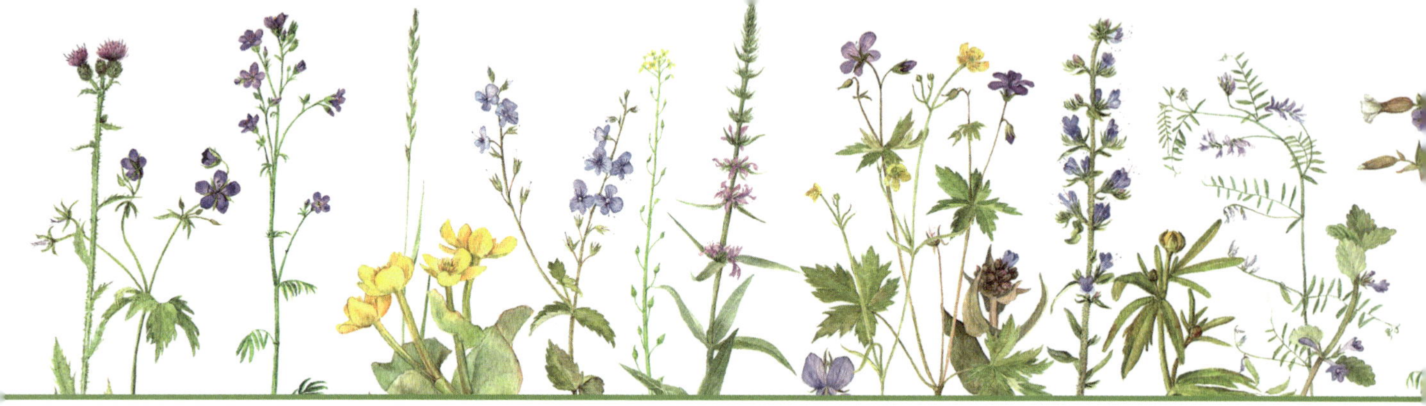

Inhaltsverzeichnis

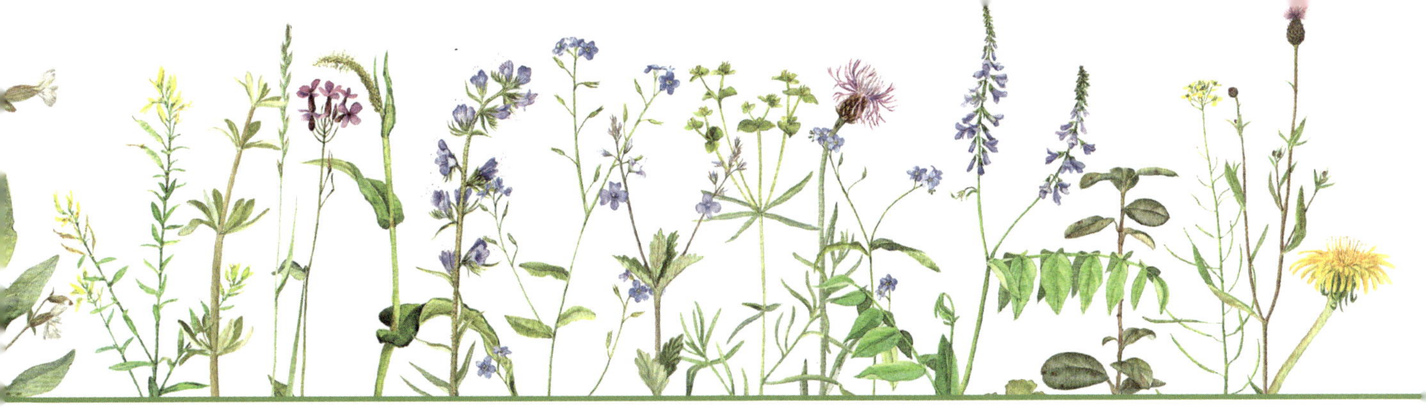

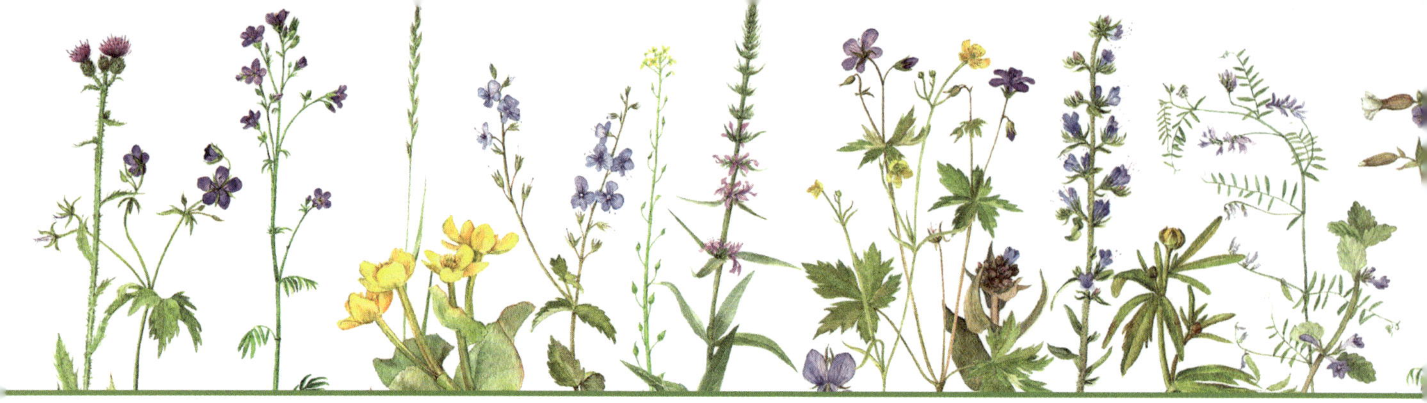

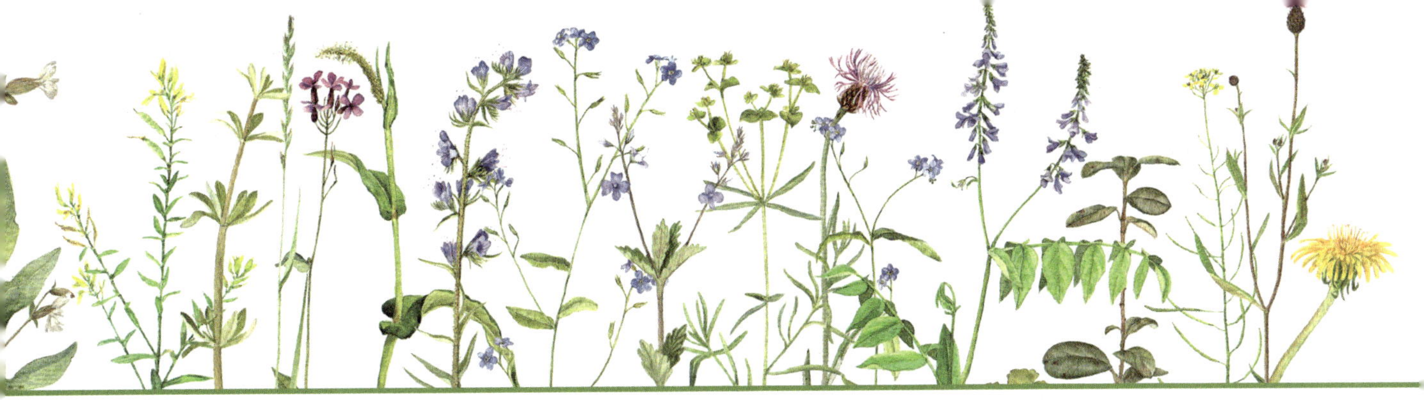

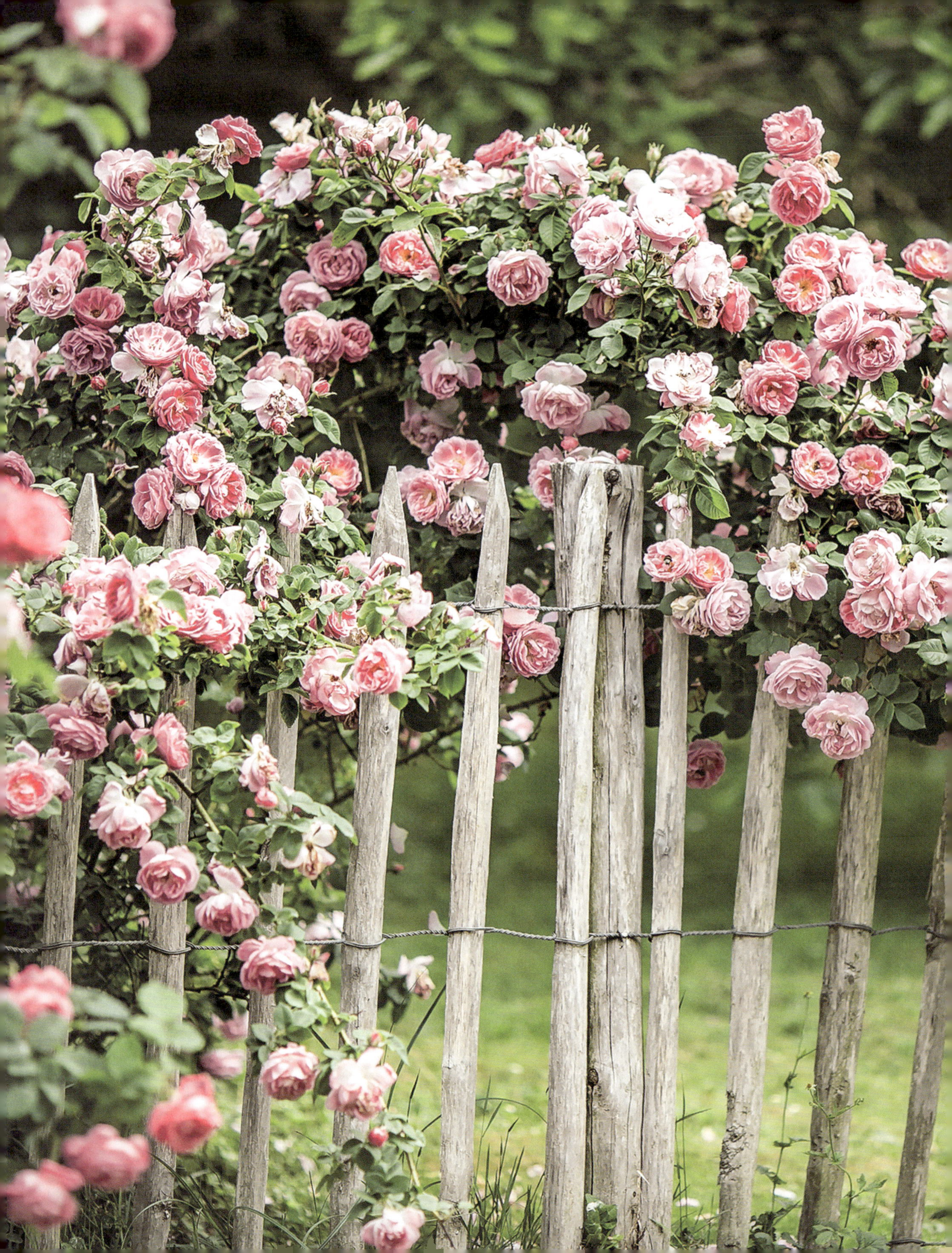

Vorwort

RENÉE SCHÜTTENGRUBER

Wir alle altern und das ist ganz normal – aber ist es möglich unseren Körper so zu unterstützen, dass wir langsamer altern, und das auch noch schön?

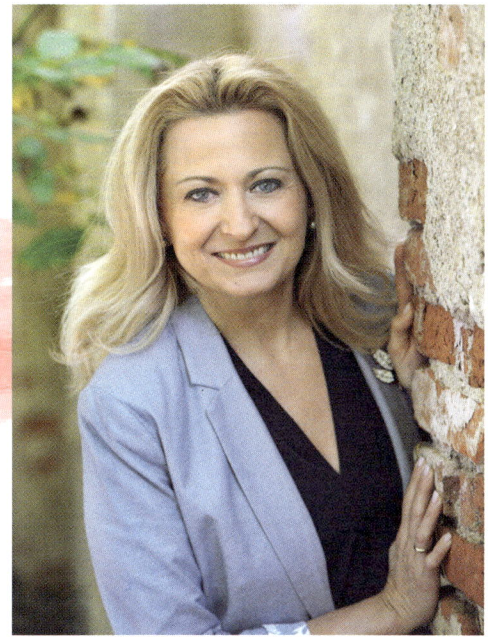

Ich beschäftige mich schon mein ganzes Leben mit Kosmetik, Ernährung und mit dem Energiehaushalt des Menschen durch meinen Beruf als Sängerin und Gesangslehrerin. Schon als Kind liebte ich die Welt der Kosmetik spielerisch, zum Leid meines Vaters, der mir Schminke und Nagellack regelmäßig von Gesicht und Nägeln entfernen musste. Später in der Pubertät gab es nichts, was ich nicht ausprobierte, auch zum Leid meiner Haut, die mit Ausschlägen und Juckreiz auf gewisse Inhaltsstoffe reagierte. Aber wer schaute in den 80ern auf Inhaltsstoffe? Alles, was bunt und schön aussah und auf jeden Fall gut roch, musste doch auch gut sein?

Nach einem langen Weg durch die teuersten Cremen von den führenden Beautyikonen unserer Zeit und die Geburt unseres Sohnes wurde plötzlich ein Umdenken bei mir ausgelöst und dieses Umdenken war auch in der Bevölkerung zu spüren, und endlich Gott sei Dank auch in der Ernährung.

Plötzlich war ich mir nicht mehr sicher, was ich kaufen sollte und was nicht. Als dann auch noch unser Sohn zu Neurodermitis neigte, begann ich mich intensiv mit Naturkosmetik zu beschäftigen. Doch nach zahlreichen Kursen und Ausbildungen wurde ich vor lauter Wirkstoffen und Extrakten und jeder neuen Errungenschaft müde. Naturkosmetik kann furchtbar chemisch sein, wenn auf dem Tisch nur noch kleine Fläschchen herumstehen, und ich stellte mir die Frage: Wo bitte schön, wo sind die Pflanzen hin? Brauch ich wirklich so viele Inhaltsstoffe und muss ich wirklich alles kaufen? Nein, ich habe mich nicht der grünen Kosmetik verschrieben, dafür so finde ich, sind wir heute viel zu weit, um bestimmte Stoffe wie Konservierungsmittel und Emulgatoren in der Kosmetik nicht anzuerkennen, und deren fundierte und sichtbar gute Wirkung auf unseren Körper.

Trotzdem ist die Wissenschaft noch weit davon entfernt, das weite Spektrum der einzelnen Pflanzen und deren Inhaltsstoffe zu erkennen und zu entschlüsseln. Allein Weihrauch hat über 200 Inhaltsstoffe und wir stecken in den Kinderschuhen und wissen nur teilweise, wie diese Synergien von Pflanzen auf unseren Körper wirken.

Mein Ansatz in der Naturkosmetik ist es, Grundsubstanzen selbst herzustellen, die wir dann in meinen jeweiligen Rezepten weiterverwenden. Pflanzen haben Stoffe, die öllöslich, alkohollöslich und wasserlöslich sind, diese gilt es zu nutzen. Je nachdem wie ich die Pflanze einsetze, innerlich oder äußerlich, schaffe ich eine großes Angebot an Inhaltsstoffen, die unser Körper dort aufnehmen kann, wo er sie gerade braucht, und das auch in der richtigen gelösten Form.

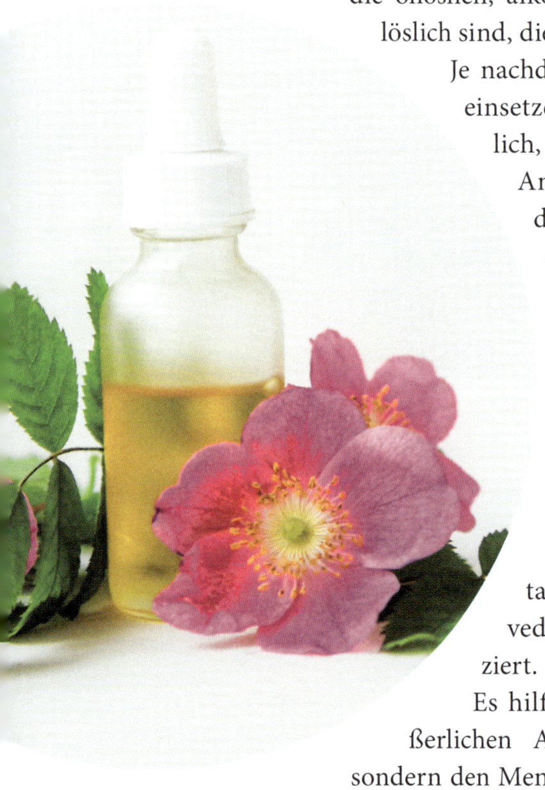

Dazu sollten wir beginnen unseren Körper als Einheit zu sehen. Wie schon seit Jahrtausenden in der ayurvedischen Medizin praktiziert. Es hilft uns nicht nur die äußerlichen Aspekte zu betrachten, sondern den Menschen als Ganzes zu sehen. Dazu gehören innere und äußere Anwendungen und Rituale, die unser Wohlbefinden steigern und somit die Seele in Balance bringen.

GRUNDERKENNTNISSE DES ARYUVEDA UMGELEGT AUF UNSERE WESTLICHE ZIVILISATION:

- **Nehmen Sie sich 30 Minuten Zeit pro Tag.**
  Gehen Sie spazieren, setzen Sie sich hin, trinken Sie Tee (Bergtee) und lassen Sie Ihre Gedanken fliegen. Bauen Sie diese Rituale (auch Räuchern) in Ihren Alltag ein. Sie werden sehen, wie gut es Ihnen danach geht.

- **Massieren Sie regelmäßig Ihren Körper.**
  Egal ob Sie gerne baden oder duschen – versuchen Sie vorab einen Massage zu machen mit dem jeweiligen Öl Ihrer Wahl (Sesamöl, Rosenöl, Weihrauchöl oder Efeuöl), bei fettiger Haut kann man einen Seidenhandschuh verwenden und ohne Öle vorgehen.

  Massieren Sie sich vom Kopf beginnend bis zu den Füßen. Das hilft Belastungen und Blockaden zu lösen, entgiftet und macht die Haut geschmeidig und schön.

- **Pflegen Sie sich gerne.**
  Sehen Sie Rituale wie das tägliche Reinigen der Haut und das Auftragen von Cremen und Pflegeprodukte als eine sinnliche und ausgleichende Tätigkeit.

- **Schlafen Sie mit dünnem Kopfpolster oder dem richtigen Gesundheitskissen zur Entlastung der Wirbelsäule und nehmen Sie sich Ihren Schönheitsschlaf!**

Finden Sie selbst heraus, wie viel Stunden Schlaf Sie wirklich brauchen.

- **Seien Sie kreativ wie ein Kind.**
  Versuchen Sie beim Spazierengehen schöne Dinge zu sammeln, sich mit Pflanzen zu beschäftigen und diese in schöne Projekte für Ihre Wohnung oder in der Küche sowie in der Kosmetik im Jahreskreis umzusetzen.

- **Essen Sie zu Mittag eine warme Speise, die Ihrem Typ entspricht.**
  Im Ayurveda wird der Mensch in drei Typen (Vata, Pitta, Kapha) eingeteilt (Doshas), die sich meist überschneiden. Wenn Sie auf sich selbst hören, wird Ihnen der Körper sagen, was er gerne isst. Viel Gemüse oder lieben Sie Fleisch? Menschen sind nicht gleich in ihrer Ernährung und in ihrem Stoffwechsel. Einige von uns ernähren sich pflanzlich, andere brauchen Mischformen aus Fleisch/Fisch und Pflanzen. Morgens und abends essen Sie weniger.

- **Machen Sie Reinigungskuren: Trinkkuren mit Heilwasser, Entgiftungskuren mit Triphala oder Chagapilzen.**

- **Praktizieren Sie Bewusstseinstechniken wie: Gesang (melden Sie sich in einem Chor an), Meditation und Yoga, dies stellt die Basis da zur Verjüngung Ihrer Zellen.**
  Blockaden können so gelöst werden, die unser Karma beeinflussen.

- **Versuchen Sie Menschen in ihrem Dasein nicht zu werten.**

- **Pflegen Sie sich – beginnen Sie Ihren Körper so anzunehmen, wie er ist, und versuchen Sie in diesem Buch Pflanzen zu finden, die Ihnen persönlich guttun. Bauen Sie diese Rezepte in Ihr Leben ein.**

Steigern wir unser Wohlbefinden, dann strahlen wir von innen heraus, sind gefestigt und äußere Einflüsse wie Stress und Umweltbelastungen können uns weniger anhaben. Unsere Haut wird dadurch schöner und sieht erholter aus. Gerade Pflanzen und deren Inhaltsstoffe äußerlich oder innerlich angewendet können uns helfen in ein Körper-Seele-Gleichgewicht zu kommen. Es ist mir ein großes Anliegen zu zeigen, dass Pflanzen unsere Verbündeten sind, die uns lieben und für uns wachsen und blühen.

Sie tragen viele kleine Geheimnisse in sich, die es gilt zu entschlüsseln und zu erforschen. Sehen wir die Pflanze als eine Einheit an Wissen, die mehr kann, als wir glauben. Ich verlasse mich deshalb lieber auf die Jahrhunderte langen Erfahrungen von Menschen über erprobte Pflanzen und höre zu, was diese auf ihrem Erfahrungsweg gelernt haben.

Renée Schüttengruber

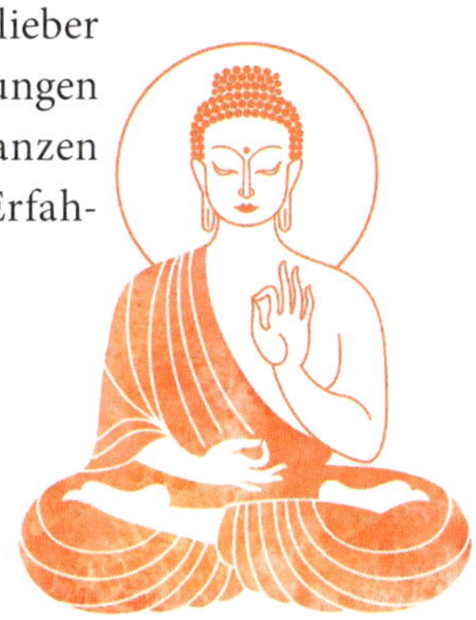

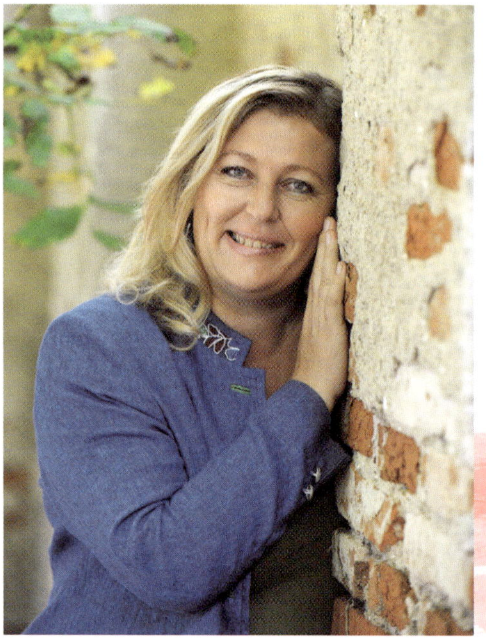

EUNIKE GRAHOFER

„Eure Nahrungsmittel sollen Eure Heilmittel und Eure Heilmittel Eure Nahrungsmittel sein", sagte einst bereits der weise griechische Arzt Hippokrates.

So wie wir unseren Körper ernähren, so kann er auch funktionieren. Geben wir ihm laufend frische Vitamine, Mineralstoffe, Spurenelemente zu essen, kann er damit die Zellen gesund und vital erhalten, kann sich gut gegen Einflüsse und Eindringlinge wehren und gut entwickeln. Geben wir ihm hingegen künstliche Fertigkost, haben wir zwar das Hungergefühl gestillt, jedoch den Zweck der Ernährung nicht erfüllt.

Ich dokumentiere seit über 20 Jahren das Leben, die Lebensgeschichten sowie die Heilrezepte der „ärmlichen Bevölkerung", jener Menschen, die sich mit der Natur selbst helfen mussten, da ein Arzt einerseits nicht leistbar, andererseits nicht verfügbar war. Dieses Wissen gebe ich in Büchern wie unter anderem „Die Leissinger Oma", „Wildnisapotheke", Wildniswissen" oder „Die Hechals" weiter.

Wir finden das ganze Jahr über in der Natur jede Menge frische Nährstoffe. Im Frühling erfreuen uns die Wildkräuter wie Gänseblümchen, Löwenzahn, Brennnessel, zu Sommerbeginn kommt das erste Obst wie Erdbeeren, Himbeeren und Heidelbeeren hinzu, später folgen Äpfel, Hagebutten, Schlehenfrüchte, bis die Wurzeln zu ernten sind. Im Winter können wir frische Knospen und Rinden zur Ernährung nutzen, ehe im Frühling die nächsten Gänseblümchen auf uns warten.

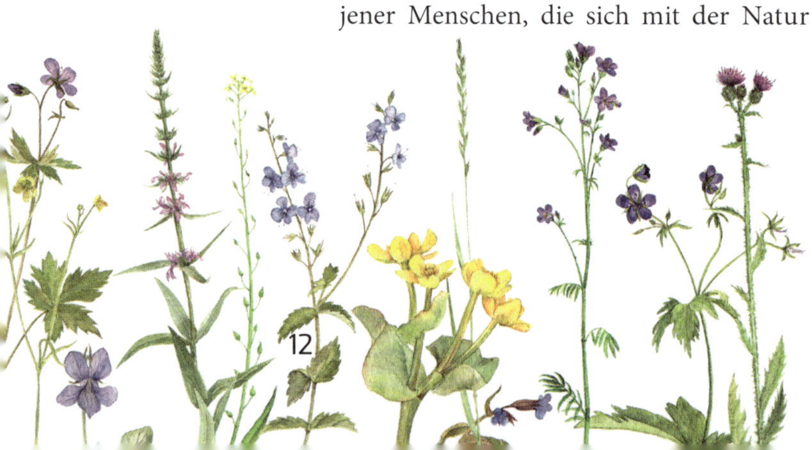

Mit diesem Buch wollen wir Sie, liebe Leserinnen und Leser, auf eine Reise zu den Pflanzen mitnehmen, welche spezielle Inhaltsstoffe für unsere Schönheit bereitstellen.

Wenn wir von Schönheit sprechen, meinen wir die „natürliche Schönheit". Wir Menschen unterliegen einem gewissen Alterungsprozess, den wir mit natürlichen Mitteln hinauszögern, jedoch nicht aufhalten können. Was wir tun können, ist die Gesundheit, die Vitalität und die Funktionsfähigkeit unseres Körpers bestens zu unterstützen. Wir dürfen wieder davon abkommen, im Namen des Materialismus unsere Gesundheit und unseren Planeten zu zerstören, dürfen aufhören, wie Roboter tagein tagaus zu funktionieren ohne die Umgebung, sei es die Natur oder die Menschen, um uns wahrzunehmen.

Wir dürfen dahin zurückkehren, dass wir sowohl mit den Pflanzen, dem Planeten Erde und den Menschen rund um uns herum verbunden sind – dass wir ein Glied im großen Ganzen sind!

Wir dürfen zu jener Fähigkeit mit der Natur zu leben, welche unsere Ahnen, Ahninnen begleitete, wieder zurückfinden. Die Natur im Jahreskreis mit ihren Inhaltsstoffen, welche sie stets zur richtigen Zeit bereithält, wieder schätzen lernen. Die Erdbeere, welche kühlend auf unseren Körper wirkt, wird zu jener Zeit reif, wenn die erste Hitzewelle über das Land zieht. Die Kirschen, welche ein Schlafhormon enthalten, reifen zu jener Zeit zur Sommersonnenwende, wenn unser Körper am wenigsten Schlafhormon produziert. Durch das Essen der Kirschen können wir uns dieses zuführen. Jede Frucht und jede Pflanze reift für uns zur richtigen Zeit.

Wir dürfen wieder beginnen, die Natur zu verstehen, beginnen sie zu deuten, sie zu lesen und sie für unsere GESUNDHEIT zu verwenden und was am wichtigsten ist, SIE ZU SCHÜTZEN!

Eunike Grahofer

Danke!

DANKE AN ALLE, DIE DIESES BUCH ERST MÖGLICH GEMACHT HABEN!

Wir bedanken uns sehr herzlich bei ***Frau DDr. Isabella Pali,*** Ernährungswissenschaftlerin, für die Mithilfe bei den Korrekturen. Ein großes Danke gebührt ***Ing. Wolfgang Mayer,*** der durch viele Fotoshootings dieses Buch mit tollen Fotos ergänzt hat, sowie ***Herrn Volker Herb,*** der ein ganzes Kapitel inspiriert hat. Der ***gesunden Gemeinde Kapelln*** und den Besitzern der ***Saalmühle*** in Waidhofen – den Orten, an denen viele Fotos zu diesem Buch entstanden sind, ebenfalls ein großes Danke!

Einleitung

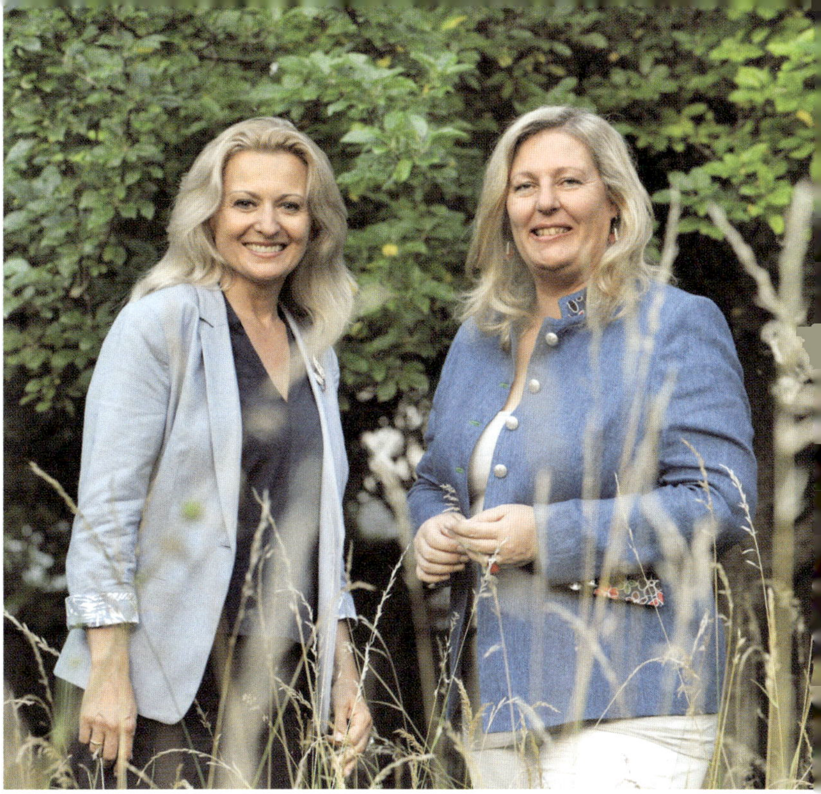

WARUM ALTERN WIR?

Unsere Haut beginnt schon sehr früh zu altern, ca. Anfang/Mitte 20, aber bis man die ersten Falten dann wirklich sieht, vergehen viele, viele Jahre.

ABER WAS PASSIERT DENN DA EIGENTLICH MIT UNS?

Je älter wir werden, desto dünner wird unsere Haut, wodurch rote Äderchen sichtbarer werden. Einerseits liegt es an unserer verringerten Zellteilung. Bei jungen Menschen geschieht diese Teilung alle 27 Tage, aber bei älteren Menschen lediglich nur noch alle 50 Tage. Andererseits liegt es an der Verringerung des Unterhaut-Fettgewebes und dem Kollagenabbau. Grundsätzlich ist Kollagen ein tierisches Eiweiß, das über die Haut nicht aufgenommen, sondern nur innerlich zugefügt werden kann. In Pflanzen und Pilzen kommt kein Kollagen vor, jedoch beinhalten sie anregende Substanzen, die den Körper stimulieren, Kollagen selbst zu bilden.

Dazu kommt noch, dass Feuchtigkeitsbindung schwerer möglich ist und unsere Haut dadurch trockener und empfindlicher wird. Dies hat zur Folge, dass unser Schutzschild gegen oxidativen Stress (also die freien Radikale) immer durchlässiger wird. Durch Luftverschmutzung werden diese Prozesse noch beschleunigt.

Gerade Frauenhaut, die dünner, schwächer bei Bindegewebsfasern und ärmer an Talgproduktion ist als Männerhaut, braucht im Alter viel mehr Pflege und Feuchtigkeitszufuhr. Gerade ab den Wechseljahren erschlafft die Haut von Frauen wesentlich schneller als die der Männer.

Pflegen und ernähren wir uns schlecht, trinken wir zu viel Alkohol, rauchen wir und setzen wir uns stundenlang der Sonne aus (und das ohne richtigen Sonnenschutz), werden mehr freie Radikale gebildet und können unsere Zellen massiv schädigen. Die Haut reagiert mit schwererer Faltenbildung, Pigmentflecken, Trockenheit und Fahlheit, aber auch schwerere Krankheiten können dadurch ausgelöst werden.

DER ANTI-AGING EFFEKT

Wissenswertes:
Der Begriff Anti-Aging steht für Maßnahmen, die wir setzen können, um Alterungsprozesse zu verlangsamen.

WARUM DER NAME: ANTI-AGING DER NATUR?

Wir können unseren Körper von innen und von außen so stimulieren, dass das Altern langsamer geschieht und freie Radikale weniger schnell an unseren Hautzellen knabbern. Spannen wir ein Schutzschild auf aus Antioxidantien wie Vitaminen, Carotinoiden, Flavonoiden, sekundären Pflanzenstoffen und Spurenelementen.

Sie dienen uns als Radikalefänger und sind wahre Meister darin. Hochwertige Öle, die ein breites Spektrum an ungesättigten Fettsäuren aufweisen, helfen uns dabei. Stabilisieren wir unseren Körper von innen und außen, vitalisieren wir ihn, kräftigen wir unseren Magen, um das Allergierisiko im Alter zu senken, und bleiben wir gesund. Das ist Anti-Aging der Natur!

Wir wünschen Ihnen viel Spaß mit diesem Buch, beim Selbermachen/Selberrühren und Sich-neu-Erleben. Stehen wir auf der Sonnenseite des Lebens!

Renée Schüttengruber & Eunike Grahofer
Kräuterpädagoginnen

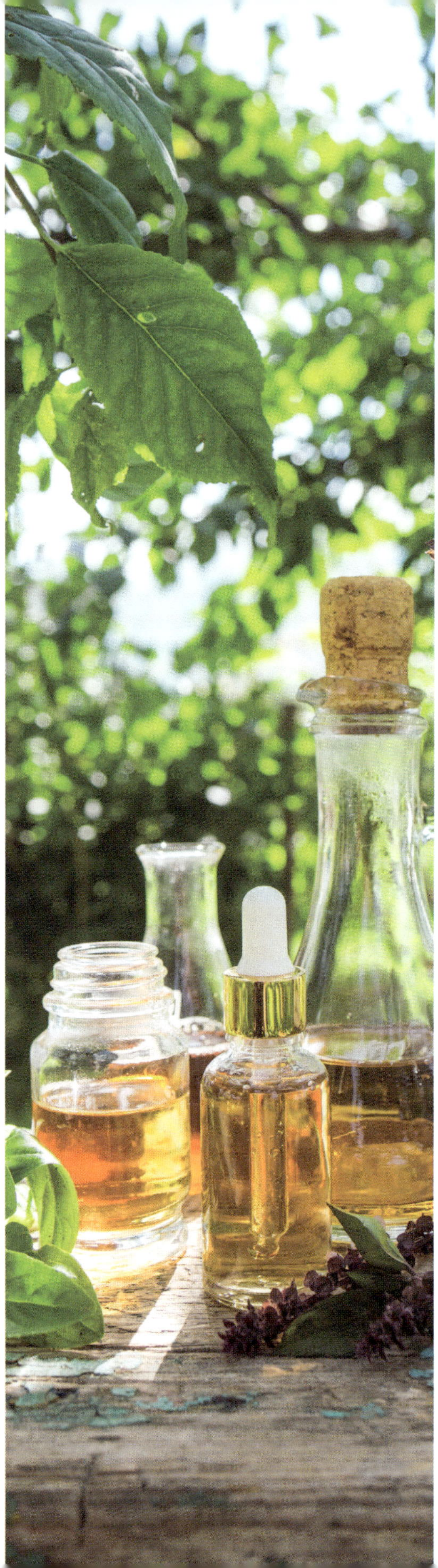

Veilchen

Frühlingserwachen für Haut und Lymphe

DIE VEILCHEN FÜR DAS JUNGE MÄDCHEN

Die kleine Anna hatte es schon durch ihre Schüchternheit und ruhige Wesensart nicht leicht in der Schule, sie wurde liebend gerne von ihren Mitschülerinnen gehänselt. Als sie zeitig im Frühling dann auch noch von Gesichtsausschlägen geplagt wurde, hatte sie solche Angst vor dem Schulbesuch, dass sie einfach das Bett nicht verlassen wollte. So gut ihre Mutter ihr auch zureden mochte, die Angst vor dem Gehänseltwerden war zu groß.

Die Großmutter hatte eine Idee, sie ging an den Waldrand hinaus und sah nach, ob die Veilchen schon blühten, pflückte einige Blüten und Blätter davon und drückte zu Hause in der Küche den Saft der Veilchen mit einem Mörser unter Zugabe von etwas Wasser heraus. Mit diesem Veilchenwasser wusch die Großmutter mehrmals am Tag das Gesicht des Mädchens. Rasch wurde der Ausschlag weniger und ging schließlich ganz zurück.

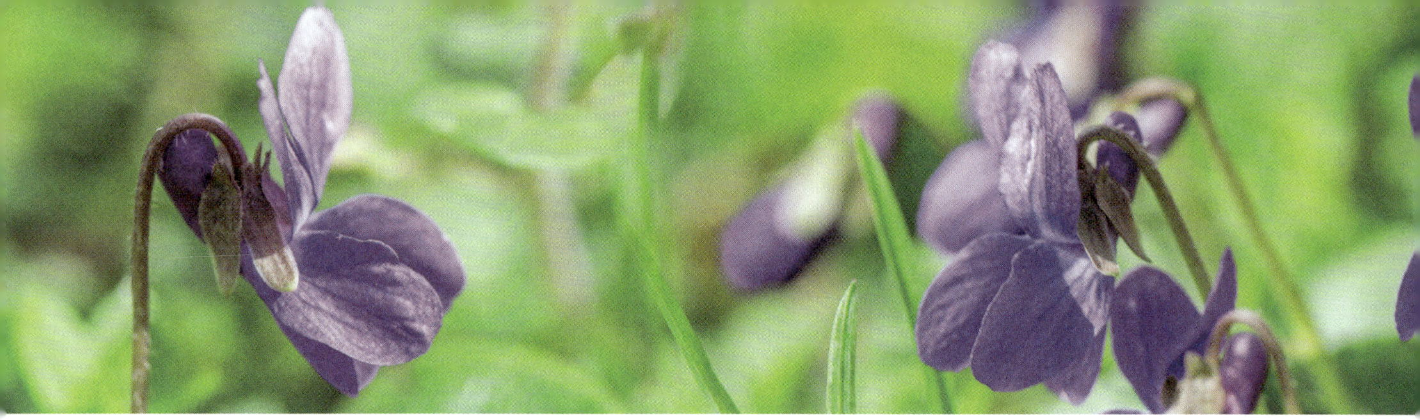

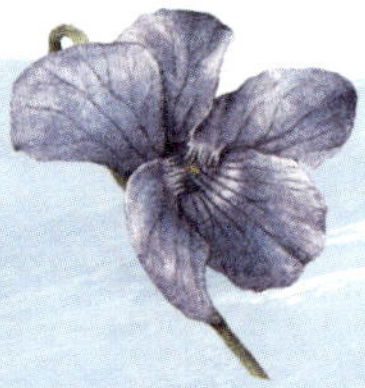

DUFTVEILCHEN

VIOLA ODORATA

Sammelzeitpunkt:	März – April
Gesammelt werden:	Blüten & Blätter, Wurzel
Wirkstoffe:	Bitterstoffe, Vitamine, Mineralstoffe, Odoratin, Glycosid, Saponine, Eugenol, Salizylsäure, Flavonoide, Cyamin
Vorkommen:	an Waldrändern, in schattigen und moosigen Gärten
Sammeln und Ernten:	bei trockenem Wetter, am frühen Morgen

DAS WILDE STIEFMÜTTERCHEN

VIOLA TRICOLORIS HERBA

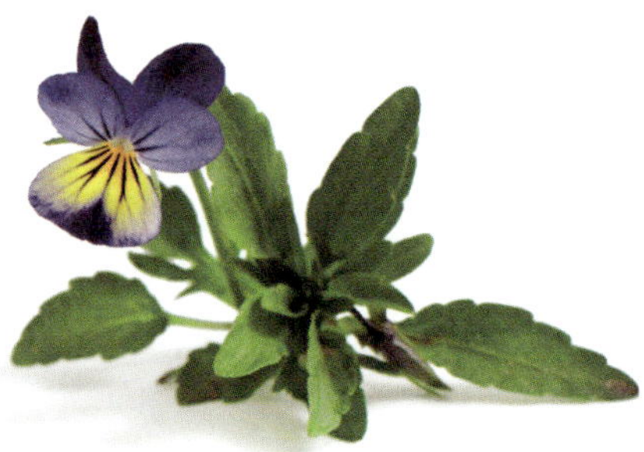

(dazu gehören auch das Alpenstiefmütterchen und das gelbe Stiefmütterchen)

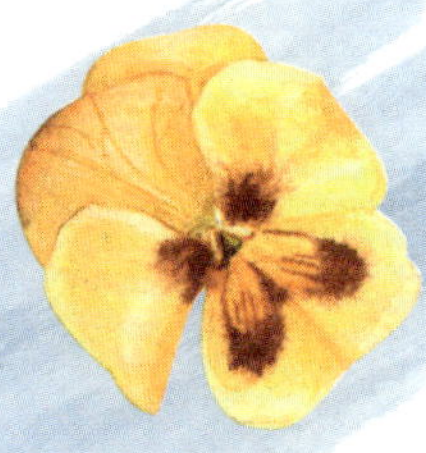

Sammelzeitpunkt:	April – Oktober
Gesammelt werden:	Blüten & Blätter, Wurzel
Wirkstoffe:	Saponine, Gerbstoffe, Flavonoide, Rutin, Kalium, Methylsalicylglykosid
Vorkommen:	an Waldrändern, in moosigen und schattigen Gärten Die bekannten Gartenstiefmütterchen haben nicht die gleiche Heilkraft wie die kleineren, wild wachsenden Sorten. Man kann aber wilde Sorten auch im Garten kultivieren.
Sammeln und Ernten:	bei trockenem Wetter, am frühen Morgen

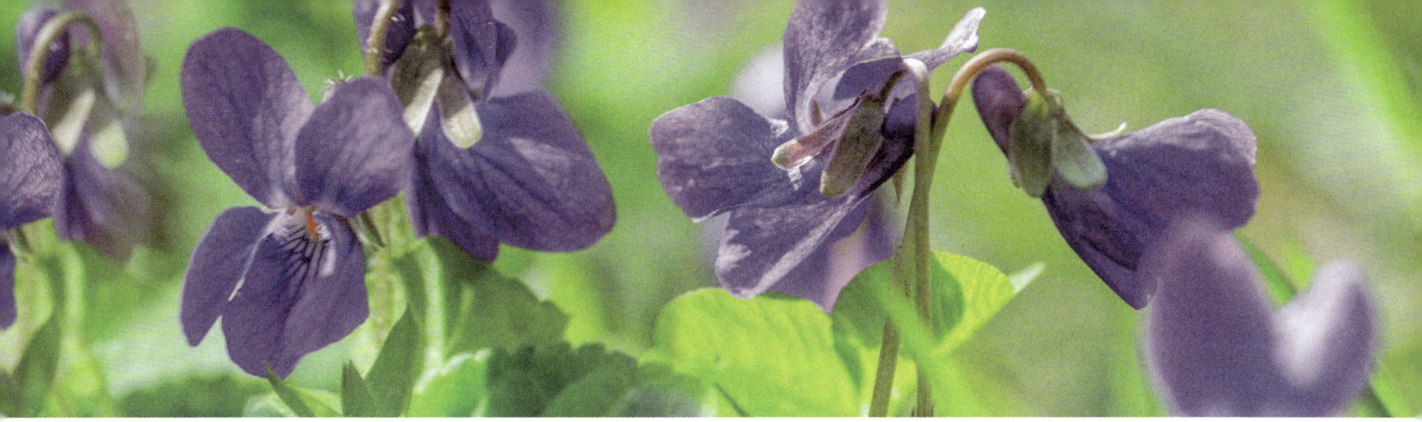

ANTI-AGING-WIRKUNG:

Es gibt viele verschiedenen Veilchenarten, man kann sie gut an der Anzahl der Blütenblätter unterscheiden. Veilchen haben oben zwei und unten drei Blütenblätter. Das Stiefmütterchen hat dagegen oben vier und unten nur ein Blütenblatt. Bei den Veilchenarten unterscheiden wir das Wohlriechende Veilchen und das Hundsveilchen, welches keinen Duft verströmt. Alle Sorten können gesammelt werden. Zur Kategorie des Stiefmütterchens gehören sowohl das Alpenveilchen wie auch das gelbe Veilchen. Die ganze Pflanzenfamilie gehört zu den besonderen Heilpflanzen. Schade ist nur, dass sie bei uns noch nicht die Anerkennung bekommen, die ihnen schon seit Jahrhunderten zustehen würde. Man wusste schon zu Hippokrates Zeiten über manche der Heilwirkungen Bescheid.

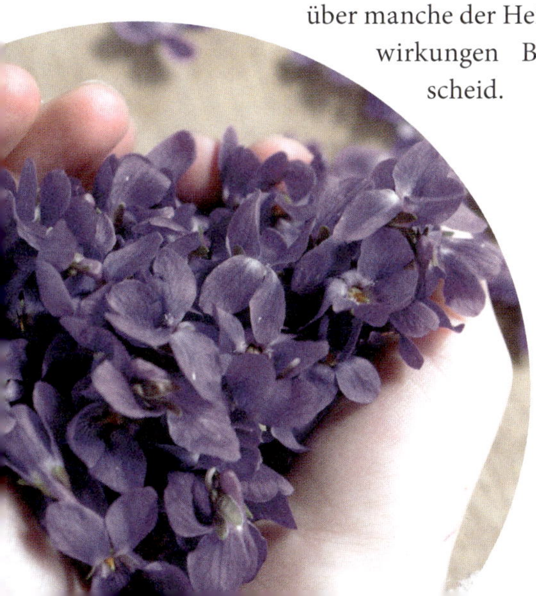

In den Überlieferungen liest man gerne, dass diese bescheidenen Pflanzen magische Kräfte hätten. Im Anti-Aging-Bereich sollen sie uns als Schutzpflanzen dienen. Gerade das Wilde Stiefmütterchen nennt man auch neben der Rose „Die Königin der Haut". Damit ist gemeint, dass sie uns gerade bei Problemhaut wie Akne + Hautunreinheiten enorme Dienste leisten kann. Im Anti-Aging-Bereich sind es vor allem die Auszüge und Tees, welche uns helfen den Körper zu entgiften und in der Brust geschwollene Lymphknoten gar nicht erst entstehen zu lassen. Auch bei rheumatischen Schmerzzuständen oder Bronchialleiden, die im Alter häufiger vorkommen können, leisten sie uns gute Dienste. Ein großes Augenmerk legen wir jedoch auf die Behandlung der Haut. So können Ölauszüge, sogenannte Mazerate, helfen lästige Schwangerschaftsstreifen loszuwerden, Augencremen mit Veilchenextrakten helfen die Sehkraft zu stärken und mildern Tränensäcke und Falten. Hildegard von Bingen hat schon vor Hunderten von Jahren die erste Veilchencreme an uns überliefert.

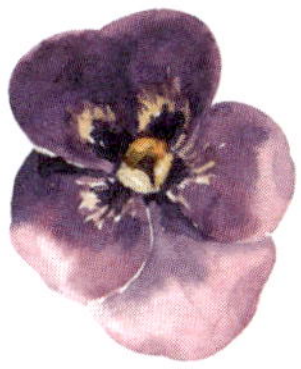

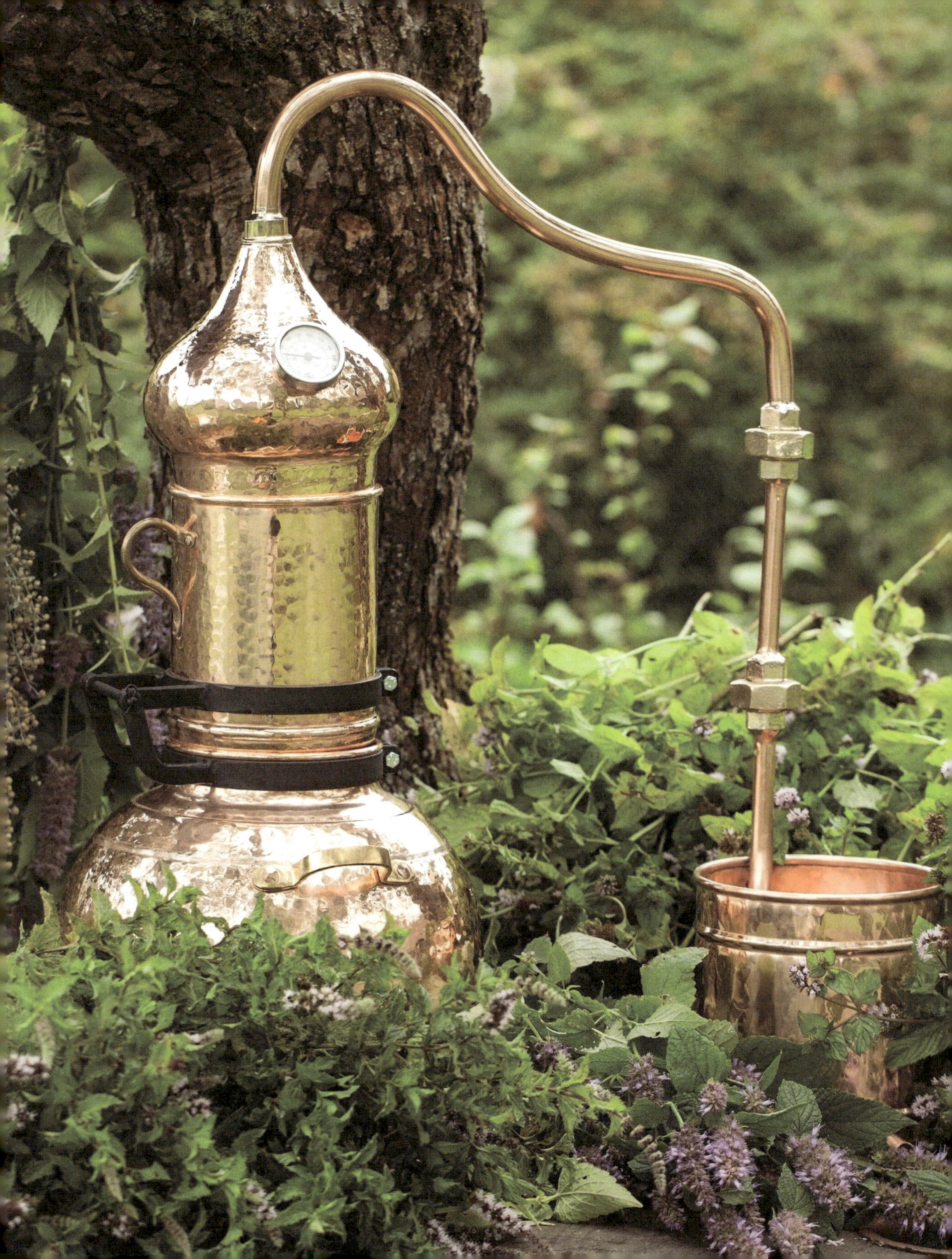

HERSTELLUNG VON GRUNDPRODUKTEN:

MÖGLICHKEITEN VON AUSZUGSVERFAHREN,
UM PFLANZENINHALTSSTOFFE OPTIMAL ZU NUTZEN.

Veilchen-Extrakt

Als Wirkstoff zur Weiterverarbeitung in Cremen, Mizellenwasser & Tonics

HERSTELLUNG: Die gesammelten und leicht angetrockneten Blüten, ca. ⅓ der Gesamtmenge, werden mit 30 % (30 ml) abgekochtem und ausgekühltem Wasser übergossen. 70 % (70 ml) Glycerin wird dazugemischt und 10 Tage am halbschattigen Fensterbrett ausgezogen. Jeden Tag schütteln, damit die Flüssigkeit die Wirkstoffe gut lösen kann. Danach wird das Extrakt durch einen Papierteefilter abgefiltert, um alle Rückstände zu entfernen. Desinfizieren Sie Ihr Fläschchen und füllen Sie die Flüssigkeit ab. So bleibt das Extrakt mindestens 1 Jahr haltbar.

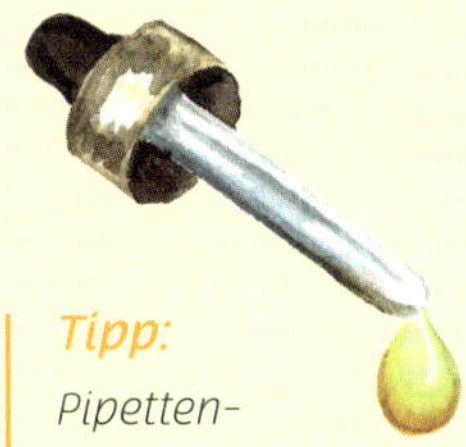

Tipp: Pipettenfläschchen sind ideal, um gut dosieren zu können!

Veilchen-Tee

Zur äußerlichen Verwendung für Gesichtswaschungen, als hautpflegender Badezusatz wie auch zur innerlichen Anwendung zur Durchblutungsförderung & Muskelentspannung sowie zur optischen Aufhellung nach schlaflosen Nächten.

HERSTELLUNG:

Für den Veilchentee nimmt man die Blüten des Veilchens. Wir finden in der Volksheilkunde auch Teerezepte aus Veilchenwurzel, doch innerlich wirkt ein Wurzelteeauszug brechreizfördernd.

Für unsere Schönheit bleiben wir daher bei den lieblich duftenden Blüten. Hierzu nimmt man 2 TL Veilchenblüten und übergießt sie mit 250 ml handwarmem Wasser, lässt dies über Nacht rasten, danach abseihen und verwenden.

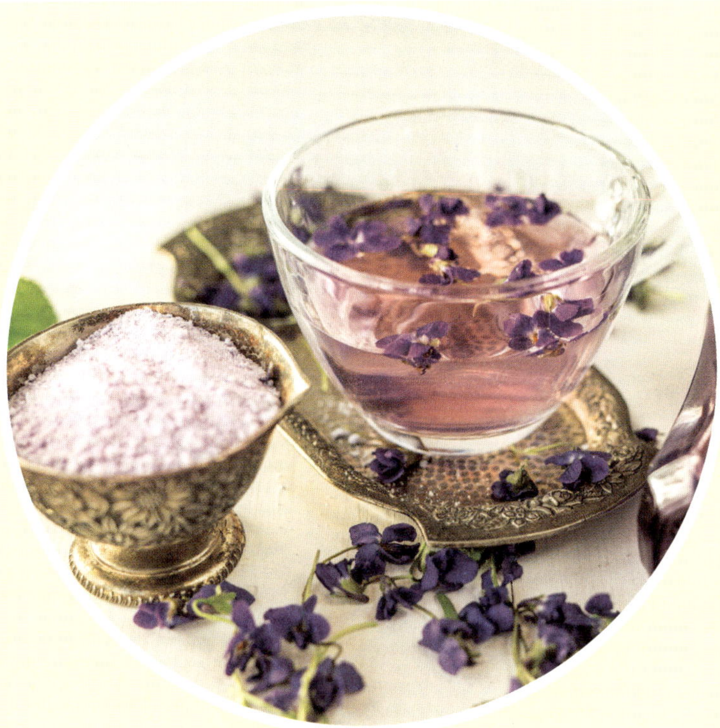

Veilchen-Essig

Zur Weiterverwendung in Salaten, Sauren Spülungen (Rinsen) als Haarspülung & Gesichtswasser

HERSTELLUNG: Veilchen können auch sehr gut in Essig ausgezogen werden. Es ergibt eine wundervolle Farbe. ⅓ angetrocknete Veilchen mit ⅔ Apfelessig oder Weinessig übergießen und 14 Tage lang auf der halbschattigen Fensterbank ausziehen. Sie können zusehen, wie der Farbstoff der Veilchen in den Essig übergeht. Fertig ist der Essig, wenn die Veilchen ihre Farbe verloren haben. Durch ein feines Teesieb abfiltern. Verschließen und dunkel aufbewahren. Mind. 1 Jahr haltbar.

Veilchenwasser & Hydrolate

Zur Weiterverwendung in Hautcremen, Gesichtswasser & Speisen

HERSTELLUNG: Die Blüten und Blätter in einen Dampfeinsatz (Kartoffelsieb) geben. In die Mitte ein Feuerglas oder Teeglas (hitzebeständig) stellen, um ca. 250 ml Veilchenwasser zu gewinnen. In den unteren Topf füllen wir einen halben Liter Wasser und bringen diesen zum Kochen.

Setzen Sie nun den Dampfeinsatz mit den Blüten und dem Feuerglas ein und legen Sie einen Deckel darauf, jedoch mit dem Knauf nach unten. Einen Eisbeutel daraufgeben, damit die Abkühlung gut funktioniert. Der Dampf wird somit am Deckel abgekühlt und rinnt in das Feuerglas. Kochendes Wasser gut kontrollieren und eventuell etwas Flüssigkeit nachgießen.

Dies ist eine echte Alternative zu Hydrolaten und eine wesentlich preiswertere Methode Pflanzenwasser zu gewinnen.

Tipp:

Zur Gewinnung von hochwertigen reinen Hydrolaten und auch ätherischen Ölen sollten Sie sich jedoch eine Glas- oder Kupferdestille zulegen! Dies ist aber mit erhöhten Kosten verbunden. Alternativ können Sie Hydrolate auch käuflich erwerben!

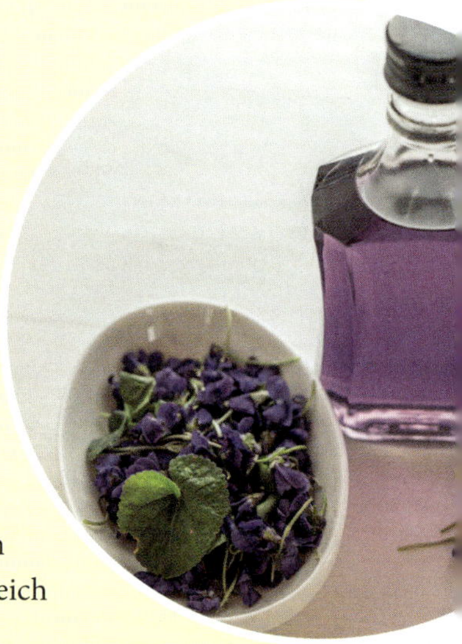

Tipp:
Kräuter durch eine Espressomaschine zu verdampfen und auszuziehen ist eine schnelle Methode, wenn man die Flüssigkeit gleich verarbeiten will.

Grundsätzlich aber brauchen Pflanzen Zeit ihre Inhaltsstoffe preiszugeben. Durch die Dampfherstellung hat man sehr lange Freude an diesen Wässerchen. Sie halten bis zu einem ½ Jahr – bei kühler und dunkler Lagerung (nicht im Kühlschrank). Verwendet man die Espressomethode, werden viele Teilchen der Pflanze in die Flüssigkeit gespült und die Haltbarkeit um ein Wesentliches herabgesetzt.

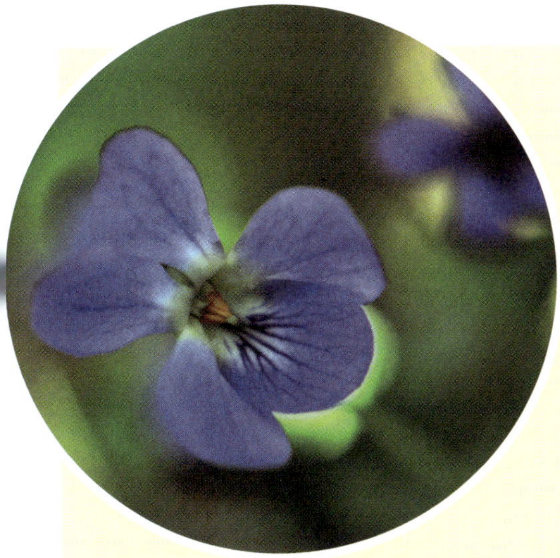

WIRKSTOFFÖLAUSZUG

HERSTELLUNG:

Sammeln Sie im März und April Duftveilchen und geben Sie diese etwas angetrocknet in ein mit Alkohol desinfiziertes kleines Gläschen. Dann gießen Sie mit Ihrem Wirkstofföl nach Wahl auf und lassen es 4 Wochen stehen. Sie können immer wieder neue Veilchen dazumischen, damit das Öl noch intensiver wird. Danach abfiltern und in ein Pipettenfläschchen abfüllen, um gut dosieren zu können.

ÖLVORSCHLÄGE FÜR UNTERSCHIEDLICHE HAUTTYPEN:

- Jojobaöl für trockene Haut
- Mandelöl oder Weizenkeimöl für trockene und Babyhaut
- Rizinusöl für fettige Haut
- Distelöl für empfindliche und Mischhaut
- Traubenkernöl für unreine Haut und Mischhaut

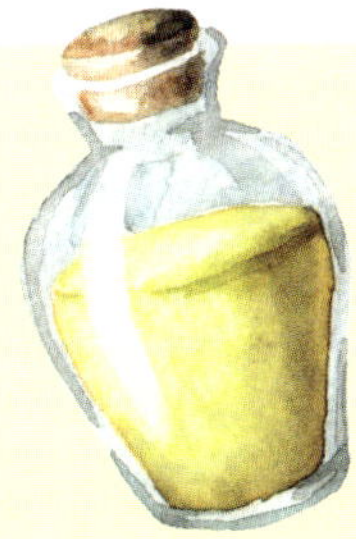

FÜR DIE INNERLICHE EINNAHME:

Sonnenblumenöl

Sonnenblumenöl enthält Linolsäure und Vitamin E. Diese beiden Inhaltsstoffe unterstützen die Haut dabei sich gut regenerieren zu können und fördern die Wundheilung. Distelöl eignet sich für kalte Rezepturen, wie z. B. Salate oder Saucen. Seine Inhaltsstoffe werden durch Erwärmen leicht zerstört.

Olivenöl

Olivenöl enthält natürliche Antioxidantien, welche freie Radikale zerstören und entzündungshemmend wirken. Es bringt unsere Haare wieder zum Glänzen, hilft gegen trockene Kopfhaut, es versorgt die Haut mit Feuchtigkeit, somit wirkt sie geschmeidiger, weicher, praller, glatter und elastischer. Olivenöl fördert weiters unsere Gedächtnisleistung.

Distelöl

Distelöl enthält Linolsäure und die Vitamine E, A und K. Linolsäure gehört zur Omega-6-Fettsäuregruppe und muss über unsere Ernährung aufgenommen werden. Wir brauchen Linolsäure für die Regulation des Feuchtigkeitshaushaltes unserer Haut. Vitamin E braucht unser Körper, um Entzündungen bekämpfen zu können. Vitamin A brauchen wir für die Neubildung der Zellen (z. B. von Haut und Schleimhaut) und Vitamin K ist wichtig zur Regulierung der Blutgerinnung und den Knochenstoffwechsel.

Veilchen-Mazerat | Öl-Auszüge

Zur Weiterverwendung als Gesichtsöl, als Wirkstofföl in Hautcremen und zur innerlichen Einnahme in Salaten

VARIANTE 1: KALTAUSZUG

Ein Glas zur Hälfte mit angetrockneten oder trockenen Veilchen füllen und mit einem guten Öl Ihrer Wahl übergießen, bis alle Blütenteile bedeckt sind. Wichtig ist, dass bei frischen Pflanzen kein Blatt aus dem Öl ragt, damit das Öl nicht ranzig wird oder sogar schimmelt. Sie können das Glas mit einem Baumwolltuch abdecken, dann können die Pflanzen atmen, und diese 4–6 Wochen an einem halbschattigen Fensterbrett ausziehen. Immer wieder etwas schütteln, damit sich die Inhaltsstoffe gut im Öl lösen können. Danach durch einen Tee- oder Kaffeefilter abfiltern und in kleine Gläschen, die ich vorab mit Alkohol (Weingeist) ausspüle, abfüllen.

Das Öl hält sich einige Monate. Es sollten keine Schlieren zu sehen sein. Nur Öle verwenden, wo Sie sicher sind, dass sie noch gut sind.

VARIANTE 2: WARMAUSZUG

2 Handvoll frische Blüten und Blätter mit 250 ml Öl nach Wahl übergießen und langsam am Herd erwärmen (max. 80 Grad.) Nicht zu heiß werden lassen. Wir wollen die Pflanzen nicht frittieren. Über Nacht zugedeckt stehen lassen. Am nächsten Tag nochmals erwärmen und abfiltern. In eine Flasche füllen und kühl aufbewahren.

Es hat sich bewährt keine dunklen Gläser zu verwenden, da man nicht sieht, ob ein Öl nicht schon Schlieren angesetzt hat. Ich verwende durchsichtige Gläser und stelle sie dunkel in einen Kasten.

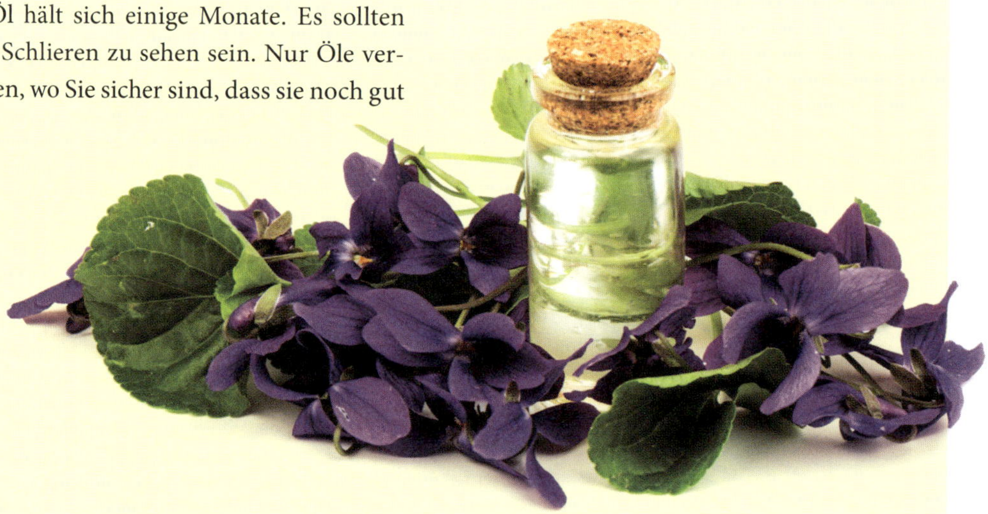

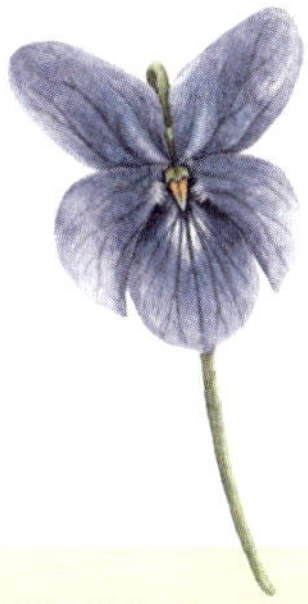

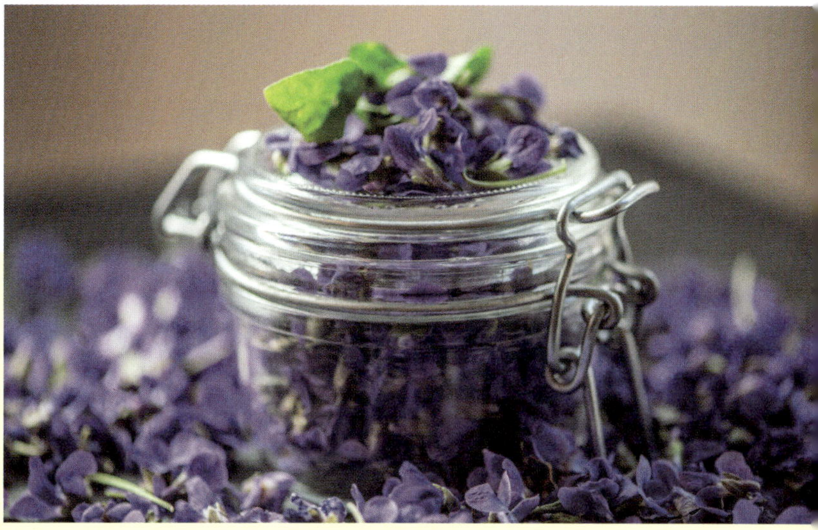

Alkoholische Auszüge

Alkoholische Auszüge aus Pflanzen werden seit Jahrhunderten hergestellt. Hierzu verwendet man Alkohol, den man auch trinken kann, wie z. B. Brände, Wodka … **Als Grundregel gilt:** Für Blätter und Blüten reicht ein Alkoholgehalt von 30–40 %, für knorrige Teile wie Wurzeln, Stiele, Harze oder Rinden braucht man 50–70 %igen Alkohol.

Bei den alkoholischen Auszügen unterscheidet man zwischen innerlicher und äußerlicher Anwendung. Äußerlich hilft Veilchentinktur gegen Pilzinfektionen und Schuppenflechte.

HERSTELLUNG:

Hierzu sammelt man im März, sobald sich die ersten Veilchenblüten zeigen, eine Handvoll, gibt sie in ein verschließbares Glas, übergießt mit 250 ml 70 %igem Alkohol und lässt für 28 Tage reifen, danach abseihen und mit 250 ml abgekochtem Wasser verdünnen. Bei Pilzinfektionen oder Schuppenflechte diese Tinktur mit einem Wattebausch auftragen.

Innerlich hilft Veilchentinktur zur Muskelentspannung, bei Unterleibsproblemen und bei Lymphknotenschwellungen, mit seinen zellschützenden und keimhemmenden Flavonoiden verbessert es unser Hautbild.

HERSTELLUNG:

Hierzu sammeln wir im März eine Handvoll Veilchenblüten, geben sie in ein verschließbares Gefäß und übergießen mit so viel an 40 %igem Alkohol, dass alle Blütenteile gut bedeckt sind, lassen es für 2 Wochen rasten, abseihen und täglich 10 Tropfen davon in 250 ml warmem Wasser einnehmen.

Wissenswert:
Das Wort Tinktur stammt vom lateinischen „tingere" und bedeutet so viel wie „färben" – pflanzliche Stoffe werden mit Alkohol aus diesen herausgeholt und somit für uns länger haltbar gemacht.

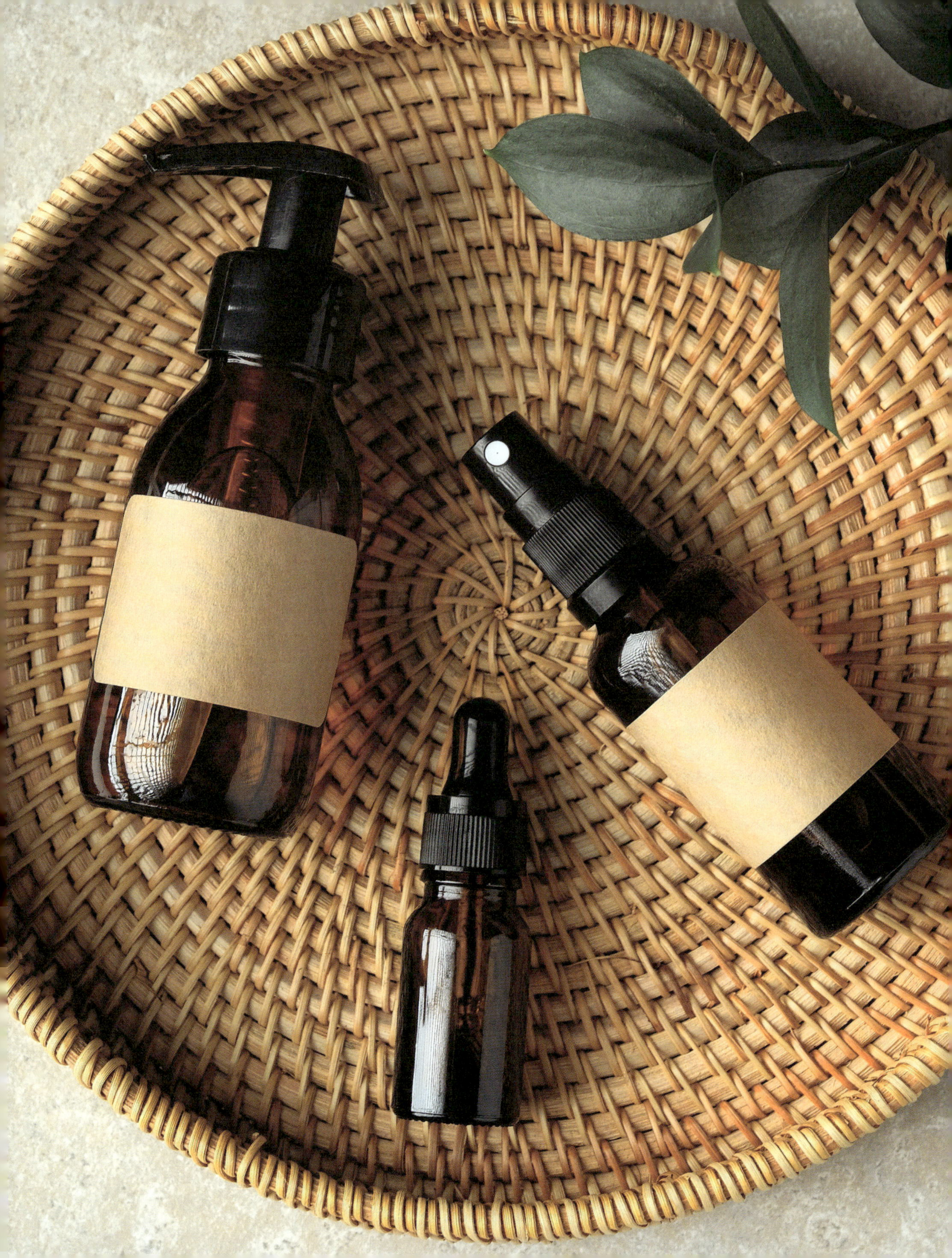

REZEPTE ZUR ÄUSSEREN ANWENDUNG:

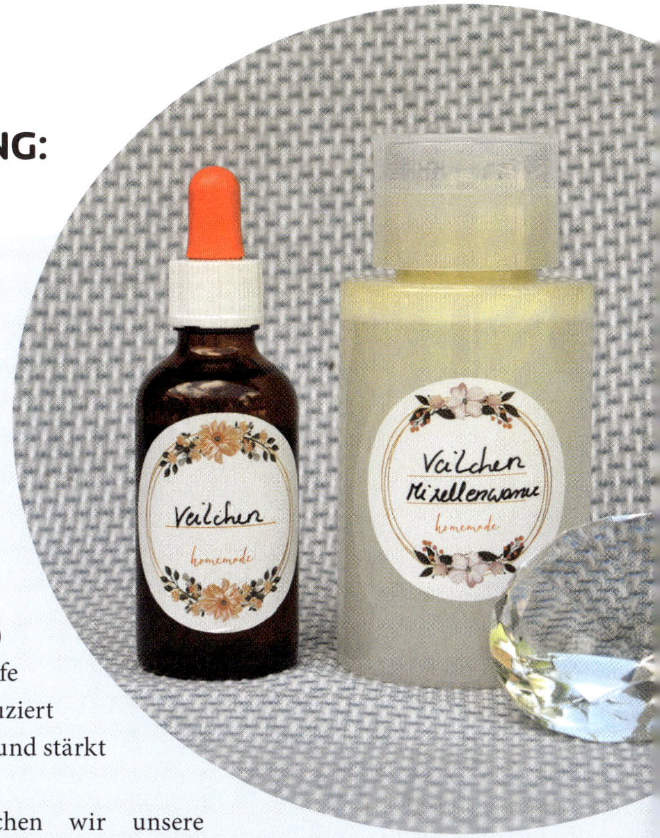

Veilchen – Mizellenwasser

zur Reinigung und Klärung der Haut

Mizellenwasser ist keine neue Erfindung, wie es uns von der Werbung vorgegaukelt wird. Es wird eigentlich nur damit beschrieben, dass Tenside, die wir in einer Flüssigkeit benutzen, den Schmutz umklammern und festhalten. Es bezeichnet also nur die Struktur, wie sich die Seifenmoleküle anlagern. Je mehr Tensid wir benutzen, desto höher ist die Reinigungskraft.

Wir verwenden ein ganz mildes Tensid, das die Haut nicht austrocknet. Durch den Waschprozess wird die Haut einerseits gereinigt, andererseits können so Wirkstoffe tiefer in die Haut gelangen. Dazu verwenden wir den Wirkstoff Allantoin, welcher freie Radikale und die Feuchtigkeit in der Haut bindet. Vitamin B (Nicotinamid) regeneriert reife Haut und reduziert Altersflecken und stärkt unsere Haut.

Dazu mischen wir unsere selbst hergestellten Grundprodukte, um das Spektrum der Pflanzeninhaltsstoffe optimal zu nutzen.

ZUTATEN:

- *180 g Veilchenwasser oder Hydrolat*
- *50 g Betain Tensid*
- *20 g Rizinusöl*
- *15 g Glycerin*
- *1 g Allantoin*
- *60 Tr. Veilchen-Extrakt*
- *5 g Vitamin E*
- *4 g Nicotinamid (B-Vitamin)*
- *10 Tr. Wirkstoffölauszug Veilchen*
- *10 g Pentylene Glycol zur Konservierung*

HERSTELLUNG:

Alle Flüssigkeiten und Wirkstoffe gut miteinander vermischen. Danach Betain hinzufügen und den pH-Wert mit pH-Wertstreifen kontrollieren, gegebenenfalls mit Zitronensäure auf 5,5 absenken. Mit Pentylene Glycol konservieren.
4 Monate haltbar.

ANWENDUNG:

Geben Sie ein wenig Mizellenwasser auf ein Pad und reinigen Sie in kreisenden Bewegungen Ihr Gesicht damit, danach mit klarem Wasser abspülen.

Veilchen – Abschmink-Gel

Das Ölgel ist sehr gut für sensible Augen.
Es nimmt auch wasserfeste Mascara ab.

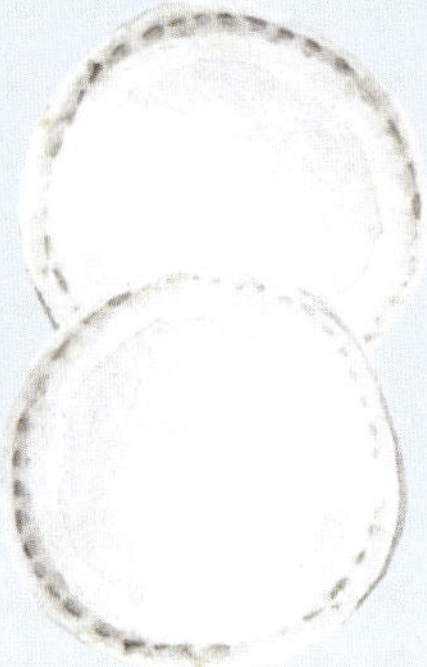

ZUTATEN:

- *30 g Veilchenmazerat (in Jojobaöl)*
- *6 g Ceralan*
- *15 Tr. Wirkstoffölauszug Veilchen*

ANWENDUNG: Pads immer anfeuchten, etwas Creme daraufgeben und die Schminke damit abnehmen. Mit Wasser nachspülen.

HERSTELLUNG:

Erwärmen Sie das Veilchenmazerat und Ceralan in einem Feuerglas, bis alles geschmolzen ist. Nehmen Sie es vom Herd und lassen sie es etwas abkühlen. Dann fügen Sie das Veilchenwirkstofföl hinzu. In ein desinfiziertes Gläschen füllen.

Das Gel ist ohne Konservierung mindestens 6 Monate haltbar.

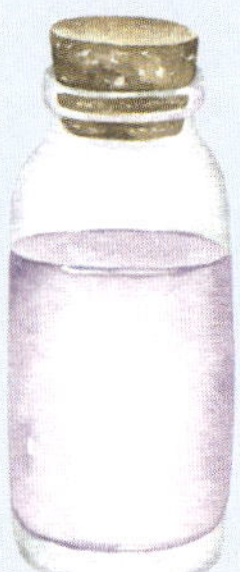

Gesichtswasser / Tonic

Tonics werden leider oft nicht verwendet, obwohl sie ganz toll für unsere Haut sind. Sie sollten aber nicht zur Reinigung statt einem Tensid dienen! Glauben Sie nicht, dass Tonics eine gute Reinigung ersetzen.

Wissenswert: *Pentylene Glycol ist ein mehrwertiger Alkohol, der die Haut nicht austrocknet. Er ist jedoch von der Dosierung anders als Biokons zu verwenden und erheblich teurer. Siehe auch Kapitel Rohstoffe.*

Nach der Reinigung mit einem Pad aufgetragen helfen Tonics unser Gesicht zu klären, erfrischen es und unsere Poren werden nochmals von überschüssigem Talg gereinigt und zusammengezogen. Danach wird die Creme aufgetragen, und zwar noch auf die feuchte Haut, damit die Wirkstoffe auch wirklich gut eindringen können. Gerade Fettcremen brauchen feuchte Haut, um besser einziehen zu können. Somit sind Tonics eine ideale Vorbereitung für Ihre Hautcreme.

Gewöhnen Sie sich an den Apfelessigduft, dieser verfliegt ganz schnell – Ihre Haut wird es Ihnen danken.

ZUTATEN:

- *50 g Veilchenwasser oder -hydrolat*
- *100 g abgekochtes Wasser (kalt)*
- *1 TL Veilchen-Essig*
- *20 Tr. Veilchen-Extrakt*
- *8 g Pentylene Glycol zur Konservierung*

HERSTELLUNG:

Alle Flüssigkeiten in ein Glas füllen und mit Pentylene Glycol konservieren. Haltbarkeit von Pentylene Glycol liegt bei 4 Monaten. In eine schöne sterile Flasche füllen.

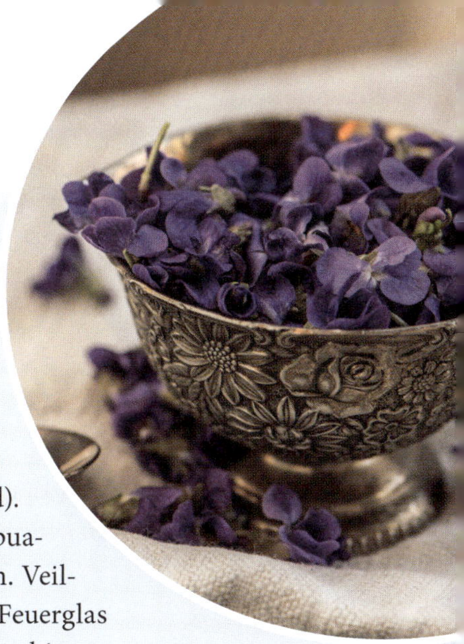

Augencreme für die Nacht

bei sehr müden & beanspruchten Augen

ZUTATEN:

ÖLPHASE:

- *50 g Veilchenjojobaöl-Mazerat*
- *1 g Lanolin anhydrid*
- *5 g Bienenwachs*
- *5 g Sheabutter oder Cupuacubutter*

(für alternde Haut die bessere Variante)

WASSERPHASE:

- *15 g Veilchenwasser oder Hydrolat*

WIRKSTOFFPHASE:

- *20 Tr. Veilchen-Extrakt*
- *5 Tr. Vitamin E*
- *0,8 g Biokons Neo*

HERSTELLUNG:

Veilchen-Mazerat mit Bienenwachs und Lanolin in einem Feuerglas erwärmen (60 Grad). Dann die Sheabutter oder Cupuacubutter zugeben und schmelzen. Veilchenhydrolat in einem weiteren Feuerglas erwärmen (60 Grad), der Ölphase hinzugeben und die Masse mit einem Stabmixer hochtourig verrühren. Im kühlen Wasserbad geht es schneller! Danach die Wirkstoffe der abgekühlten Creme hinzufügen. Nochmals kräftig rühren. Sie können die Creme mit Biokons Neo konservieren.

Tipp:
Frieren Sie die Hälfte der Creme einfach ein!

Basisrezept Hyalurongel

zur Weiterverarbeitung in Emulsionen und Fluids für pflegebedürftige, trockene, zu Falten neigende Haut

Hyalurongel ist ein toller Feuchtigkeitsbinder und zu Recht in vielen Cremen und Fluids eingesetzt. Wichtig ist, dass es Mischungen sind aus nieder- und hochmolekularem Pulver, damit die Haut es in alle Schichten tief aufnehmen kann. So strafft es unser Bindegewebe und gilt als das Wundermittel, um fahler und alternder Haut neues Leben einzuhauchen.

ZUTATEN:

- *1 g Hyaluronsäure (nieder- & hochmolekular)*
- *10 g Glycerin*
- *100 ml abgekochtes Wasser oder Hydrolat*

HERSTELLUNG:

Hyaluronsäure mit Glycerin mischen und unter ständigem Rühren das Wasser oder Hydrolat eingießen. Schnell arbeiten, sonst entstehen Klümpchen. Diese können aber durch ein Sieb durchgedrückt und aufgelöst werden. Etwas quellen lassen. Hält im Kühlschrank 5–6 Monate zur Weiterverarbeitung.

Tipp:
Hyalurongel ist sehr leicht selber zu machen und auch im Kühlschrank mindestens 6 Monate lang haltbar.

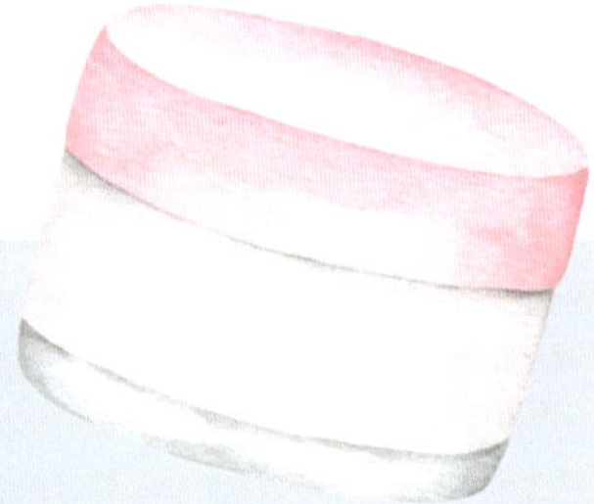

Klassische Gesichtscreme

eine Hommage an Hildegard von Bingen

zur Verbesserung trockener und zu Falten neigender Haut

Tipp:
Ich verwende sehr wenige ätherische Öle, wenn es um Gesichts- und Körpercremen geht. Sie können aber gerne, sofern Sie das möchten, 2–3 Tr. Ihres ätherischen Lieblingsöls dazumischen. (Erklärung dazu finden Sie im Kapitel Rohstoffe)

ZUTATEN:

WASSERPHASE:

- *63 g Veilchenwasser oder Hydrolat*
- *11 g Hyalurongel (siehe Basisrezept)*
- *3 g Ectoin® (zellschützender Wirkstoff, straffend & glättende Wirkung)*
- *0,2 g Guarkernmehl*

ÖLPHASE:

- *19 g Veilchenmazerat*
- *5 g Emulgator Monatonov™ 68*
- *6 g Sheabutter oder Cupuacubutter*

WIRKSTOFFPHASE:

- *30 Tr. Veilchen-Extrakt*
- *2 g Granatapfelsamenöl (siehe auch Kapitel: Granatapfel)*
- *1 g Konservierung Biokons Neo (3 Monate haltbar)*

EXTRA:

Wenn Sie möchten, können Sie auch Sonnenschutz in Ihre Emulsion einarbeiten. Ich verwende Dispersion XT300. Dieser besteht aus Titanium Dioxid (siehe auch Kapitel Rohstoffe). Er ist sehr hautverträglich und gut in die Wirkstoffphase einzurühren.

2 % Gesamtemulsion ergeben 2–3 LSF. Alternativ können Sie auch Zinkoxid, das Sie vorab ins Veilchenmazerat einarbeiten, verwenden.

HERSTELLUNG:

ÖLPHASE:

Öle und Emulgator in einem Feuerglas erhitzen auf ca. 75 Grad. Feuerglas von Herd nehmen, dann Sheabutter oder Cupuacubutter dazugeben und schmelzen.

WASSERPHASE:

Ectoin im Hydrolat auflösen und danach das Hyalurongel mit 0,2 g Guarkernmehl mit dem Handschneebesen gut verrühren und im Feuerglas erhitzen (75 Grad).

Wasserphase in die Ölphase mit dem Handschneebesen hochtourig einrühren! 3 Minuten intensiv rühren.

Danach mit einem Spatel die Emulsion in 8er-Schleifen lauwarm rühren. Keine Pausen machen! In die schon lauwarme Emulsion die Wirkstoffe einarbeiten sowie den Sonnenschutz, wenn Sie diesen in Ihrer Tagespflege wünschen.

Mit Zitronensäure den pH-Wert auf 5,5 einstellen. Dazu die pH-Wert-Streifen in die Emulsion tauchen und kontrollieren. Danach mit 1 g Biokons Neo konservieren.

Erfrischendes Veilchenfluid

für Gesicht und Dekolleté

ZUTATEN:

- *0,6 g Hyaluronsäure*
- *6 g Glycerin*
- *60 g Veilchenwasser oder Hydrolat*
- *20 Tr. Veilchen-Wirkstofföl*
- *10 Tr. Vitamin E*
- *2 g Sodium PCA*
- *10 Tr. Bakuchiol (Vitamin-A-Ersatz)*
- *1,5 g Fluid Lecithin Super HT*
- *5 g Pentylene Glycol zum Konservieren*

HERSTELLUNG:

Hyaluronsäure mit Glycerin mischen und unter ständigem Rühren das Veilchenhydrolat eingießen. Sollten sich kleine Klümpchen bilden, einfach die Flüssigkeit durch ein feines Sieb streichen und danach etwas quellen lassen. Nun können die Wirkstoffe eingearbeitet werden. Mit Pentylene Glycol konservieren. Haltbarkeit 4 Monate.

ANWENDUNG:

Nach der Reinigung morgens und abends unter der Tagescreme oder Nachtcreme auftragen. Sie werden sehen, wie gut es Ihrer Haut tut und wie es gezielt Falten mildert. Vor Gebrauch immer gut schütteln!

Tipp:
Sie können auch das Basisrezept Hyaluronbasis verwenden und die Wirkstoffe dazumischen.

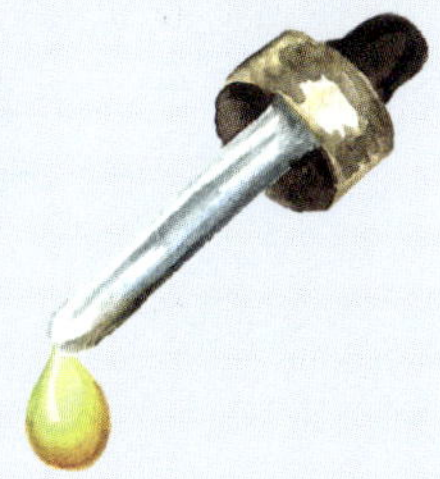

Gesichtsöl – Veilchen

regenerierend

Veilchenmazerat wie beschrieben in Rizinusöl ausziehen. Rizinusöl ist bekannt dafür die Kollagenbildung anzuregen und das Hautbild sichtbar zu glätten. Veilchen unterstützen diesen Effekt.

In eine Pipettenflasche füllen und auf die sehr gut angefeuchtete Haut nach der Reinigung am Abend auftragen. Mischungen mit Wildrosenkernöl oder Nachtkerzenöl verstärken die pflegende Wirkung.

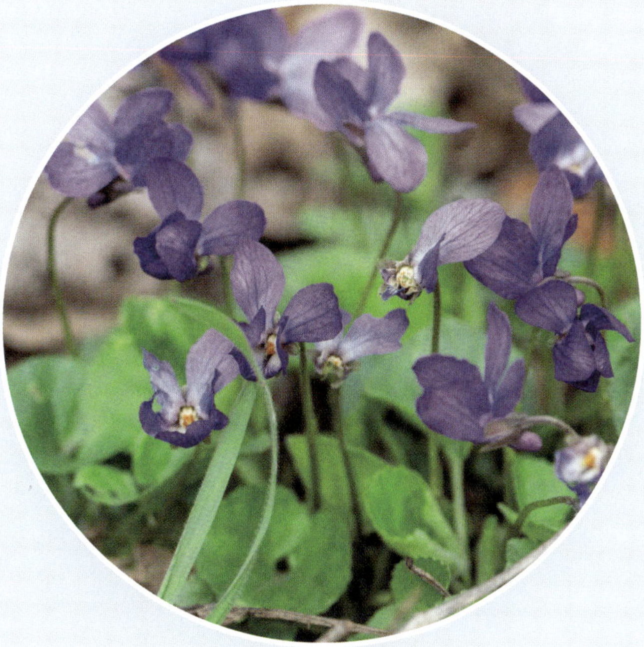

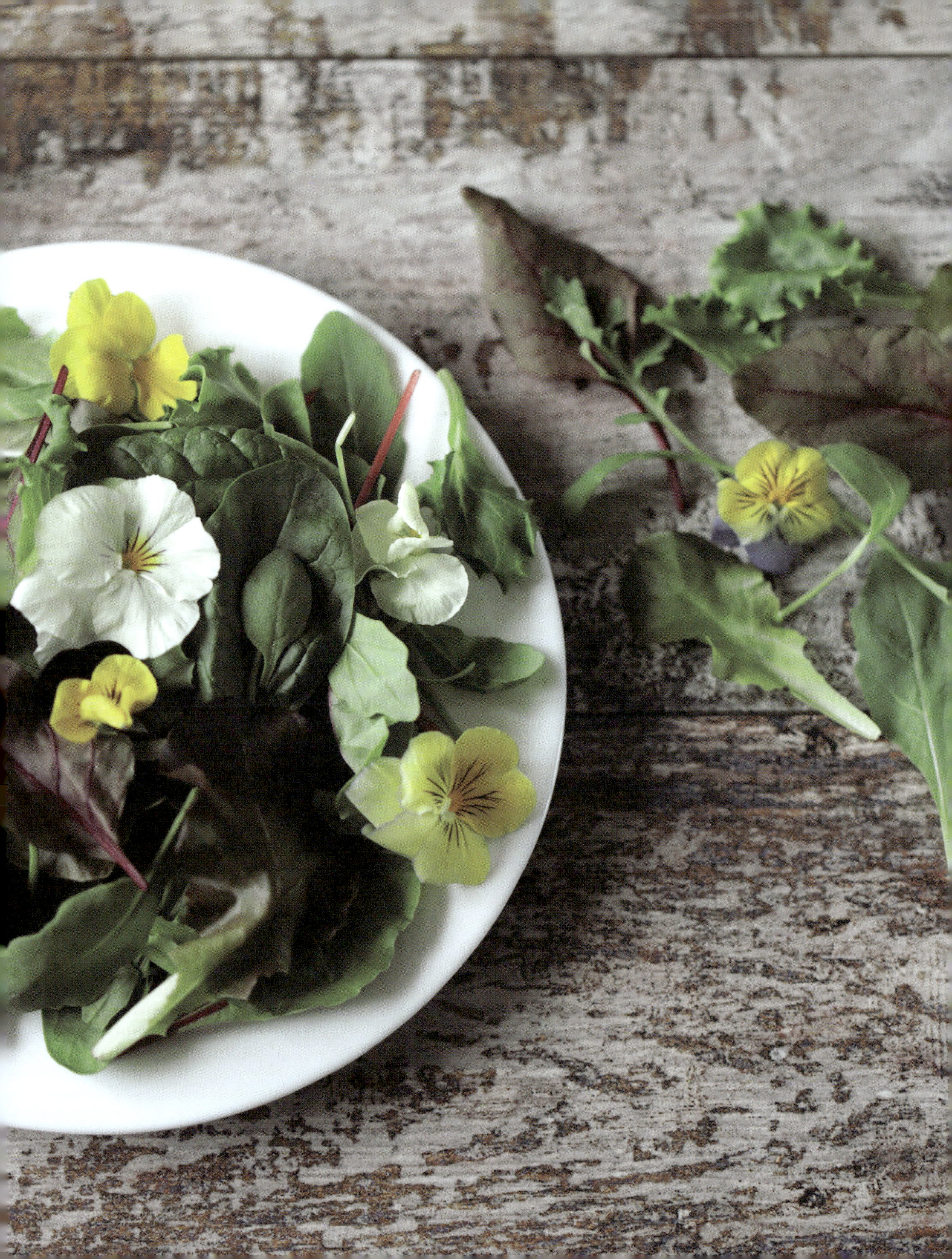

REZEPTE FÜR DIE INNERE ANWENDUNG:

Veilchenmarinade

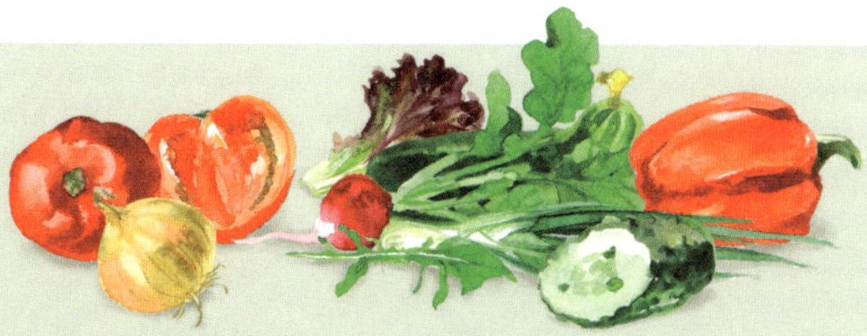

ZUTATEN:

- *2 EL Essig mit wenig Säuregehalt 5 %*
- *1 EL Zitronensaft*
- *4 EL Wasser*
- *2 EL Olivenöl oder Sonnenblumenöl*
- *Eine Prise Salz*
- *Ein wenig Honig*
- *2 EL Schnittlauch*
- *2 EL Duftveilchenblüten*

HERSTELLUNG:

Den Schnittlauch und die Duftveilchenblüten klein schneiden und allen Zutaten gut vermischen.

Diese Marinade passt hervorragend zu allen Frühlingssalaten.

Veilchen-Wein-Hühnchensalat

ZUTATEN:

- *5 EL Veilchenblüten*
- *150 g Hühnerbrust*
- *2 EL Zitronensaft*
- *1 TL Curry*
- *100 ml lieblicher Weißwein*
- *1,5 Handvoll Vogerlsalat (Feldsalat)*
- *1 Stk. Tomate*
- *Etwas Pfeffer und Salz*
- *2 Scheiben Schwarzbrot*

HERSTELLUNG:

Die Veilchenblüten für 4–5 Stunden im Wein rasten lassen. Die Hühnerbrust in Streifen schneiden und kochen oder grillen. Die Gewürze mit dem Zitronensaft mischen und gemeinsam über die Hühnchenbruststreifen gießen.

Den Salat waschen und zu den Hühnchenstreifen geben. Die Veilchenblüten aus dem Wein holen und ebenfalls zu den Hühnchenstreifen geben.

Danach das Brot in kleine Stücke schneiden, in wenig Fett knusprig anbraten und ebenfalls zum Hühnchensalat geben.

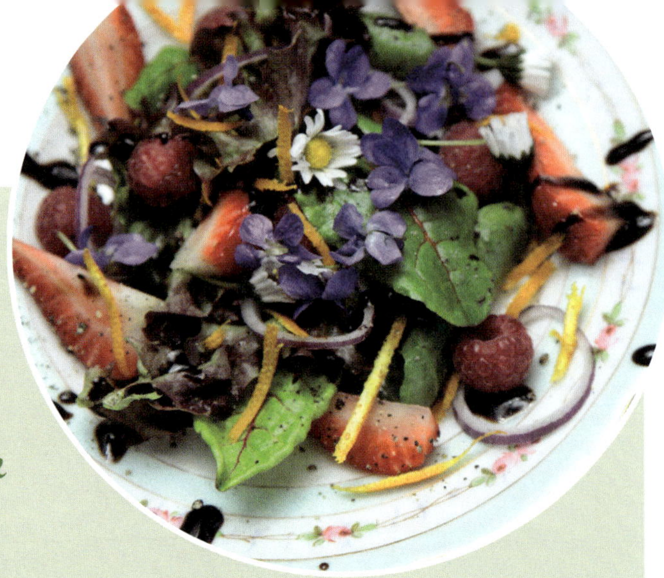

Veilchen-Erdbeersalat mit Mozzarella und Rucola

ZUTATEN:
- *1 Handvoll Erdbeeren*
- *3 EL Veilchenblüten*
- *2 Handvoll Rucola*
- *1 Kugel Mozzarella*
- *2 EL Olivenöl oder Sonnenblumenöl*
- *1 Schuss dunkler Balsamico*
- *½ TL Zitronensaft*
- *1 EL würziger Senf*
- *1 EL Honig*
- *Etwas Salz und Pfeffer*

HERSTELLUNG:
Die Erdbeeren vierteln, den Mozzarella und den Rucola in grobe Stücke schneiden. Alle Zutaten vermischen und rasch essen.

Veilchenaufstrich

ZUTATEN:
- *4 EL Veilchenblüten*
- *250 g Joghurt*
- *250 g Topfen (Quark)*
- *1 EL Schnittlauch*
- *1 EL Spitzwegerichblätter*
- *1 TL Zitronensaft*

HERSTELLUNG:
Joghurt und Topfen zu einer cremigen Masse verrühren. Den Schnittlauch und die Veilchenblüten fein schneiden, Spitzwegerichblätter in grobe Stücke schneiden und mit dem Zitronensaft unter die Joghurt-Topfenmasse rühren.

Dieser Aufstrich passt hervorragend zu Käse, Brotvariationen oder als Gemüse-Dip.

Rosengewächse

Königinnen der Schönheit

HAGEBUTTENRINDE
FÜR DIE RISSIGE, SCHMERZENDE HAUT DES SCHNEIDERMEISTERS

Ein Schneidermeister, der aus lauter Liebe zu seinem Handwerk manchmal sogar auf das Essen vergaß, hatte Probleme mit verhärteter und eingerissener Haut an den Fingerkuppen. Seine Frau erzählte, dass sie ihn manchmal gar „unschöne, laute Worte“ sagen hörte, wenn Feinarbeiten zu machen waren, ihm durch die verhärtete Haut das Gefühl dafür fehlte und es ihm Schmerzen bereitete.

Eines Tages gab eine Frau bei jenem Schneidermeister ein Trachtenkleid, ein sogenanntes Dirndl in Auftrag, welches besonders viele Feinarbeiten erforderte. Der Schneidermeister meinte zu der Dame, dass er aus gesundheitlichen Gründen nicht wüsste, ob er ihrem Wunsch nachkommen könne, und schilderte ihr sein Leid.

Die Frau meinte, sie wisse vielleicht, wie sie ihm helfen könne. Er solle in seinen Garten hinausgehen, zum Hauseingang, dort wächst eine Hagebuttenstaude (eine Hundsrose, auch Wildrose genannt) und solle sich die Rinde der jungen Zweige herunternehmen, diese in Wasser aufkochen lassen und seine Finger in diesem Wasser täglich für 10 Minuten baden. Der Schneidermeister tat, wie ihm die Dame empfohlen. Aus seiner Verzweiflung heraus badete er seine Finger sogar zwei Mal täglich in diesem Rindenauszug. Nach drei Wochen war die harte, rissige Haut auf seinen Fingerkuppen verschwunden. Vor lauter Freude über diese „Erlösung“ schenkte der Schneidermeister der Frau das Dirndl. Von nun an wusch er täglich seine Finger in diesem Hundsrosenrindenauszug.

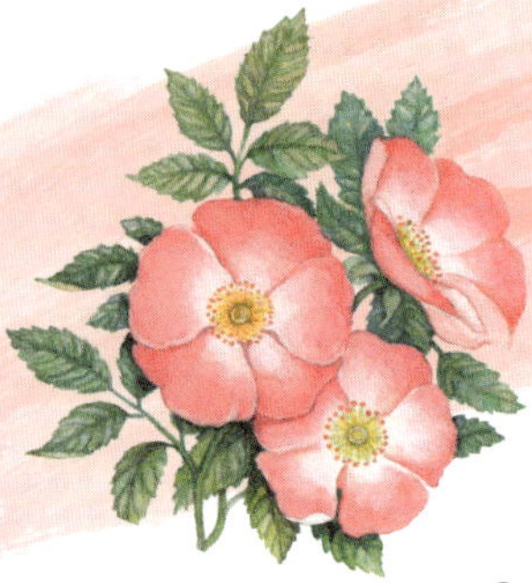

WILDE ROSE – ROSA CANINA
KARTOFFELROSE – ROSA RUGOSADAMASZENER ROSE – ROSA DAMASCENA
(VIELE WEITERE SORTEN)

- **Sammelzeitpunkt:** Blütenblätter Mai bis Juni, Hagebutte für Tee Oktober, Hagebutte für Mus oder zum Kochen nach dem Frost, November/Dezember, Hagebuttenkerne nach dem Frost, November/Dezember, Rinde April bis Juni
- **Gesammelt werden:** Blütenblätter, Hagebutten und die Rinde
- **Wirkstoffe:** Vitamine, Betakarotin, Niacin, Pektin, Lykopin, Flavonoide, ätherisches Öl, Gerbstoffe, Gerbsäure, Mineralstoffe
- **Vorkommen:** an Waldrändern, Bächen, gezüchtete und veredelte Sorten in Gärten. Weltweit verbreitet und gezüchtet.

ANTI-AGING-WIRKUNG:

Rosen sind der Inbegriff aller Schönheit! Wir können diese Pflanze nicht genug hervorheben. Ihr Aussehen tröstet uns und gibt uns Halt, ihre samtigen Blütenblätter sind wie eine Streicheleinheit, ihr Duft lässt uns träumen und ihre heilenden Kräfte stärken uns. Keine andere Pflanze ist auf dem Gebiet der Herzensöffnung so wichtig wie diese. Im Anti-Aging-Bereich dient sie uns als Stärkungsmittel und gerade bei Frauen spielt sie eine äußert wichtige Rolle in punkto Libido. Sie kann uns helfen unser sexuelles Verlangen auch im Alter aufrechtzuerhalten. Scheidenzäpfchen sowie natürliche Gleitgele mit ätherischem Rosenöl bereiten sowohl Frauen als auch Männern Spaß.

Für Gesicht & Körper verwenden wir Wildrosenöl, das aus den Kernen der Hagebutte gepresst wird. Es ist eines der besten Öle zur Hautregeneration und hilft auch beim Problem Pigmentflecken. Gerade die Zellerneuerung wird stark angeregt und Feuchtigkeit gezielt gespeichert. Es ist ein sehr oxidativ instabiles Öl. Wenn es aber mit anderen Ölen in Cremen stabilisiert wird, kann es auch am Tag angewendet werden. Pur aufgetragen bitte nur als Nachtpflege verwenden.

Die Blüten gesammelt und getrocknet ergeben wunderbares Rosenwasser für die innere und äußere Anwendung. Frauentee, Vaginalspülungen, Vollbäder gegen Arthritis, Gurgelwasser gegen Rachenentzündungen, Rosenwein und Rosenessig sind nur einige Beispiele, um aufzuzeigen, wie weit das Heilungsspektrum und die Anwendungsmöglichkeiten dieser Pflanze reichen. Auch in Kombination mit alt-traditionellen Pflanzenpulvern des Ayurveda wie Triphala oder Shatavari kann uns die Rose in vielen Phasen wie zum Beispiel bei Kinderwunsch oder als Begleiter der Menopause gute Dienste leisten.

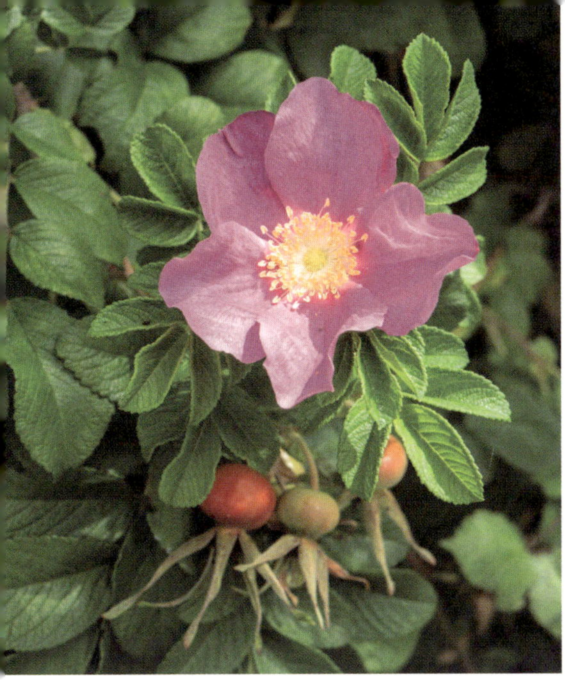

Tipp:
Parfuma-Rosen (gezüchtet) sind im Garten eine gute Alternative zu Wildrosensammlungen, um z. B. Rosenwasser, Rosensalz und Rosenzucker herstellen zu können. Achten Sie beim Kauf von Rosen immer auf das ADR-Zeichen – ein Gütesiegel für die Stärke von Rosen. Sie werden auf Winterhärte, Duft und Blüten sowie Widerstandsfähigkeit geprüft! Ich verwende die unglaublich großen und gut duftenden Goetherosen aus der Rosenzucht Tantau und Kartoffelrosen – Rosa rugosa.

DIE FRÜCHTE – HAGEBUTTEN

Die Früchte der Rose, welche sich ab dem Spätsommer in roter Farbe zeigen, nennt man Hagebutten. Um gesund durch den Winter zu kommen, bräuchten wir die Hagebutten als „Wintermedizin" nur zu essen! Als Schönheitspflanze ist vor allem ihre Wirkung auf den Darm wertvoll. Ist der Darm gesund, zeigt sich dies in einem schönen Hautbild. Die Ballaststoffe der Hagebutten haben eine ausgleichende Wirkung auf unseren Darm. Durch das Essen der Hagebutten können wir das Hautbild von innen über den Darm verbessern.

DIE SAMEN

Sobald der Frost die Hagebutten gereift hat, sind auch die Kerne in den Hagebutten reif. Daraus wird das wertvolle Hagebuttenkernöl oder auch Wildrosenöl genannt gewonnen. Dieses kaufe ich im Rohstoffhandel für meine Rezepte. Die Hagebuttenkerne können frisch oder getrocknet verwendet werden und enthalten vor allem viel Kieselsäure und Vanillin. Ihre zellstraffende Wirkung ist vor allem für unsere Haut und Venen wertvoll. In den Kernen enthalten ist ein wenig Blausäureglykosid, dieses kann durch Erhitzen oder durch Reiben der Kerne entweichen und schadet uns so nicht.

DIE RINDE

Die Rinde ist die „Haut" des Rosenstrauches. Sie schützt den Strauch vor Umwelteinflüssen und ist für den Feuchtigkeitshaushalt zuständig. Legen wir die Rinde des Rosenstrauches auf unsere Haut, wirkt sie kühlend und feuchtigkeitsausgleichend. Vor allem bei geröteter, irritierter Haut oder nach Sonnenbädern reguliert sie unsere Temperatur und den Feuchtigkeitshaushalt.

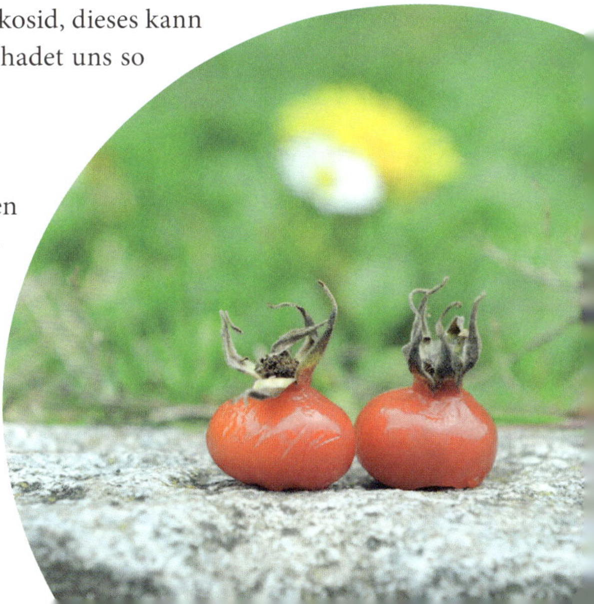

WELCHE GRUNDPRODUKTE KÖNNEN WIR ZUR WEITEREN VERWENDUNG HERSTELLEN:

MÖGLICHKEITEN VON AUSZUGSVERFAHREN, UM PFLANZENINHALTSSTOFFE OPTIMAL ZU NUTZEN.

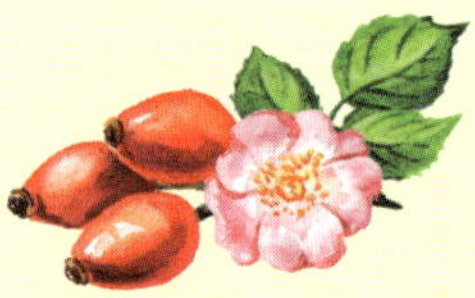

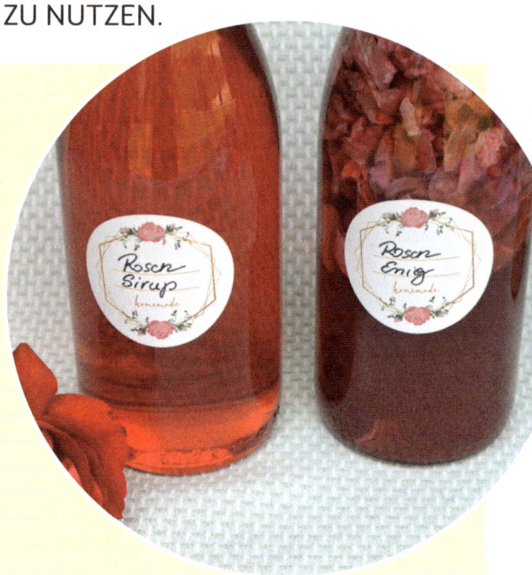

Rosen-Essig

Zur Weiterverwendung in Salaten, Sauren Rinsen, als Haarspülung & Gesichtswasser

Tipp: Rosenblätter, aber auch Hagebutten können sehr gut in Essig ausgezogen werden. Es ergibt sich eine wundervolle Farbe.

⅓ angetrocknete Hagebutten oder Rosenblätter mit ⅔ Apfelessig oder Weinessig übergießen und 14 Tage lang auf der halbschattigen Fensterbank ausziehen. Durch ein feines Teesieb abfiltrieren. Verschließen und dunkel aufbewahren.
Mind. 1 Jahr haltbar.

Rosenblätter-Extrakt

Zur Weiterverarbeitung in Cremen, Mizellenwasser, Tonics u.v.m.

Extrakte sind Alkohol-Wasser-Auszüge aus Pflanzen, um diese zur Weiterverarbeitung in Cremen, Mizellenwasser, Tonics u.v.m. verwenden zu können. Glycerin ist ein toller Alkohol für unsere Haut und trocknet sie nicht aus.

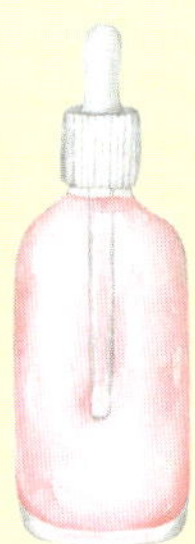

Die gesammelten und leicht angetrockneten Blütenblätter werden mit 25–30 % (30 ml) abgekochtem Wasser übergossen. 65–70 % (70 ml) Glycerin wird dazugemischt und 10 Tage am schattigen Fensterbrett ausgezogen.

Faustregel: Je feuchter die Pflanzen sind, desto weniger Wasser und desto mehr Glycerin.

Jeden Tag schütteln, damit die Flüssigkeit die Wirkstoffe gut lösen kann. Danach filtern wir die Lösung zwei Mal durch einen Papierteefilter ab, um alle Rückstände und Schwebstoffe zu entfernen.

Desinfizieren Sie Ihr Fläschchen und füllen Sie die Flüssigkeit ab. Das Extrakt ist so mindestens 1 Jahr haltbar.

Tipp: Pipettenfläschchen sind ideal!

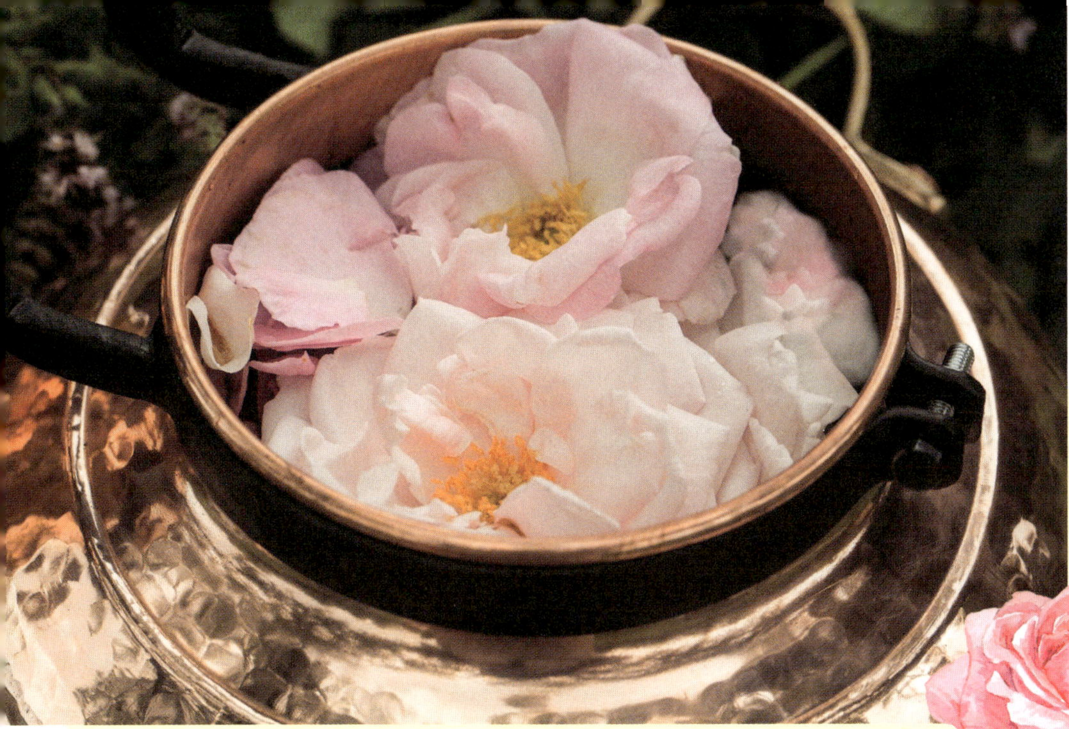

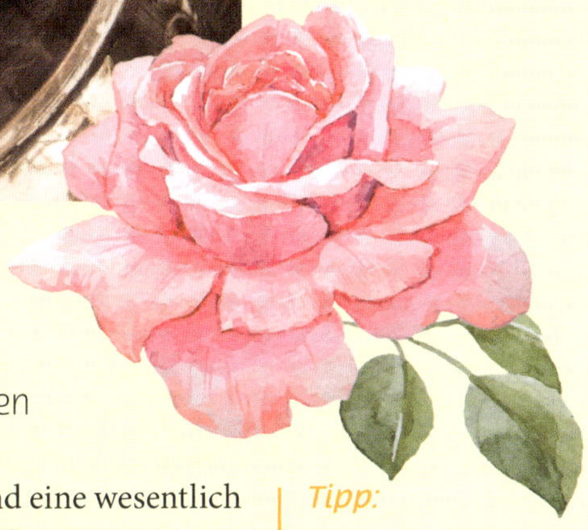

Rosenblätterwasser & Hydrolat

Zur Weiterverwendung in Hautcremen, Gesichtswasser und Speisen

Die Rosen-Blüten in einen Dampfeinsatz (Kartoffelsieb) geben. In die Mitte ein Feuerglas oder Teeglas (hitzebeständig) stellen, um ca. 250 ml Rosenwasser zu gewinnen. In den unteren Topf füllen wir einen halben Liter Wasser und bringen diesen zum Kochen.

Setzen Sie nun den Dampfeinsatz mit den Blüten und dem Feuerglas ein und legen Sie einen Deckel darauf, jedoch mit dem Knauf nach unten. Einen Eisbeutel darauflegen, damit die Abkühlung gut funktioniert.

Der Dampf wird somit am Deckel abgekühlt und rinnt in das Feuerglas. Kochendes Wasser gut kontrollieren und eventuell etwas Flüssigkeit nachgießen. Dies ist eine echte Alternative und eine wesentlich preiswertere Methode Pflanzenwässer zu gewinnen.

Tipp: Kräuter durch eine Espressomaschine zu verdampfen und auszuziehen ist eine schnelle Methode, wenn man die Flüssigkeit gleich verarbeiten will. Grundsätzlich aber brauchen Pflanzen Zeit ihre Inhaltsstoffe preiszugeben.

Durch die Dampfherstellung hat man sehr lange Freude an diesen Wässerchen. Sie halten bis zu einem 6 Monate – bei kühler und dunkler Lagerung (nicht im Kühlschrank). Verwendet man die Espressomethode, werden viele Teilchen der Pflanze in die Flüssigkeit gespült und die Haltbarkeit wesentlich herabgesetzt.

Tipp:

Zur Herstellung von hochwertigen reinen Hydrolaten und ätherischen Ölen sollten Sie sich jedoch eine Glas- oder Kupferdestille zulegen. Dies ist aber mit erhöhten Kosten verbunden. Alternativ können Sie Hydrolate auch käuflich erwerben!

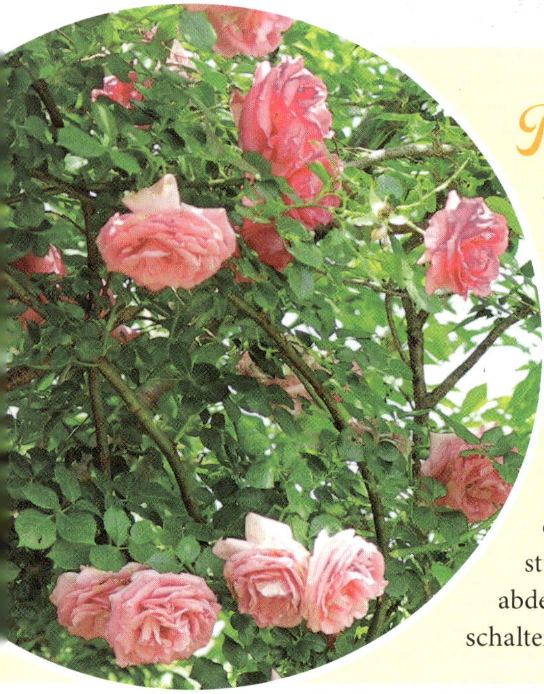

Rosen-Rindenauszug

zur Haut- und Muskelentspannung

ZUTATEN:

- *Eine Handvoll Rinde des Rosenstrauches*
- *1 l Wasser*

HERSTELLUNG:

Das Wasser am Herd in einem Topf zum Kochen bringen, Rindenstücke zugeben, den Topf abdecken und den Herd abschalten. 15 Minuten ziehen lassen, danach abseihen und diesen Rindenauszug entweder dem Badewasser zugeben oder ihn handwarm abkühlen lassen. Ein Tuch oder Wattepad hineintauchen und dies auf die Haut auflegen. 20 Minuten einwirken lassen.

Rosenblätter-Öl-Auszüge: Mazerat

Zur Weiterverwendung als Gesichtsöl, als Wirkstofföl in Hautcremen und zur innerlichen Einnahme in Salaten

Wissenswert: *Rosenölauszüge färben sich nicht rot, da ihr Farbstoff, sogenannte Anthocyane, von Rosen, nur in säurehaltige Flüssigkeiten (Essig, Wasser mit Zitronensaft) übergehen.*

HERSTELLUNG:

Ein Glas zur Hälfte mit angetrockneten oder trockenen Rosenblättern vollfüllen und mit einem guten Öl Ihrer Wahl übergießen, bis alle Blütenteile bedeckt sind.

Wichtig ist, dass bei frischen Pflanzen kein Blatt aus dem Öl ragt, damit das Öl nicht ranzig wird oder sogar schimmelt. Das Glas verschließen und 4–6 Wochen auf einem halbschattigen Fensterbrett ausziehen lassen. Danach durch einen Teefilter abfiltern und in kleine Gläschen, die man vorab mit Alkohol ausgespült hat, abfüllen.

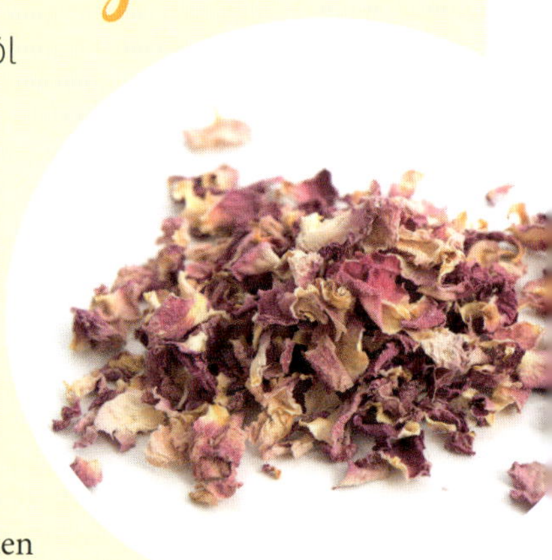

Das Öl hält sich einige Monate. Sollten nach einiger Zeit Schlieren zu sehen sein, ist das Öl nicht mehr in Ordnung und muss entsorgt werden. Daher immer kleine Mengen herstellen und nur Öle verwenden, bei denen Sie sicher sein können, dass sie noch gut sind.

Warmauszug – meine Lieblingsvariante

ÖLVORSCHLÄGE FÜR UNTERSCHIEDLICHE HAUTTYPEN:

- Jojobaöl für trockene Haut
- Mandelöl oder Weizenkeimöl für trockene und Babyhaut
- Rizinusöl für fettige Haut
- Distelöl für empfindliche und Mischhaut
- Traubenkernöl für unreine Haut und Mischhaut

FÜR DIE INNERLICHE EINNAHME:

Sonnenblumenöl, Olivenöl oder Distelöl

ZUTATEN:

- *2 Handvoll frische Blütenblätter*
- *250 ml Öl Ihrer Wahl*

HERSTELLUNG:

Die Blütenblätter mit dem Öl übergießen und langsam am Herd erwärmen. Nicht zu heiß werden lassen. Wir wollen die Pflanzen nicht frittieren.

Über Nacht zugedeckt stehen lassen.

Am nächsten Tag nochmals erwärmen und abfiltern. In eine Flasche füllen und kühl aufbewahren.

Es hat sich bewährt keine dunklen Gläser zu verwenden, da man nicht sieht, ob ein Öl schon Schlieren angesetzt hat. Ich verwende durchsichtige Gläser und stelle sie dunkel in einen Kasten.

Hagebutten-Mazerat

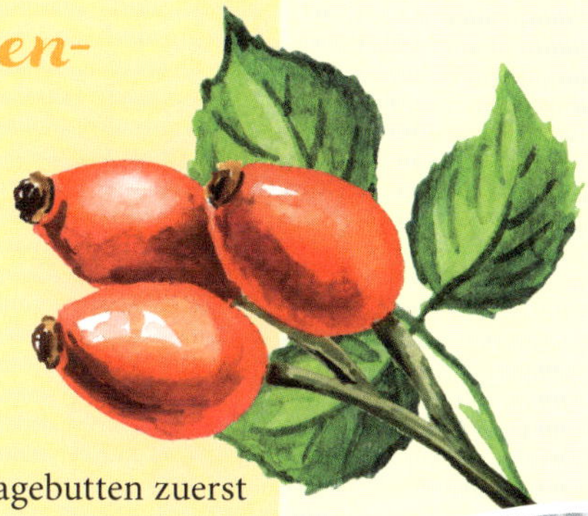

als Alternative zum gekauften Wildrosenöl

3–4 EL getrocknete Hagebutten zuerst in einer Kaffeemühle zerreiben und dann mit 250 ml Öl ansetzen.

Frische Hagebutten mit dem Messer zerkleinern.

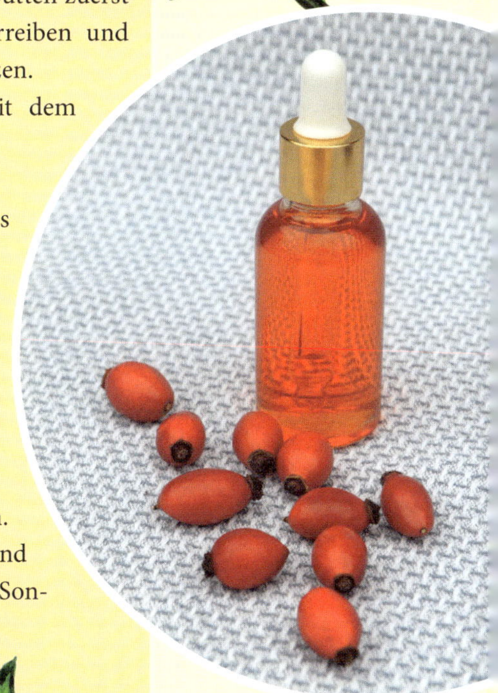

Ergibt ein tolles rötliches Öl, das für Glow-Emulsionen in meinen Rezepten Verwendung findet.

Alternativ zur Hagebutte kann man auch Karotten im Heißauszug (siehe Kapitel Karotte) ausziehen. Ergibt eine orange Farbe und setze ich auch gerne für Sonnencremen ein.

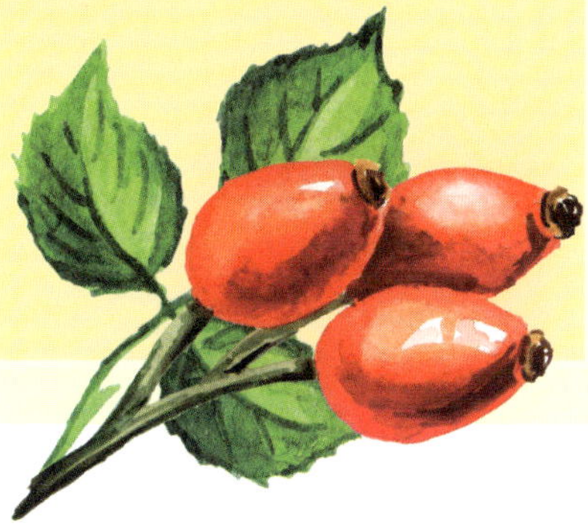

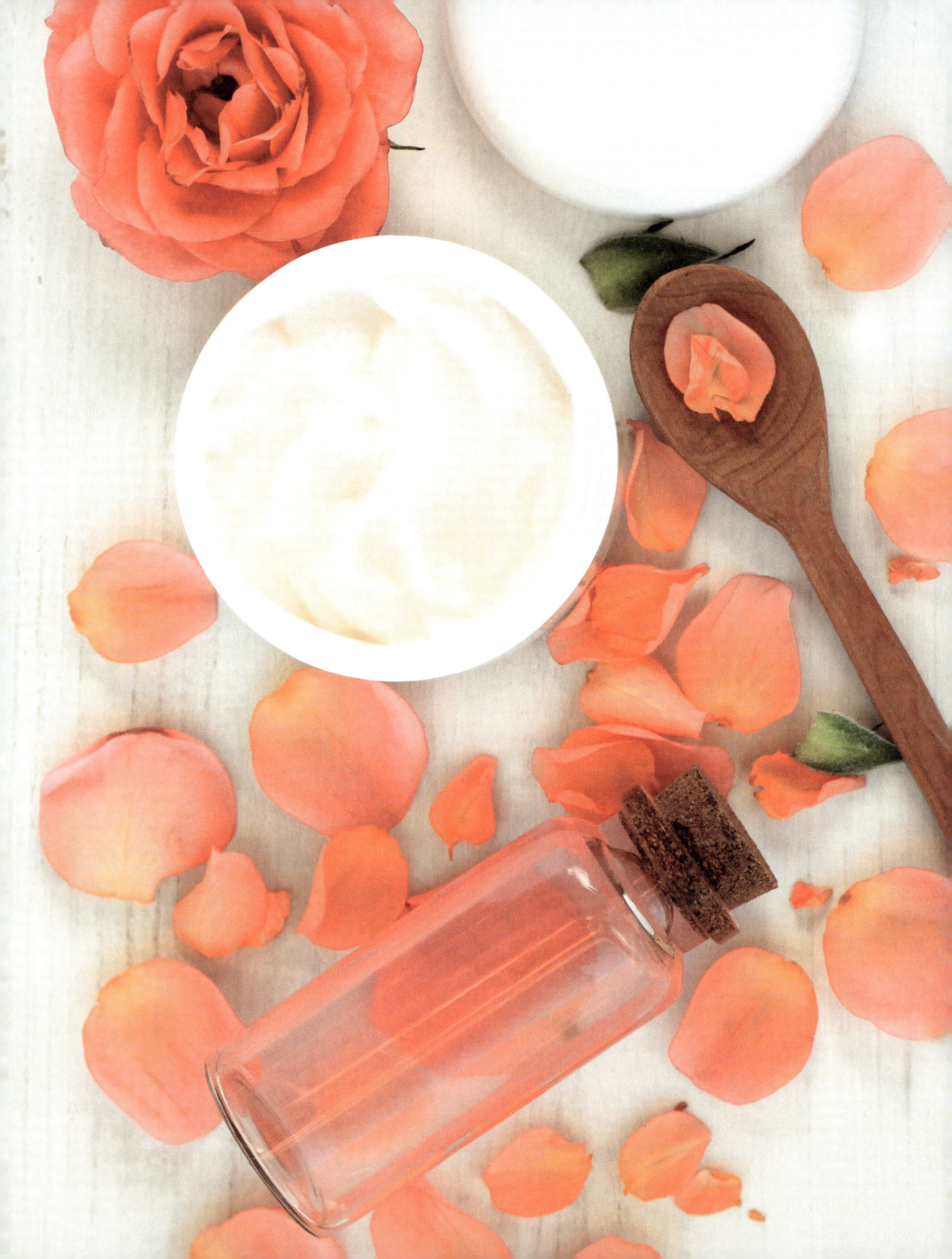

REZEPTE ZUR ÄUSSEREN ANWENDUNG:

Nicotinamid + Allantoin + Gelée Royal sind Wirkstoffe, die ich gerne in meinen kosmetischen Produkten verwende. Sie können selber entscheiden, ob Sie in den angeführten Rezepten einen oder mehrere Stoffe zugeben wollen.

DAZU IST DIE EINSATZ-KONZENTRATION ZU BEACHTEN:

- **Nicotinamid**
  ist ein B-Vitamin und wird oft auch als Niacin bezeichnet. Es hilft bei Hautunreinheiten, glättet Fältchen, hilft gegen Pigmentflecke und bindet sehr gut Feuchtigkeit in unserer Haut. Wird in die Wasserphase eingerührt. Ca. 3–4 % der Gesamtmenge.
- **Allantoin**
  ist ein anti-oxidativer Stoff, der beim Eiweißstoffwechsel gebildet wird und bei Tier und Pflanze vorkommt, z. B. Beinwell. Er bindet freie Radikale und kurbelt das Zellwachstum unserer Haut an. Tiefere Hautschichten profitieren auch von diesem Stoff, da Wirkstoffe besser eindringen können. Die Einsatzkonzentration liegt bei 0,1–0,5 % Gesamtmenge.
- **Gelée Royal**
  wirkt hautverjüngend und stabilisiert die Haut durch seine Vielzahl an Vitaminen, Mineralien und Aminosäuren. Falten werden gezielt gemildert. Einatzkonzentration als Pulver 1–5 % der Gesamtmenge.

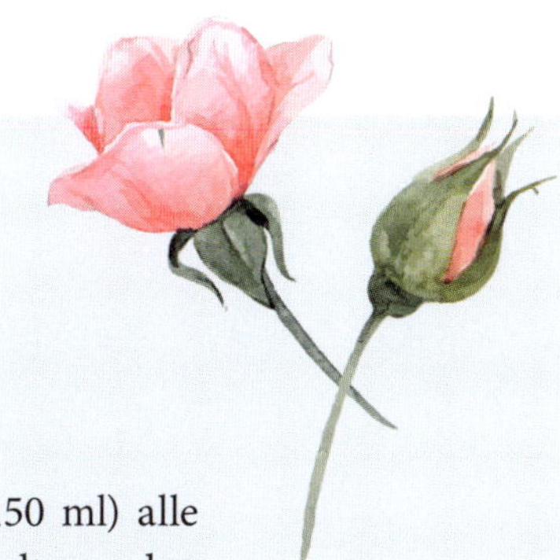

Waschschaum Rose für das Gesicht

ZUTATEN:

- *22 g fertige Waschbasis (Betain / Cocos-Glycosid)*
- *12 g Glycerin*
- *20 Tr. Rosenextrakt*
- *5 Tr. ätherisches Rosenöl*
- *7,5 g Pentylene Glycol*

HERSTELLUNG:

In eine Schaumpumpflasche (150 ml) alle Zutaten zusammenmischen, dann den Pumpspender mit Rosenhydrolat oder Rosenwasser auffüllen. Danach den pH-Wert einstellen mit Zitronensäure (flüssig) auf 5,5 und mit Pentylene Glycol konservieren. Erst durch die Pumpspendermechanik entsteht ein wunderbarer Schaum.

Tipp:
Auch als Rasierschaum geeignet!

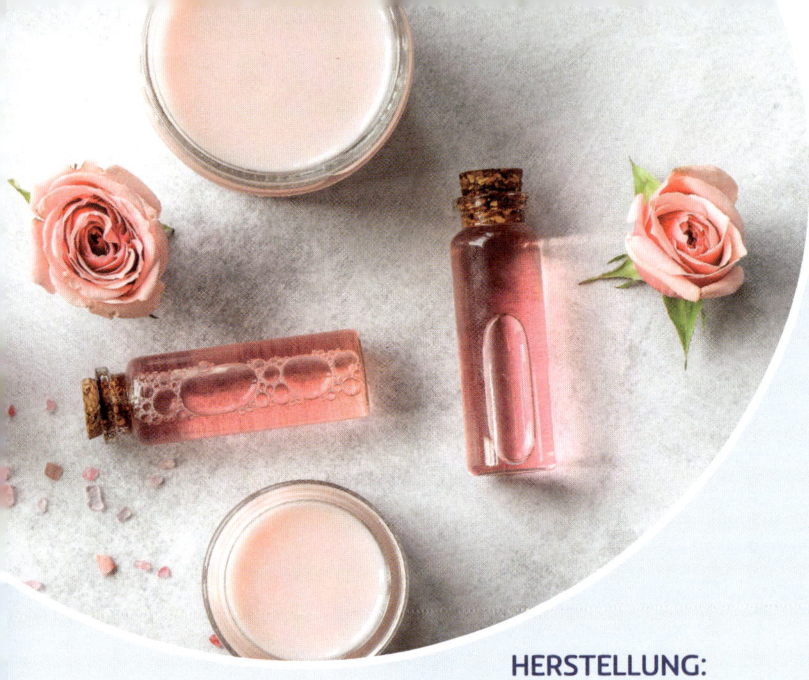

Gesichtsmaske

für trockene Haut,
mildert Trockenheitsfältchen

ZUTATEN:
- *2 EL saurer Rahm*
- *1 TL Honig*
- *1 TL grüne Heilerde*
- *1 Tr. ätherisches Rosenöl*

HERSTELLUNG:

Alle Zutaten mischen. Gesicht kalt abwaschen und die Maske in Schichten auf das Gesicht und Dekolleté auftragen. Versuchen Sie die ganze Maske auf Ihre Haut zu geben. Zieht ganz tief ein und verschwindet fast auf Ihrer Haut. 30 Minuten einwirken lassen. Mit einem Mikrofasertuch und lauwarmem Wasser abnehmen. Saurer Rahm und Honig sind die besten Substanzen, um Fältchen zu glätten und der Haut viel Feuchtigkeit zuzuführen.

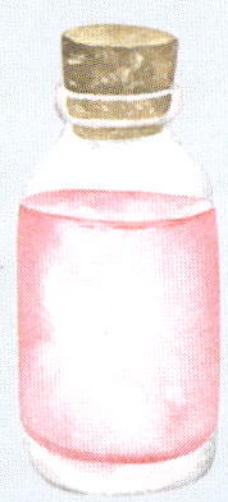

Gesichtswasser

mit Nicotinamid + Allantoin

ZUTATEN:
- *50 g Fruchtsaft (z. B. Apfel, Granatapfel)*
- *100 g Rosenwasser oder Rosenhydrolat*
- *1 ½ TL Rosenessig*
- *0,5 g Allantoin*
- *4 g Nicotinamid*
- *20 Tr. Rosen-Extrakt*
- *10 Tr. ätherisches Rosenöl*
- *8,5 g Pentylene Glycol*

Tipp:
Finden Sie Ihre Variante des Gesichtswassers. Stellen Sie verschiedene Essige (siehe Kapitel Rohstoffe) und Fruchtsäfte her.

HERSTELLUNG:

Nicotinamid und Allantoin im Hydrolat auflösen und alle weiteren Inhaltsstoffe gut vermischen. Wir belassen den pH-Wert im sauren Bereich und konservieren mit Pentylene Glycol. Haltbarkeit 4 Monate.

ANWENDUNG:

Reinigen Sie vorab Ihr Gesicht. Tragen Sie die Flüssigkeit mit einem feuchten Tuch oder einem Wattebausch auf das Gesicht und Dekolleté auf. Kurz einziehen lassen! Das Gesicht wird tonisiert, gestrafft, die Poren werden verfeinert und Augenringe schwellen ab. Ideale Pflege vor der Hautcreme, aber auch zu Erfrischung der Haut zwischendurch!

Gesichtsemulsion für feuchtigkeitsarme Haut

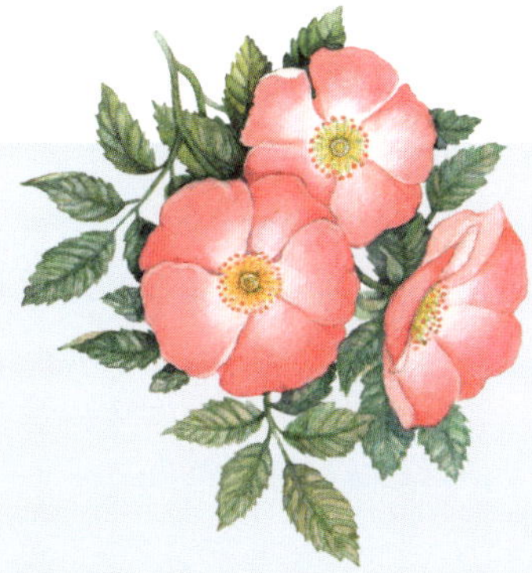

Montanov™ 68 ist ein sehr guter Ecocert konformer Emulgator für reichhaltige Hautpflege.

ZUTATEN:
ÖLPHASE:

- *19 g Öl – Hagebuttenmazerat aus Distelöl*
- *6 g Mandelbutter oder Cupuacubutter*
- *5 g Emulgator Montanov ™68*

WASSERPHASE:

- *63 g Rosenwasser oder -hydrolat*
- *11 g Hyalurongel (siehe Basisrezept)*
- *0,2 g Guarkernmehl*

WIRKSTOFFPHASE:

- *20 Tr. Wildrosenöl oder Hagebuttenmazerat*
- *5 g Gelée-Royal-Pulver (in etwas Glycerin vorlösen)*
- *3 Tr. Sanddornfruchtfleischöl*
- *eventuell 4 g Lichtschutzfaktor Dispersion XT300 (ca. LSF 5)*
- *1 g Konservierung Biokons Neo*

- *Zitronensäure und Natron zum Einstellen des pH-Wertes*

HERSTELLUNG:
ÖLPHASE:

Öl und Emulgator sowie Mandelbutter in einem Feuerglas auf ca. 75 Grad erhitzen. Sollten Sie Cupuacubutter für Ihre Creme verwenden, dann diese erst nach dem Aufschmelzen der Emulgatoren zugeben und nochmals sanft erhitzen.

WASSERPHASE:

Hydrolat oder Wasser mit Hyalurongel und 0,2 g Guarkernmehl mischen, erhitzen (ca. 75 Grad).

Tipp:
Das Basisrezept Hyalurongel ist detailliert auf Seite 206.

Wasserphase in die Ölphase mit dem Handschneebesen hochtourig einrühren! 2–3 Minuten intensiv rühren. Danach mit einem Spatel die Emulsion in 8-er-Schleifen lauwarm rühren. Keine Pausen machen! In die schon lauwarme Emulsion die Wirkstoffe Wildrosenöl, Sanddornfruchtfleischöl und Gelée Royal gelöst in etwas Glycerin einarbeiten sowie den Sonnenschutz, wenn Sie das möchten. Nochmals hochtourig einarbeiten.

Mit Zitronensäure den pH-Wert auf 5,5 einstellen. Benutzen Sie dazu pH-Kontrollsteifen und konservieren Sie danach mit Biokons Neo.

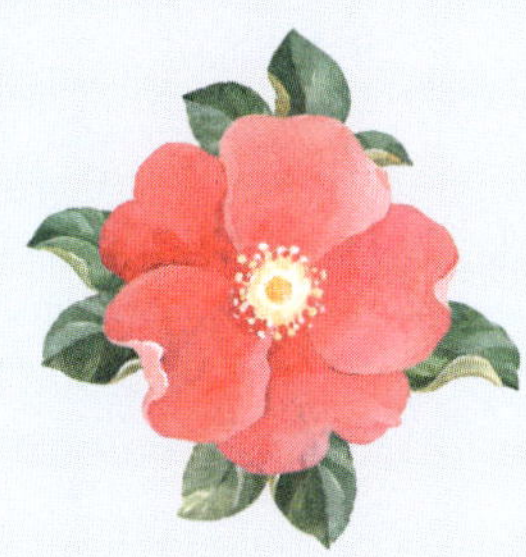

Reichhaltige Gesichtsemulsion

für reife und trockene Haut

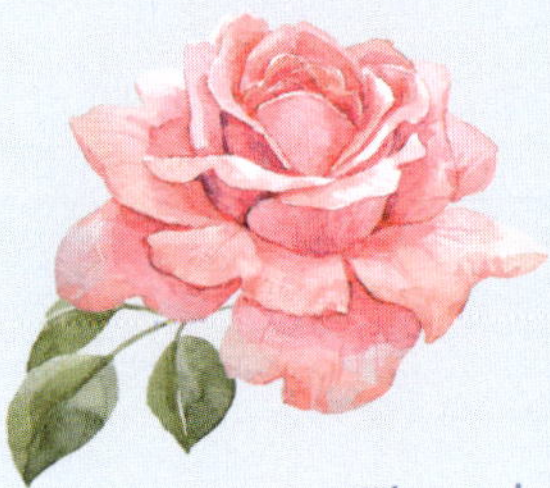

Tipp:
Tolle Tagescreme auch unter dem Make-up.

ZUTATEN:

WASSERPHASE:

- *24 g Aloe-Vera-Gel oder Rosenwasser/Hydrolat*
- *16 g Hyalurongel (siehe Basisrezept)*

ÖLPHASE:

- *6 g Olivem® 1000*
- *2 g Cethylalkohol*
- *12 g Macadamianussöl*
- *12 g Avocadoöl*
- *10 g Kakaobutter oder Cupuacubutter (sehr hilfreich für alternde Haut)*

WIRKSTOFFPHASE:

- *10 Tr. D-Panthenol*
- *1 g Vitamin E*
- *5 Tr. Wildrosenöl*
- *5 Tr. Nachtkerzenöl*
- *2 g Gelée-Royal-Pulver (in etwas Glycerin vorgelöst)*
- *3 g Squalan*
- *5 Tr. ätherisches Rosenöl*
- *5 Tr. ätherisches Rosenholz*
- *1 g Biokons Neo*

- *Zitronensäure zum Einstellen des pH-Wertes*

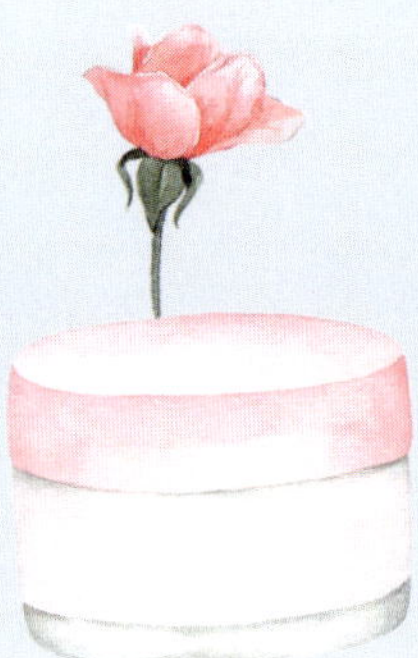

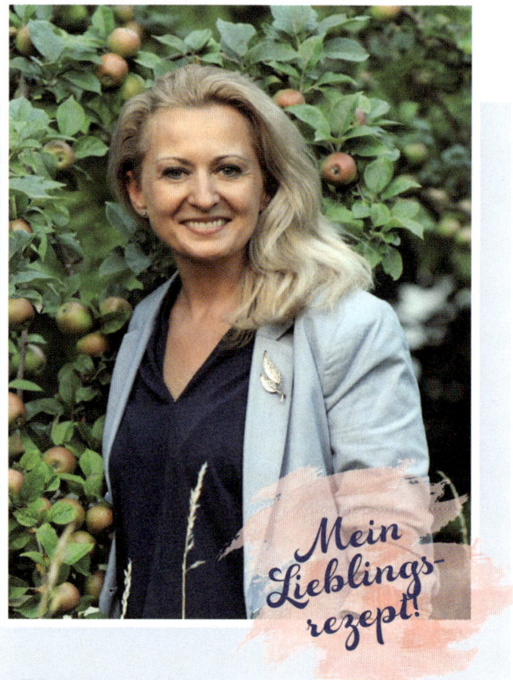

HERSTELLUNG:

Ölphase zusammenstellen und in einem kleinen Feuerglas erwärmen. (ca. 75 Grad). Wasserphase in einem weiteren Feuerglas erwärmen (ca. 75 Grad).

Die Wasserphase langsam in die Ölphase laufen lassen und mit einem Handschneebesen 2–3 Minuten kräftig rühren. Dann kann man mit einem Spatel in 8er-Schleifen weiterrühren, bis die Emulsion lauwarm geworden ist. Die ausgesuchten ätherischen Öle hinzugeben und die Wirkstoffe. Gerne rühre ich nach diesem Vorgang nochmals kräftig mit dem Handschneebesen.

Den pH-Wert kontrollieren und mit pH-Kontrollstreifen und Zitronensäure einstellen. Danach mit Biokons konservieren (3 Monate haltbar).

Die Emulsion in einen sterilen Glastiegel füllen und beschriften.

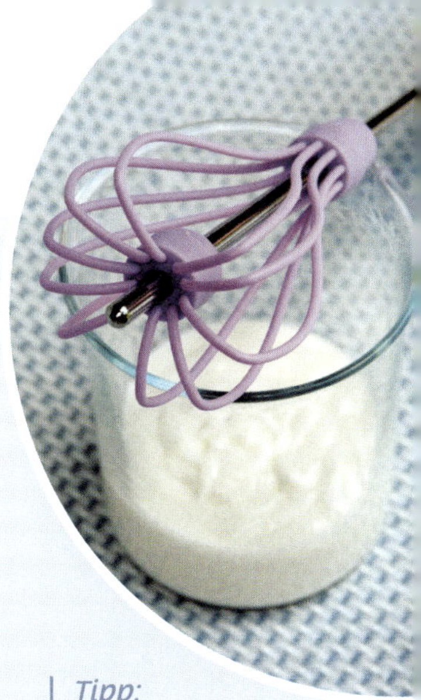

Leichte Version

für fettige und unreine Hauttypen

ZUTATEN:

WASSERPHASE:

- *28 g Rosenhydrolat*
- *12 g Hyaluronkgel*

ÖLPHASE:

- *14 g Jojobaöl*
- *14 g Traubenkernöl*
- *6 g Xyliance®*

WIRKSTOFFPHASE:

- *10 Tr. Rosen-Extrakt*
- *6 Tr. Vitamin E*
- *2 g Gelée-Royal-Pulver (in etwas Glycerin vorlösen)*

ÄTHERISCHE ÖLMISCHUNG:

- 2 *Tr.* Grapefruit
- 2 *Tr.* Limette
- 3 *Tr.* Rose
- 1 g Biokons Neo
- Zitronensäure zum Einstellen des pH-Wertes

HERSTELLUNG

siehe Rezept: Reichhaltige Gesichtsemulsion für reife und trockene Haut

Tipp:
Sie können auch das Basisrezept Hyaluronbasis verwenden und die Wirkstoffe dazumischen.

Rosen-Hyalurongel mit Gelée Royal

für pflegebedürftige, trockene zu Falten neigende Haut

natürlicher Booster gegen Falten!

ZUTATEN:

- *0,6 g Hyaluronsäure*
- *6 g Glycerin*
- *1 g Gelée-Royal-Pulver (in etwas Glycerin vorlösen)*
- *60 g Rosenhydrolat oder Rosenwasser*
- *20 Tr. Wildrosenöl*
- *10 Tr. Vitamin E*
- *2 g Sodium PCA*
- *10 Tr. Bakuchiol*
- *6 Tr. ätherisches Rosenöl*
- *2 g Fluid Lecithin Super HT*
- *5 g Pentylene Glycol*

HERSTELLUNG:

Hyaluronsäure mit Glycerin mischen und unter ständigem Rühren das Rosenwasser oder Hydrolat eingießen. Danach das schon vorgelöste Gelée Royal in das Gel einrühren. Sollten sich Klümpchen bilden, einfach das Gel durch ein feines Sieb streichen. Etwas quellen lassen. Danach die Wirkstoffe einarbeiten und konservieren.

ANWENDUNG:

Nach der Reinigung morgens und abends unter der Tagescreme oder Nachtcreme auftragen. Vor Gebrauch gut schütteln!

Rosen-Glow-Emulsion:

Lassen Sie Ihre Haut erstrahlen!

auch als Make-up-Basis

Tipp:
Die Emulsion kann auch als Bodylotion mit Glow-Effekt verwendet werden! Probieren Sie auch Varianten aus mit Karottenmazerat (siehe Kapitel Karotte) für einen tollen Effekt im Sommer!

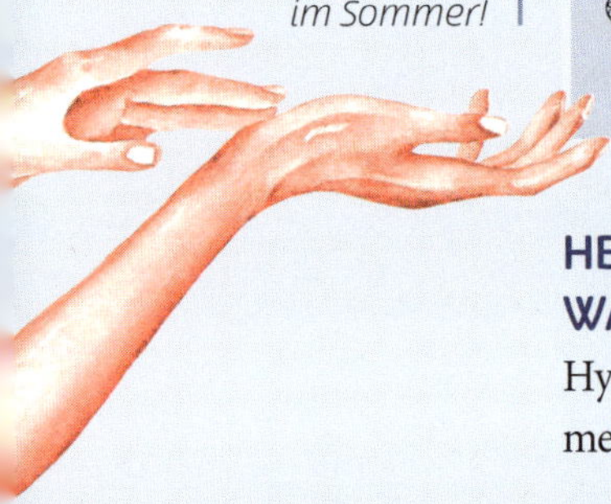

ZUTATEN:

WASSERPHASE:

- *70 g Rosenwasser oder Hydrolat*
- *1 Msp. Guarkernmehl*

ÖLPHASE:

- *8 g Temulgator*
- *2 Msp. Phospholipon® 80 H*
- *21 g Hagebuttenmandelölmazerat*
- *6 g Kakaobutter oder Cupuacubutter*

WIRKSTOFFPHASE:

- *4 Msp. Feingold Mica*
- *2 Msp. Seidenpulver*
- *20 Tr. Seidenprotein*
- *20 Tr. Rosen-Extrakt*
- *4 Tr. ätherisches Rosenöl*
- *1 g Biokons Neo*

- *Zitronensäure und Natron zum Einstellen des pH-Wertes*

HERSTELLUNG:

WASSERPHASE:

Hydrolat in ein Feuerglas geben, Guarkernmehl einrühren – alles erhitzen (75 Grad).

ÖLPHASE:

Hagebuttenmandelölmazerat mit Temulgator und Phospholipon®H 80 erwärmen (75 Grad), dann die Kakaobutter oder Cupuacubutter hinzufügen und von der Feuerstelle nehmen.

WASSERPHASE:

Mit dem Handschneebesen die erhitzte Wasserphase hochtourig in die Ölphase einrühren – alles ca. 4 Minuten hochtourig rühren. Creme ist Anfangs puddingartig, das vergeht beim Abkühlen. Creme mit einem Spatel in 8er-Schleifen handwarm rühren – keine Pausen machen! Danach Wirkstoffe und ätherische Öle einarbeiten, Pigmente hinzufügen, für den Glow-Effekt Seidenpulver und Golden Mica oder Minerals Make-up (3 g) für getönte Tagescreme einarbeiten.

Wenn Sie möchten, können Sie, bevor Sie die Emulsion konservieren, auch noch einen Lichtschutzfaktor hinzumischen. Keine Angst, die Emulsion kann viel in sich binden! Danach pH-Wert einstellen mit Zitronensäure und pH-Wert-Kontrollstreifen! Mit Biokons Neo konservieren.

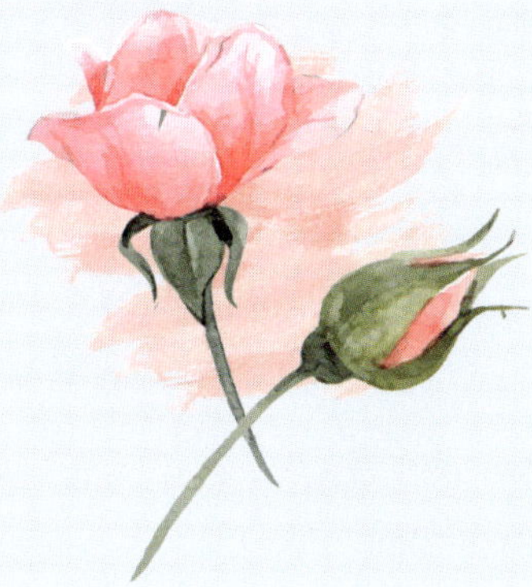

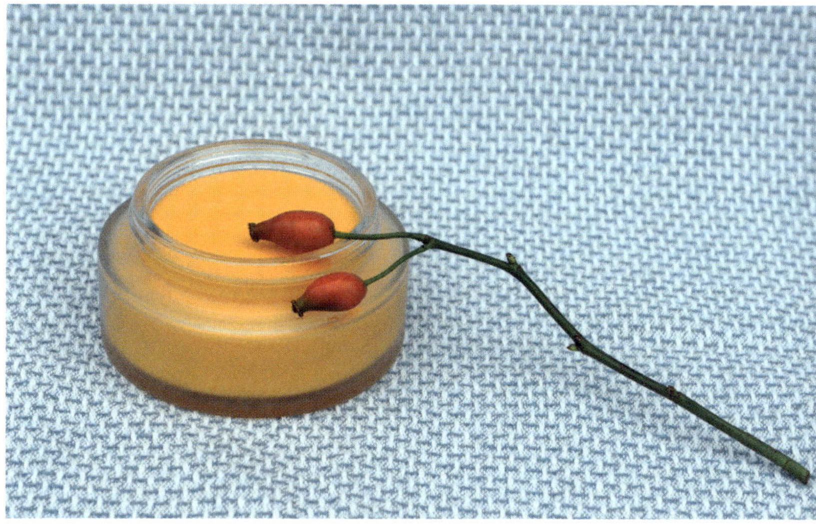

Schützende Wildrosensalbe für den Winter

für reife, alternde und sehr trockene Haut

ZUTATEN:

WASSERPHASE:

- *20 g Rosenwasser / -ydrolat oder Weihrauchhydrolat*

ÖLPHASE:

- *5 g Mandelbutter*
- *3 g Bienenwachs*
- *2 g Jojobawachsblättchen*
- *16 g Wollwachsalkohol*
- *5 g Stearinsäure (Pulver)*
- *2 g Rosenwachs*

WIRKSTOFFPHASE:

- *28 g Wildrosenöl oder Hagebuttenmazerat*
- *5 Tr. ätherisches Rosenöl*
- *1 g Biokons Neo*

HERSTELLUNG:

Bienenwachs, Mandelbutter, Jojobawachs, Rosenwachs, Wollwachsalkohol und Stearinsäure in einem Feuerglas schmelzen (60 Grad). Danach das Wildrosenöl hinzufügen und nochmals die Temperatur kontrollieren. In einem zweiten Feuerglas das Hydrolat erhitzen (60 Grad).

Nun die Wasserphase in die Ölphase fließen lassen und mit einem Pürierstab gut verrühren. Danach das ätherische Öl eintropfen und mit 1 g Biokons Neo konservieren. Nochmals hochtourig rühren.

Eine ganz tolle und sehr reichhaltige Salbe mit viel Wildrosenöl. Gerne benutze ich diese im Winter als Hand- & Fußcreme, aber auch als Schutzcreme für das Gesicht.

Rosen-Lippenstifte

2 Stück

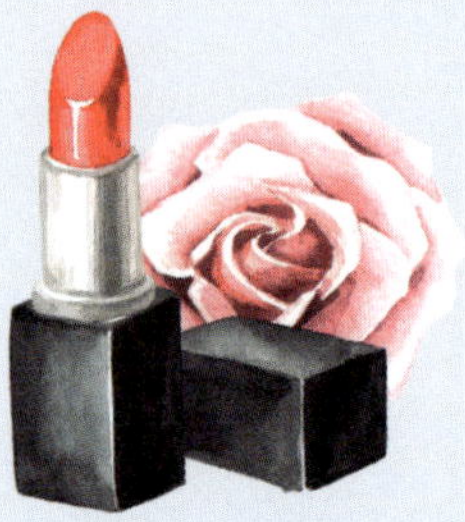

Tipp: Wer Duft in Lippenstiften mag, kann auch noch 2 Tropfen ätherisches Rosenöl dazumischen!

ZUTATEN:

- *4 g Rizinusöl*
- *1 g Cupuacubutter*
- *1 g Lanolin*
- *1 g Candelillawachs*
- *0,5 g Jojobawachs oder Rosenwachs*
- *3 Tr. Vitamin E*
- *5 Tr. Wildrosenöl*
- *1,5 g Pigment = Micas in Ihrer gewünschten Farbe*

HERSTELLUNG:

Rizinusöl, Butter und Wachse in einem Feuerglas schmelzen. Von der Feuerstelle nehmen, Wildrosenöl, Vitamin E und das Pigment einrühren. In Silikonformen gießen oder in Lippenbalsam-Tiegel.

Silikonform im Gefrierschrank 30 Minuten abkühlen lassen, dann Lippenstift aus der Silikonform nehmen und in eine Lippenstifthülle stecken.

Weitere mögliche Wirkstoffe:

- D-Panthenol
- Sanddornfruchtfleisch
- Johannisbeersamenöl
- Granatapfelsamenöl

Kaffeepeeling Bar

gegen Zellulite, 1 Stück

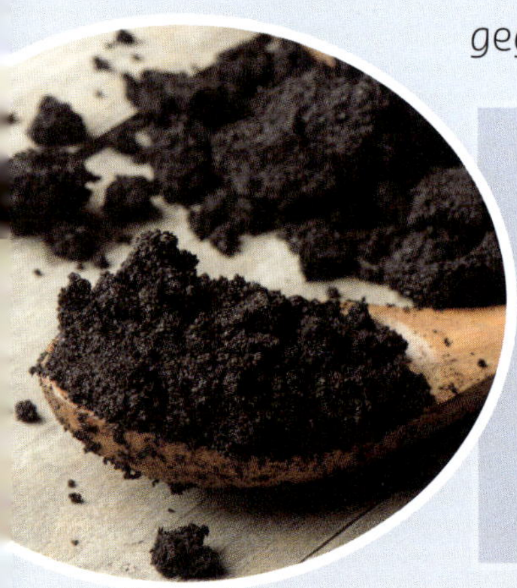

ZUTATEN:

- *20 g Kakaobutter*
- *7 g Tonerde, Farbe je nach Hauttyp (siehe Kapitel Rohstoffe)*
- *10 g Pflanzenpulver Rosenblätter*
- *50 g Kaffeesud*
- *4 g Fluidlecithin Super*
- *5 Tr. ätherisches Rosenöl*

1 Bar = ca. 2 Mal Ganzkörper-Anwendung!

HERSTELLUNG:

Kakaobutter in einem Feuerglas erwärmen. Alle anderen Zutaten in einer kleinen Schüssel miteinander vermengen. Die flüssige Kakaobutter einrühren, alles gut miteinander vermischen und in eine Seifenform drücken. ½ Stunde im Kühlschrank aushärten lassen.

ANWENDUNG:

Unter der Dusche kurz anfeuchten und dann mit wenig Druck über die Haut reiben, bis sich der Bar beginnt aufzulösen. Danach den Body gut damit peelen. Abduschen! Fertig!

Ein Eincremen danach ist nicht mehr nötig.

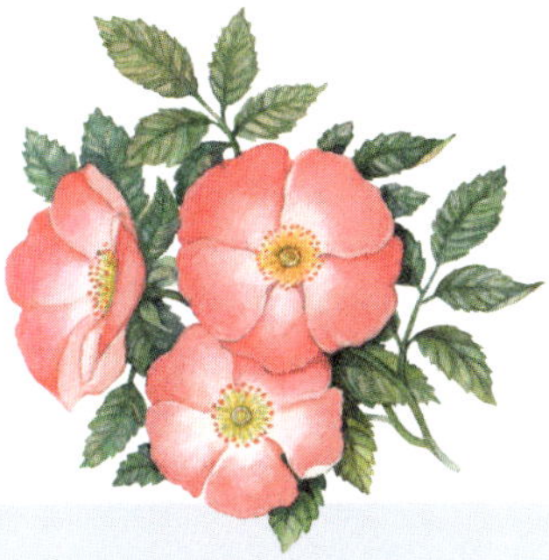

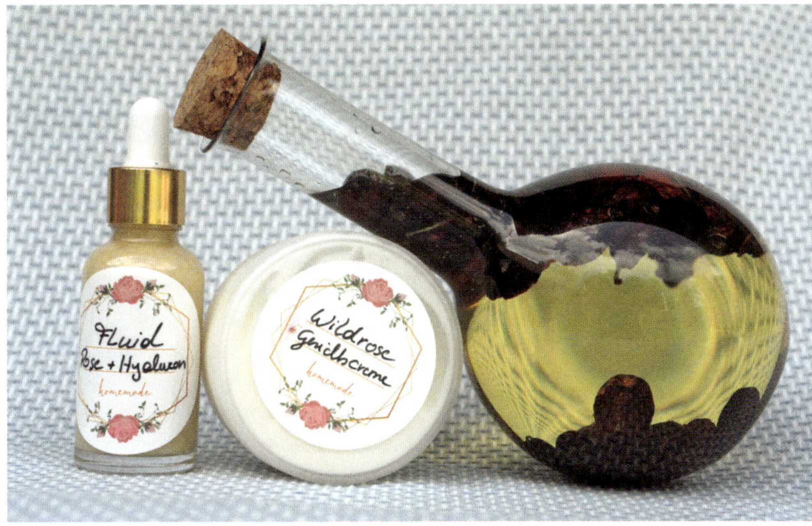

ZUTATEN:

WASSERPHASE:

- *60 g Rosenwasser oder -hydrolat*
- *30 g Aloe-Vera-Gel*
- *2 g Koffeinpulver*

ÖLPHASE:

- *10 g Mandelölmazerat Rosenblätter oder Hagebutte*
- *7 g Jojobaöl*
- *3 g Squalan*
- *19 g Sheabutter oder Cupuacubutter oder Mandelbutter*
- *6 g Emulsan*
- *3 g Xyliance®*

WIRKSTOFFE:

- *4,5 g Lipoderminkonzentrat*
- *20 Tr. Vitamin E*
- *20 Tr. D-Panthenol*
- *30 Tr. Wildrosenöl*
- *40 Tr. Rosen-Extrakt*
- *10 Tr. ätherisches Rosenöl oder Lavendelöl*
- *1,5 g Biokons Neo*

Bodylotion mit Koffeinpulver

erfrischend, belebend,
erhöht die Spannkraft der Haut

HERSTELLUNG

Beide Phasen Öl + Wasser je in einem Feuerglas erwärmen (75 Grad). Dann die Wasserphase in die Ölphase geben und hochtourig aufrühren, ca. 2–4 Minuten. Langsam mit einem Spatel in 8er-Schleifen weiterrühren.

In die lauwarme Lotion Wirkstoffe einarbeiten. Danach pH-Wert einstellen mit Zitronensäure! Lotion mit 1,5 g Biokons konservieren.
3 Monate lang haltbar.

Tipp:
Je nachdem welche Wirkstoffe oder Hydrolate Sie verwenden, verändert sich auch der pH-Wert Ihrer Creme/Emulsion. Meine Rezepte müssen meist mit ein paar Tropfen Zitronensäure eingestellt werden. Natron wird gebraucht, sollte der pH-Wert einmal zu tief liegen!

Saure Rinse

mit Hagebutten- oder Rosenblätteressig

ZUTATEN:

- *325 ml Teeauszug Rosenblätter*
- *150 ml Hagebuttenessig oder Rosenblätteressig*
- *5 g Solagum™AX – Gelbinder*
- *1 TL Glycerin*
- *5 g Biokons Neo zum Konservieren*

HERSTELLUNG:

Tipp:
Sie können Saure Rinse auch ohne Solagum™AX und Konservierung jederzeit direkt vor der Haarwäsche herstellen.

Teeauszug: Mindestens 10 Minuten die Rosenblätter in abgekochtem Wasser ziehen lassen. Dann in den abgekühlten Teeauszug den Apfelessig dazumischen. Das Solagum™AX kräftig einrühren und danach Glycerin und, wenn Sie mögen, auch ätherische Öle hinzumischen. Mit Biokons konservieren. 3 Monate haltbar.

ANWENDUNG:

Nach dem Haarewaschen Saure Rinse im Haar gut verteilen – etwas einziehen lassen und mit kühlem Wasser ausspülen. Ideal bei feinem Haar. Bei festem Haar verwende ich vorab noch einen Haarbalsam und gebe erst danach die Saure Rinse ins Haar. Alles gut auswaschen und die Haare in ein Handtuch packen. Nach ca. 5 Minuten mit Kamm und Bürste entwirren. Haare bekommen so ihren natürlichen Glanz zurück und fetten nicht so schnell nach.

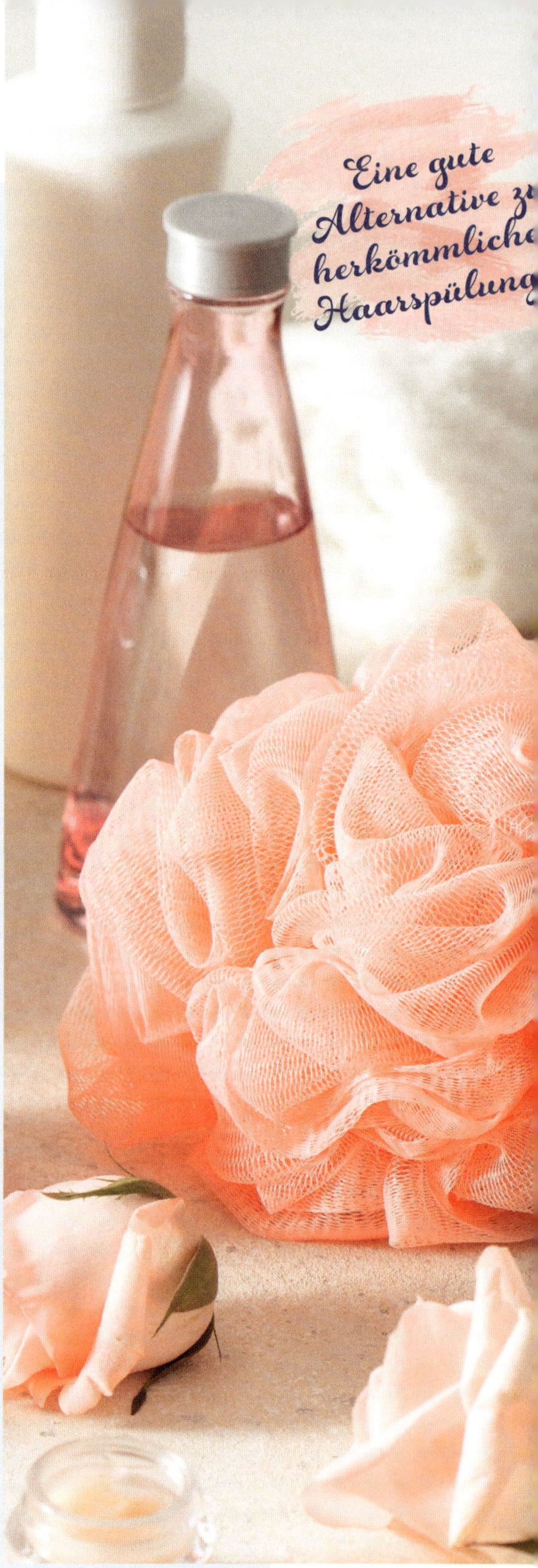

REZEPTE ZUR STÄRKUNG DER LIBIDO BEI FRAUEN

Rosenblüten-Liebstöckelbad

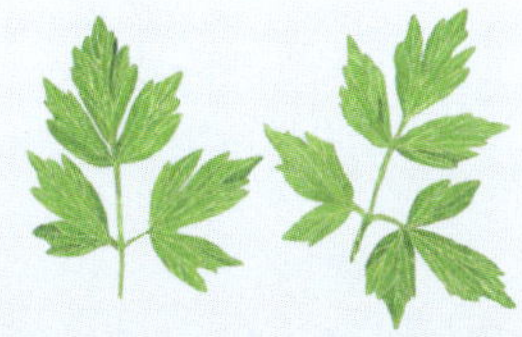

anregendes Partnerbad, Hauttonikum

ZUTATEN:
- *1 Handvoll Duftrosenblüten*
- *3 Blätter Liebstöckel*
- *1 EL Olivenöl*
- *250 ml Ziegenmilch*

HERSTELLUNG:
Die Rosenblüten und das Liebstöckel mindestens 3–4 Stunden trocknen lassen. Danach mit der Ziegenmilch übergießen und dies mindestens über Nacht rasten lassen, danach abseihen. Diese Rosenblüten-Liebstöckel-Ziegenmilch dem Badewasser zugeben. Dies wirkt innerlich lockernd und aphrodisierend.

Bademulsionen

Wildrosenkernöl ist eine tolle Basis für Badezusätze. Damit sich das Badewasser gut mit dem Öl und den ätherischen Ölen verbindet kann, sollte man einen Emulgator dazugeben.

Es gibt aber auch neuere Methoden wie Fluidlecithin Super HT, die sehr hautschonend sind und ätherische Öle gut binden (Fluidlecithin BE – siehe auch Kapitel Rohstoffe).

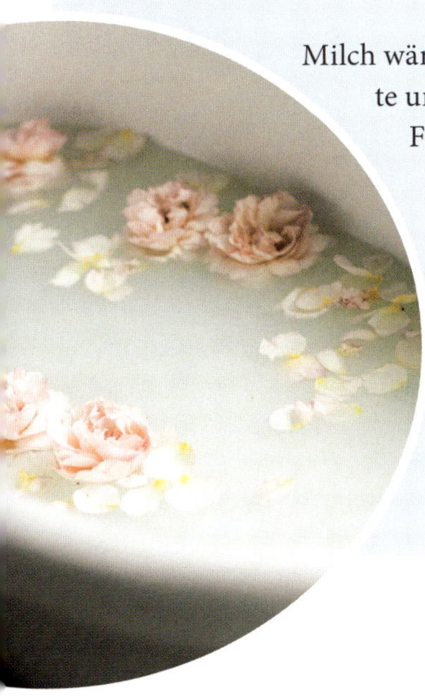

Milch wäre die einfachste und natürlichste Form von Badezusatz.

Schon Kleopatra wusste vom Effekt von Milchbädern mit Rosenblüten.

ZUTATEN:
- *20 g Fluid Lecithin Super HT*
- *10 g Wildrosenöl*
- *60 g Mandelöl-Hagebuttenmazerat*
- *40 Tr. ätherisches Öl nach Wahl*

HERSTELLUNG:
Alle Zutaten gut miteinander vermischen und in ein schönes Glas füllen. Vor Gebrauch gut schütteln.
3 EL dem Badewasser zugeben!

Tipp:
Bademischungen riechen vorab nicht sehr stark nach den tollen Ölen, da sie in der Flüssigkeit gebunden sind. Dem Badewasser zugegeben entfalten sie erst ihr Duft-Bouquet. Versionen zur Belebung des Körpers finden Sie im Kapitel Rosmarin!

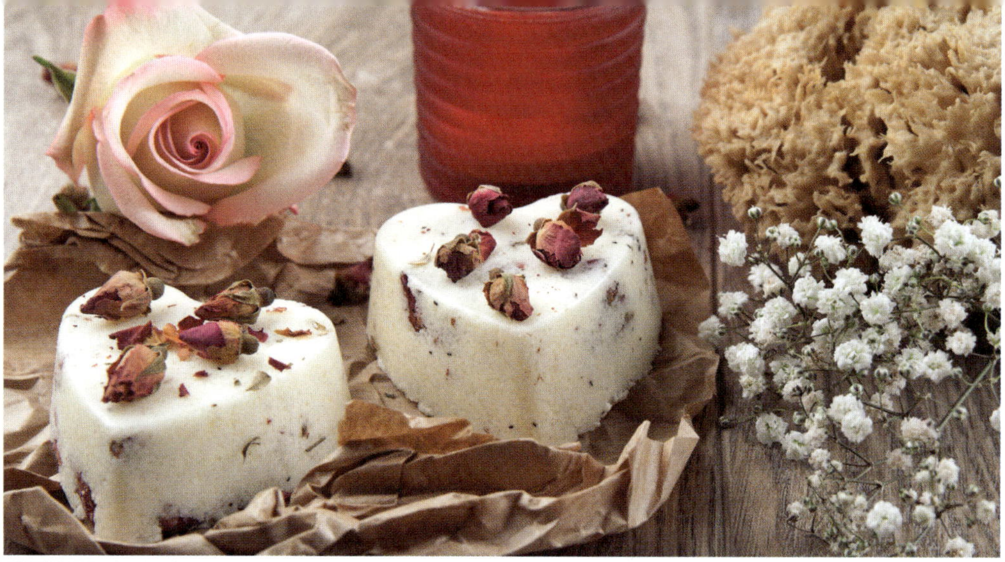

Rosenblätter-Badeschokolade & Plätzchen

weiß/dunkel oder bunt

Tipp:
Toller Teig für Kinderprojekte!

ZUTATEN:

- *25 g Sheabutter*
- *50 g SCS – Sodium Coco Sulfate*
- *50 g Maisstärke*
- *20 g Waschtensid Ihrer Wahl (z. B. Betain)*
- *2 TL Agar Agar*
- *2–3 EL geriebene Rosenblätter*
- *1 TL lila Tonerde, aber auch Kakaopulver*

HERSTELLUNG:

Sheabutter im Feuerglas erwärmen. In einer Schüssel Maisstärke, SCS und Waschtensid gut verrühren. Sheabutter, Rosenblätter und Tonerde hinzumischen. 10 Tr. ätherisches Öl Ihrer Wahl (Rose) dazugeben. Danach Handschuhe anziehen und den Teig sehr lange gut durchkneten. Teig ausrollen für Keksausstecher oder in eine Schokoladenform drücken.

Wenn Sie Zuckerdekor darauf befestigen möchten, einfach das Keks etwas nass machen und die Streusel daraufdrücken.

Die Formen 30 Minuten in den Kühlschrank stellen. Abkühlen und ruhen lassen, bis die Masse hart ist. Aus der Form nehmen und nochmals einige Tage aushärten lassen.

Eine Badeschokolade ist ca. 1 Schaumbad!

Die Badeschokolade mit in das einlassende Bad geben, damit sie zergehen kann und zu schäumen beginnt. 2–3 Stück Plätzchen erstmals probieren!
Tolles Schaumbad!

Rosenzäpfchen 20 Stück

Viele Frauen leiden im Alter an Scheidentrockenheit. Rosen-Vaginalzäpfchen können hier auf natürliche Art und Weise helfen. Sie sind erwärmend und schmeicheln uns Frauen. Basis ist nichts anderes als Kakaobutter, die wir schmelzen und mit ätherischem Rosenöl verfeinern. Ich mische gerne noch 15 Tropfen Frauenmanteltinktur dazu.

ZUTATEN:

Pro Zäpfchen: 2 g Kakaobutter eine Hüllenpackung Zäpfchen besteht aus 10 Zäpfchen, somit ergibt sich folgendes Rezept:

- *20 g Kakaobutter*
- *10 Tr. ätherisches Rosenöl*

HERSTELLUNG:

Die Kakaobutter im Wasserbad schmelzen. Ätherisches Öl langsam in die abkühlende Masse einrühren und danach in die Zäpfchenformen füllen. Ich verklebe die Oberseite der Zäpfchen immer mit hautschonendem Leukoplast und schneide sie in einzelne Zäpfchen, beschrifte sie und stelle sie in einem kleinen Döschen in den Kühlschrank. Dort halten sie mindestes so lange wie das Ablaufdatum auf der Kakaobutter (ca. 1 Jahr).

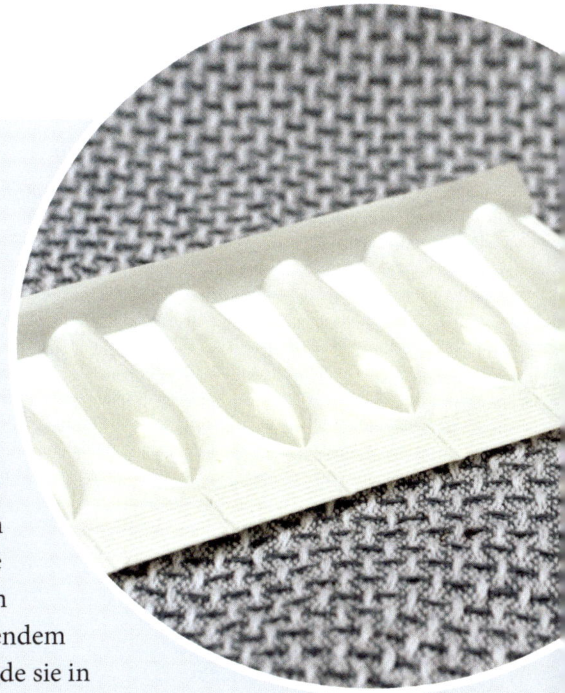

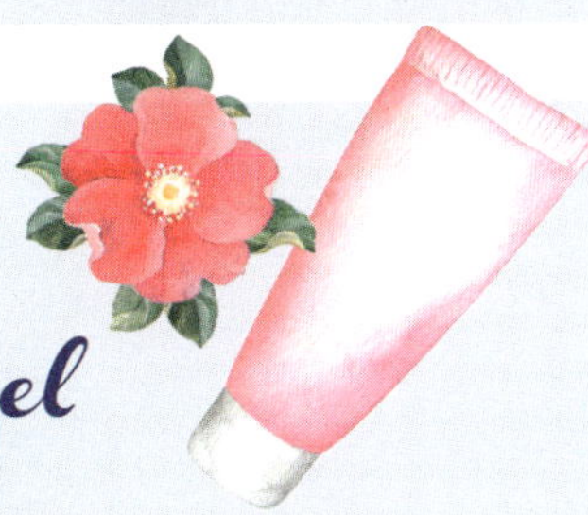

Gleitgel

100ml

Gleitgele würde ich immer frisch herstellen! Sie halten ein bis zwei Tage im Kühlschrank. Wenn sie wollen, können Sie das Rezept konservieren.

Dazu würde ich den pH-Wert auf 4,5 einstellen und mit Biokons konservieren. Die Scheide ist deutlich saurer als unsere Haut.

ZUTATEN:

- *100 ml Rosenhydrolat*
- *2–3 Msp. Solagum™ AX*
- *30 Tr. Mandelöl*
- *3 Tr. ätherisches Rosenöl*

HERSTELLUNG:

Rosenhydrolate in ein desinfiziertes Glas geben und Solagum™ AX hochtourig, am besten mit einem Handschneebesen aufrühren. 3 Tropfen ätherisches Rosenöl dazumischen und 10 Tr. Mandelöl (auch mehr). Fertig ist das gut pflegende und sinnlich duftende Gleitgel.

Tipp:

Experimentieren Sie mit dem Rezept. Sie können die Ölmenge verdoppeln oder die Dicke des Gels durch Zugabe von mehr Solagum™ AX verändern.

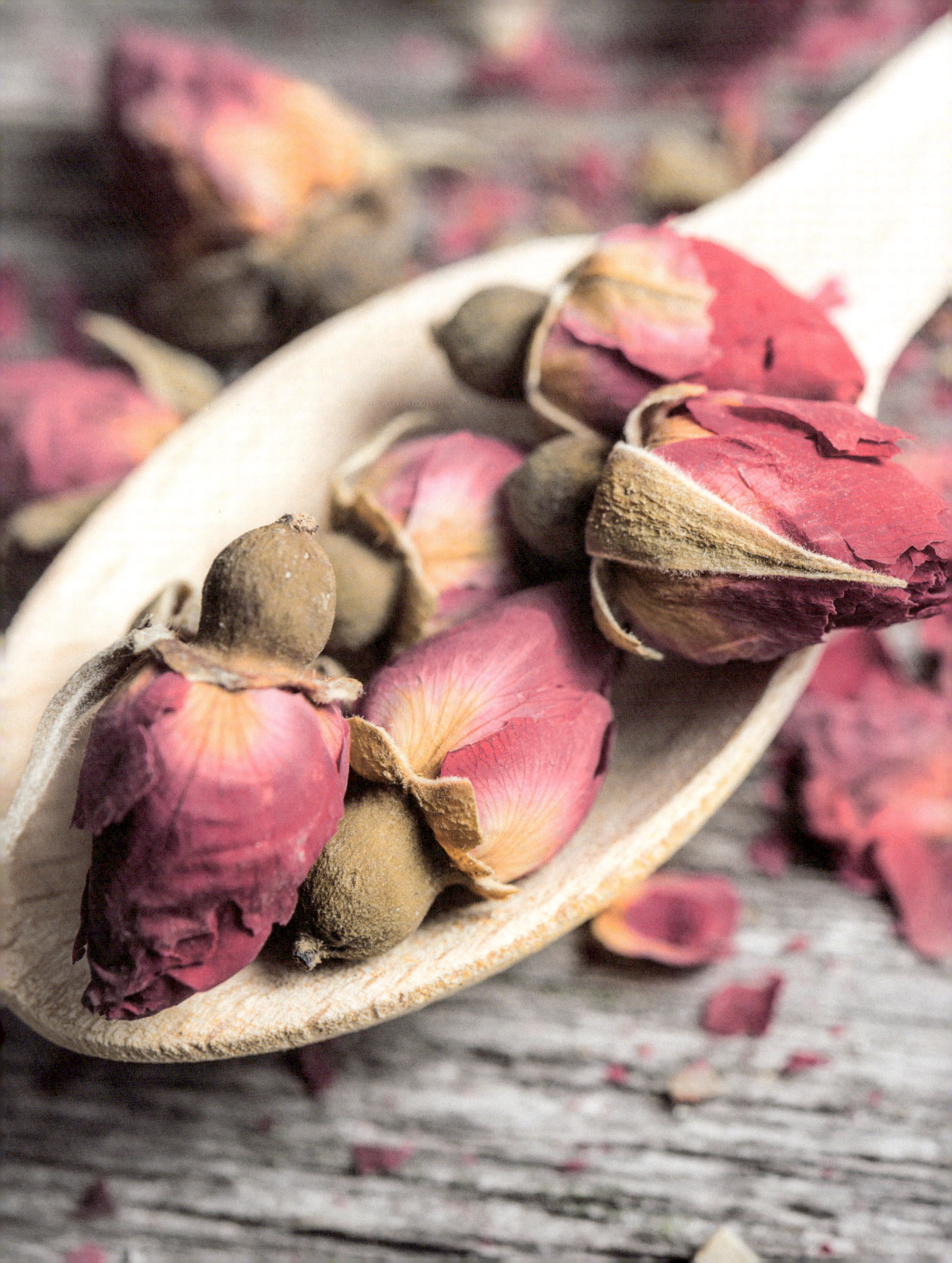

REZEPTE FÜR DIE INNERE ANWENDUNG:

Rosenwein

Liebestonikum,
hilft den Alltag abzustreifen

ZUTATEN:

- *1 Handvoll Duftrosenblüten*
- *1 l lieblichen Rotwein*
- *4 EL Lindenblütenhonig*

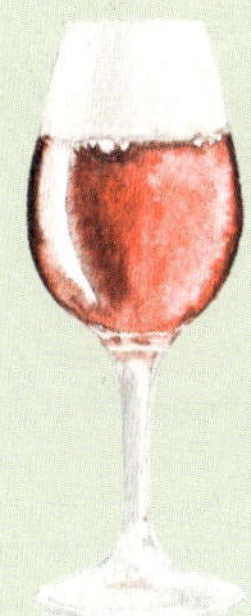

HERSTELLUNG:

Den Rotwein am Herd erwärmen, den Honig zugeben und umrühren, bis er sich aufgelöst hat. Den Topf vom Herd nehmen, die Rosenblüten zugeben und über Nacht ziehen lassen. Am nächsten Tag die Rosenblüten abseihen und den Wein in Flaschen füllen. Zur Liebesanregung abends ein Gläschen davon trinken – es ist wichtig, dass beide Partner ein Gläschen zu sich nehmen, damit er gut wirkt.

TEEHERSTELLUNG

Für den Rosenblütenblättertee erntet man frische, gesunde, unbeschädigte Blüten. Er kann entweder aus frischen oder aus getrockneten Blütenblättern gebraut werden. Zum Trocknen von Rosenblütenblättern ist es wichtig, dass diese nicht dem Sonnenlicht ausgesetzt sind, da sie sonst bräunlich werden und ihre leicht flüchtigen Inhaltsstoffe verloren gehen. Sie sollten an einem schattigen, luftigen Ort oder in einem Dörrgerät getrocknet werden.

Bei den Rosenblütenblättern ist es wichtig, dass das Teewasser nicht kochend heiß ist, es sollte nach dem Aufkochen 5–7 Minuten stehen gelassen werden, ehe die Rosenblüten damit übergossen werden.

Die optimale Temperatur ist jene, wenn wir mit dem Zeigefinger vorsichtig in das Wasser greifen, dass es, zwar heiß, aber erträglich ist.

Rosenblütenblättertee

Ausgleichend auf unseren pH-Wert-Haushalt, feuchtigkeitsspendend

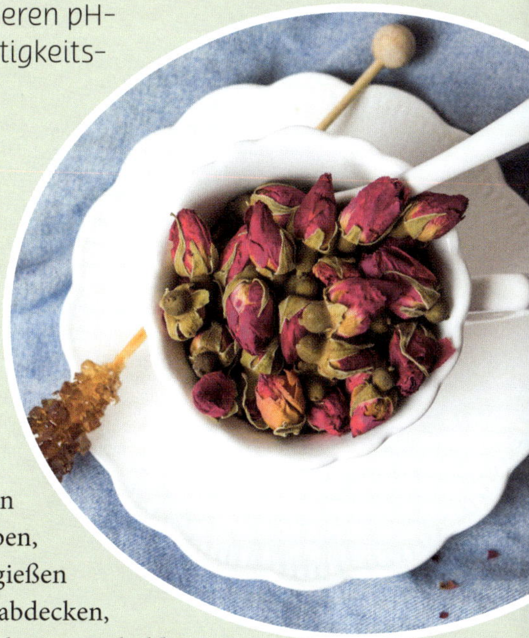

ZUTATEN:

- *1 EL getrocknete Rosenblütenblätter oder 1 Handvoll frische Rosenblütenblätter*
- *250 ml Wasser*

HERSTELLUNG:

Die Rosenblütenblätter in eine Tasse mit Deckel geben, heißes Wasser darübergießen und mit dem Deckel abdecken, 10–15 Minuten ziehen lassen, sobald das Teewasser eine wundervolle rosa Farbe bekommt, abseihen und genießen.

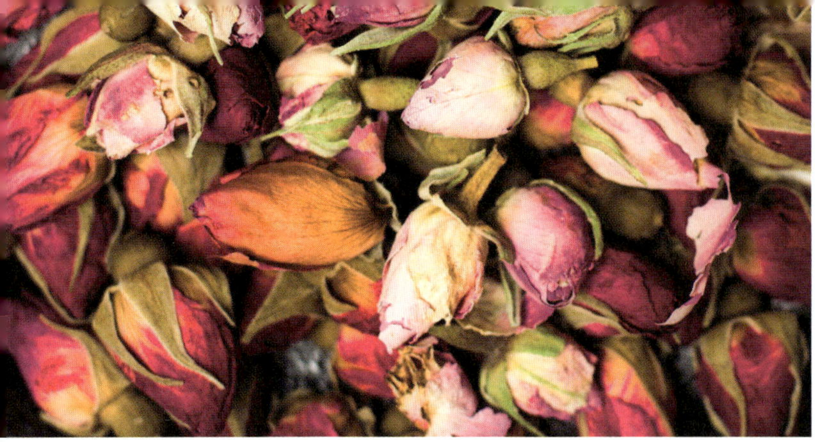

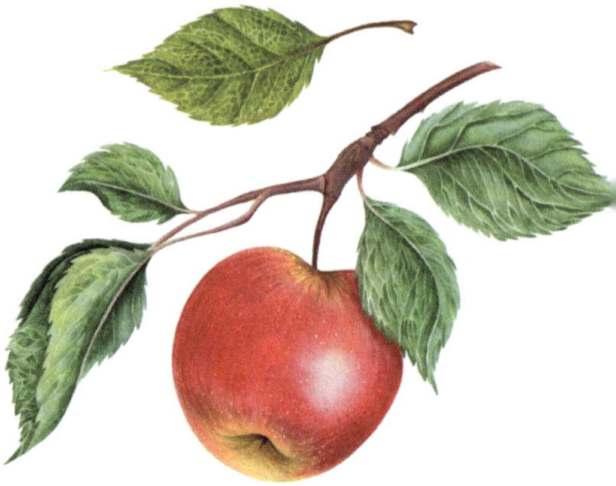

Tipp:
Ich verwende diesen Tee sehr gerne, um Wasserkefir anzusetzen. Siehe Kapitel – Mineral- & Heilwässer

Rosen-Age-Tee

ZUTATEN:

- *2 Handvoll getrocknete Verbena-Blätter*
- *1 Handvoll getrocknete Hollerblüten*
- *3 Handvoll getrocknete Rosenblüten*
- *1 kleine Handvoll getrocknete Melisse*
- *1 kleine Handvoll fermentierte Apfelblätter*

HERSTELLUNG:

Alle Zutaten in einer großen Schüssel mischen. In ein Glas abfüllen und dunkel und kühl lagern.

APFELBLÄTTER FERMENTIEREN:

Schnell und einfach – Apfelblätter frisch ernten und mit warmem Wasser besprühen.

Danach wie einen Apfelstrudel in ein Baumwolltuch einwickeln und für 2 Tage in einem Gefrierbeutel luftdicht abbinden und bei Zimmertemperatur ruhen lassen.

Danach im Dörrgerät trocknen. Die Apfelblätter haben sich bräunlich verfärbt, das ist normal. Gilt als Schwarzteeersatz.

Hagebuttenfrüchtetee

Vitaminbombe und wirkt gegen Zellalterung

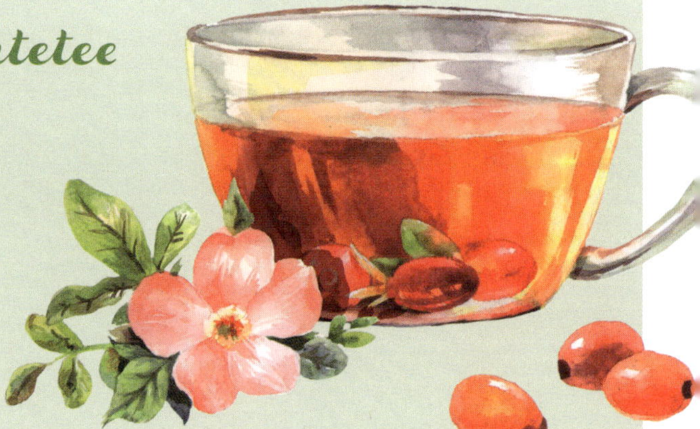

ZUTATEN:

- *8 Stück getrocknete oder frische Hagebutten vor dem Frost geerntet*
- *250 ml Wasser*

HERSTELLUNG:

Die Hagebutten in zwei Hälften schneiden, mit dem kochenden Wasser übergießen und zugedeckt 15 Minuten ziehen lassen. Danach abseihen und trinken.

Hagebuttenkern-Honigmilch

für Blase und Niere

ZUTATEN:
- *3 EL Hagebuttenkerne*
- *1 l Milch*
- *250 ml Wasser*
- *2 EL Honig*

HERSTELLUNG:
Die Hagebuttenkerne im Wasser am Herd aufkochen, nach dem Aufkochen den Herd abschalten, den Topf am Herd stehen lassen, einen Deckel daraufgeben und 15 Minuten ziehen lassen. Danach die Milch zugeben und weitere 15 Minuten zugedeckt am Herd ziehen lassen. Abseihen, den Honig zugeben und schluckweise trinken.

Rosenmilch mit Shatavari-Pulver

Stimuliert im Alter, macht weiblich und besänftigt,
Scheidentrockenheit ausgleichend,
Regeneration für den Darm

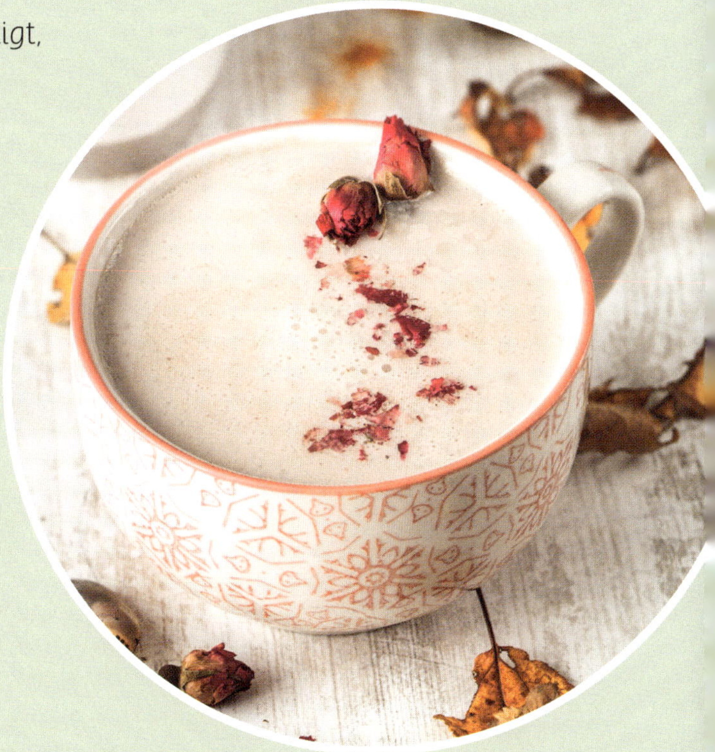

ZUTATEN:
- *1 Tasse Milch oder vegane Sorten, z. B. Mandelmilch*
- *1 TL Shatavari-Pulver*
- *1 EL getrocknete Rosenblüten*

HERSTELLUNG:
1 Tasse Milch erwärmen und 1 TL Shatavari-Pulver (Ayurvedischer Spargel, siehe auch Kapitel Rohstoffe) dazugeben und die Milch 5 Minuten kochen lassen. Danach 1 EL Rosenblüten hinzufügen und zugedeckt auskühlen lassen. Die Milch abseihen und mit Honig süßen. Am Abend getrunken erholt sich nicht nur unser Nerven- & Hormonsystem, sondern es schenkt uns auch einen erholsamen Schlaf.

Hagebuttenkerntee

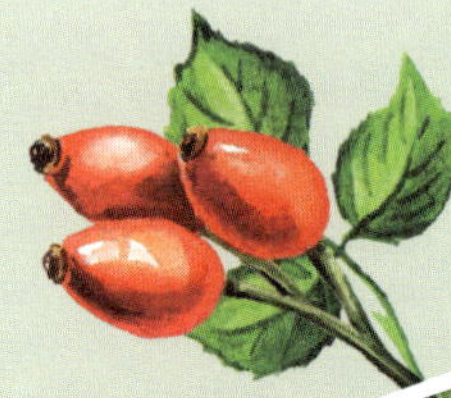

verbessert die Spannkraft der Haut

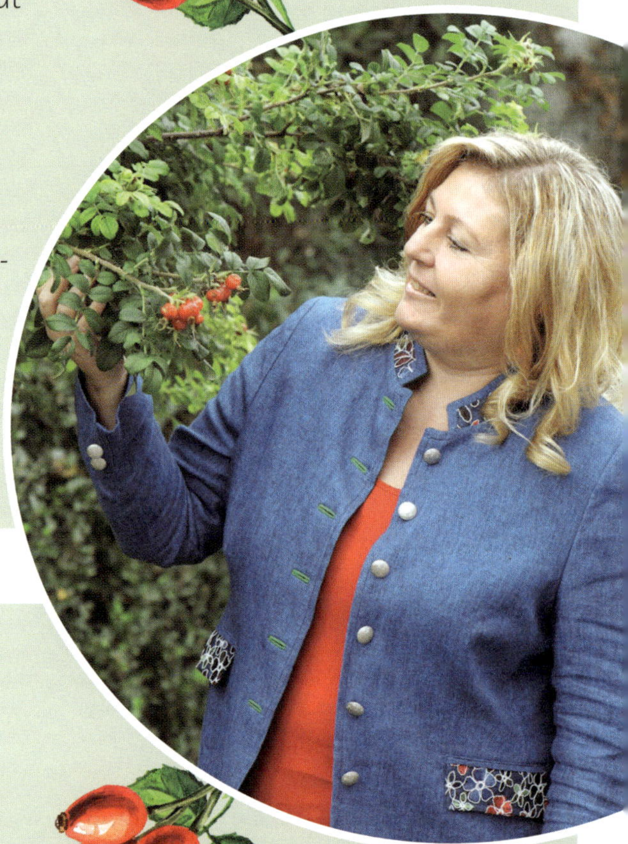

ZUTATEN:

- *3 EL frische oder getrocknete Kerne*
- *500 ml Wasser*

HERSTELLUNG:

Die Kerne über Nacht im Wasser zugedeckt einweichen. Am nächsten Morgen 30 Minuten kochen, bis das Teewasser rot ist. Danach abseihen und schluckweise über den Tag verteilt trinken.

Hagebuttenmus

zur Entwässerung und Stärkung der Abwehrkräfte

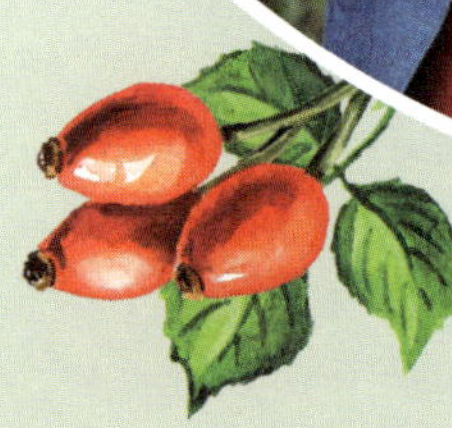

ZUTATEN:

- *500 g Hagebuttenmasse*
- *250 g Gelierzucker*

HERSTELLUNG:

Die reifen Hagebutten, nach dem Frost, sobald sie weich sind, durch ein Sieb drücken. Dabei wird das Fruchtmark von den Kernen getrennt. Das Mark mit Gelierzucker aufkochen und in sterile Gläser füllen.

Das Mark kann als Ersatz für Tomatenmark verwendet werden. Es eignet sich hervorragend in Pasta-Saucen oder als Grundsauce für Grillsaucen. Das Hagebuttenmus kann durch Gelierzucker länger haltbar gemacht werden.

Hagebuttenkernmehl

für die Venenwände

ZUTATEN:

- *Kerne der Hagebutte, vom Frost bereits weich*

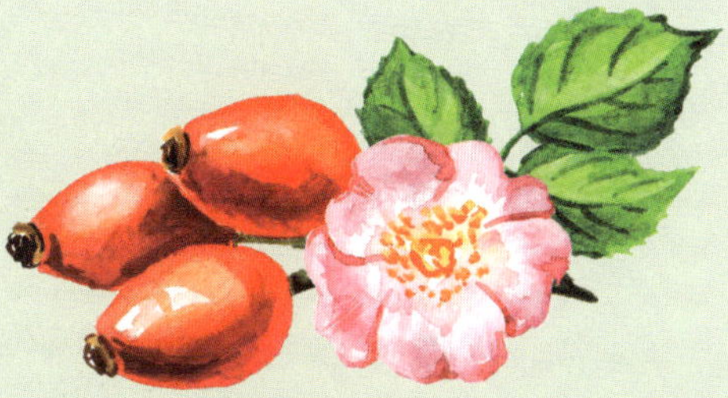

HERSTELLUNG:

Die Kerne aus den Hagebutten geben, entweder herausdrücken oder die Hagebutten durch ein Sieb drücken, dann sind diese im Sieb und das Fruchtmark drückt sich durch das Sieb durch. Diese Kerne 1–2 Tage trocknen lassen, danach mit der Küchenmaschine zu feinem, mehligem Pulver reiben. Dieses Pulver täglich zum Würzen verwenden oder eine Messerspitze davon einnehmen.

Rosen-Age-Marmelade

ZUTATEN:

- *500 g Dirndln (Kornelkirsche)*
- *250 g Sanddorn*
- *10 Pflaumen / Zwetschken*
- *2 große Handvoll getrocknete oder frische Rosenblätter*
- *3 EL Hagebuttenmus*
- *500 g Gelierzucker 2:1*
- *Ätherisches Rosenöl*

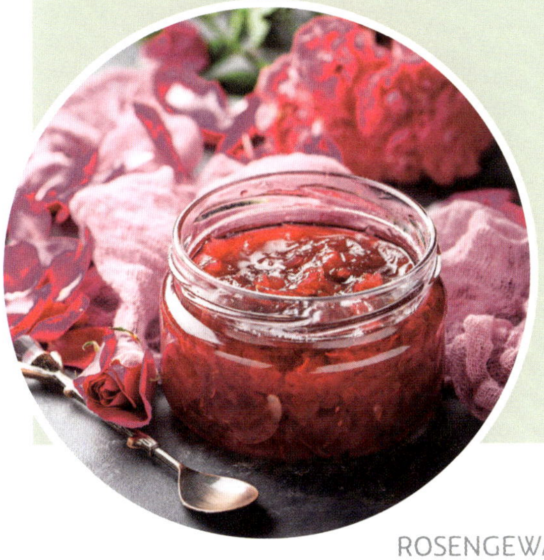

HERSTELLUNG:

Dirndln und Sanddorn waschen und mit etwas Wasser weich dünsten. Die Masse durch ein Sieb streichen und wieder zurück in den Kochtopf geben. Pflaumen waschen und entkernen. Pflaumen in die heiße Masse geben und mit einem Pürierstab sämig rühren. Danach die Rosenblätter hinzufügen und wieder pürieren. Das Hagebuttenmus unterrühren, den Gelierzucker einrühren und alles ein Mal aufkochen lassen.

Die heiß gewaschenen oder sterilisierten Gläser werden mit je 2 Tropfen ätherischem Rosenöl befüllt und mit heißer Marmelade aufgefüllt. Deckel darauf und verkehrt auf ein feuchtes Tuch stellen. Die ausgekühlte Marmelade dunkel und kühl lagern. Das ätherische Öl verteilt sich in den kommenden Tagen im Marmeladenglas.

Tipp:
Sie werden sehen, wie herrlich die Marmelade nach Rosen riecht.

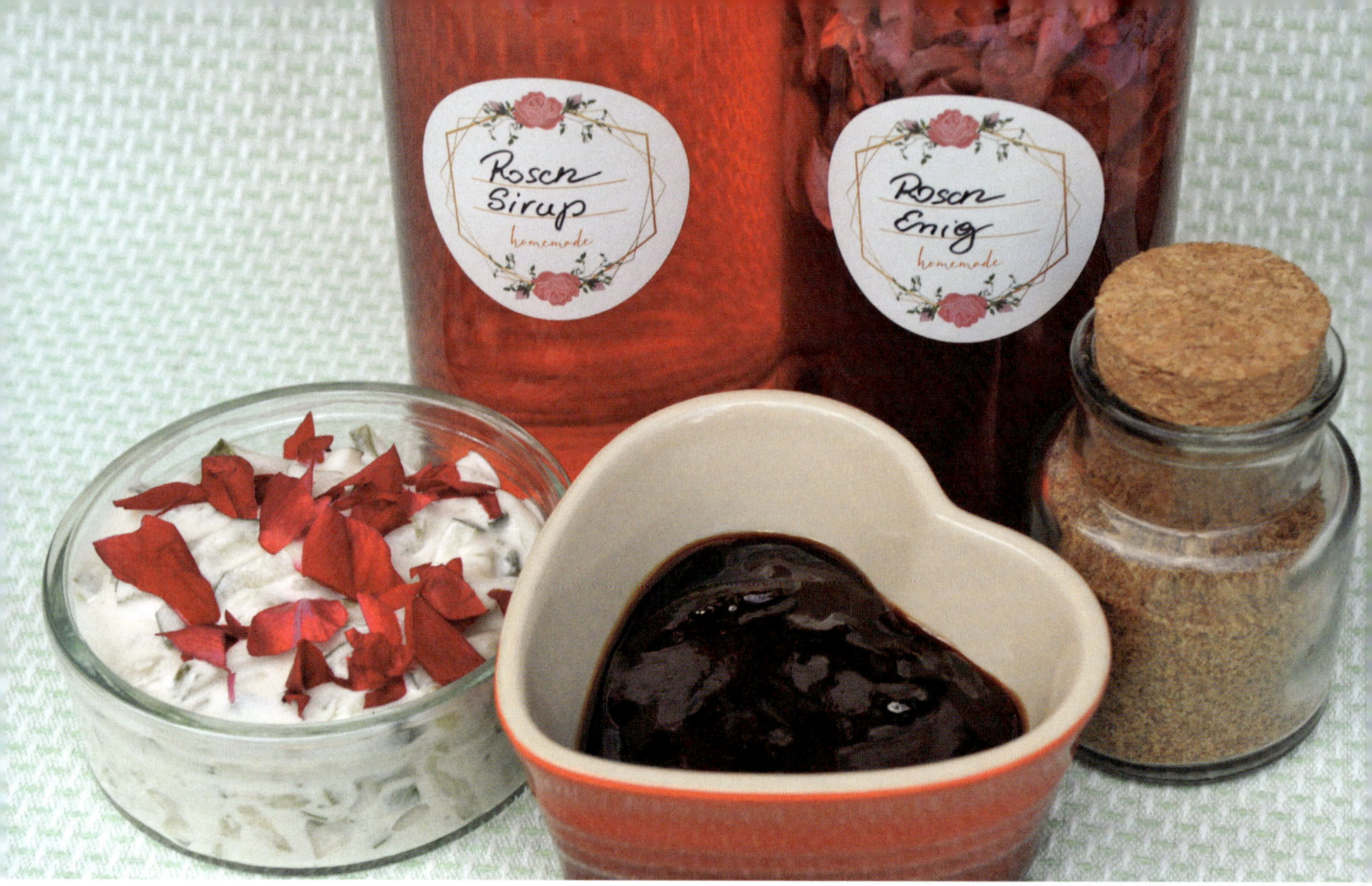

Rosenblütensirup

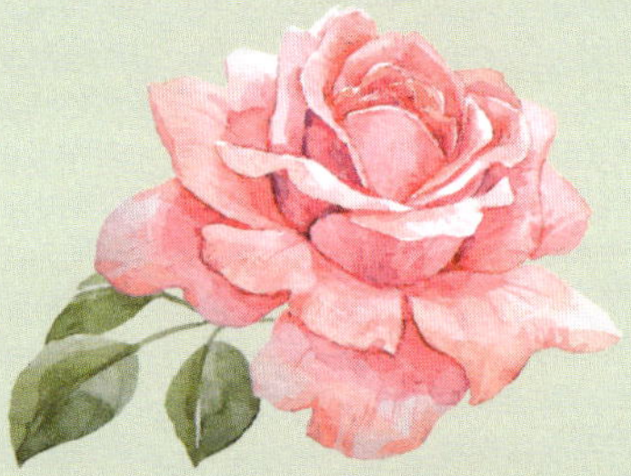

ZUTATEN:
- *2 Handvoll Duftrosenblüten*
- *1 l Wasser*
- *1,5 kg Zucker*
- *1 Zitrone*

Tipp: Shatavari-Pulver kann auch in Rosensirup mit Wasser aufgelöst werden und ergibt ein leicht geliges Getränk!

HERSTELLUNG:

Die Rosenblätter 1 Stunde liegen lassen, damit alle Insekten flüchten können, danach alle „Grünteile" und die weißen Blattansätze entfernen, damit der Sirup keine Bitternote erhält. In einem Kochtopf das Wasser aufkochen, den Zucker zugeben und rühren, bis sich dieser im Wasser aufgelöst hat, vom Herd nehmen und abkühlen lassen. Einstweilen die Zitrone in Stücke schneiden und in das überkühlte Zuckerwasser geben, die Rosenblüten ebenfalls zugeben und für 3–4 Tage zugedeckt rasten lassen. Danach abseihen und in Flaschen füllen. Je mehr Zitrone beigegeben wird, desto kräftiger wird die Farbe des Sirups.

Oxymel – Sauerhonig

aktiviert Verdauung, reguliert Cholesterin

Sauersirup oder Sauerhonig nannte man Oxymele einst im Volksmund. Das Wort Oxymel kommt aus dem Griechischen und bedeutet „oxy" = „sauer" und „meli" = „Honig". Dieser Sauersirup fand vor allem bei der Feldarbeit in der Hochsommerhitze Verwendung. Einerseits kühlt dieses Getränk angenehm, andererseits verliert der Körper während der Arbeit in der Hitze durch das Schwitzen Flüssigkeit und vor allem wichtige Mineralstoffe.

Zumeist wurde für diese Sauersirupe Apfelessig als Grundlage verwendet. Apfelessig enthält viele Mineralstoffe. Er schmeckt zwar säuerlich, im Körper wirkt er jedoch einer Übersäuerung entgegen. Die Säure des Apfelessigs ist leicht flüchtig und wird nach dem Essen sofort über die Atmung ausgeatmet, die basischen Mineralstoffe des Apfelessigs verbleiben im Körper. So konnte der Mineralstoffverlust durch das Trinken des Sauersirups etwas ausgeglichen werden und die Feldarbeiter waren in der Hitze belastbarer. Der Apfelessig wurde früher nicht nur in Getränken, sondern auch in der Küche beim Kochen verwendet.

Ein weiterer wichtiger Bestandteil des Sauersirups ist der Honig. Honig enthält Vitamine, Mineralstoffe, Spurenelemente und Aminosäuren, wirkt antibakteriell, entzündungshemmend und verbessert die Wundheilung und ist vor allem durch seine Süßstoffe ein wertvoller, rascher Energielieferant für unseren Körper.

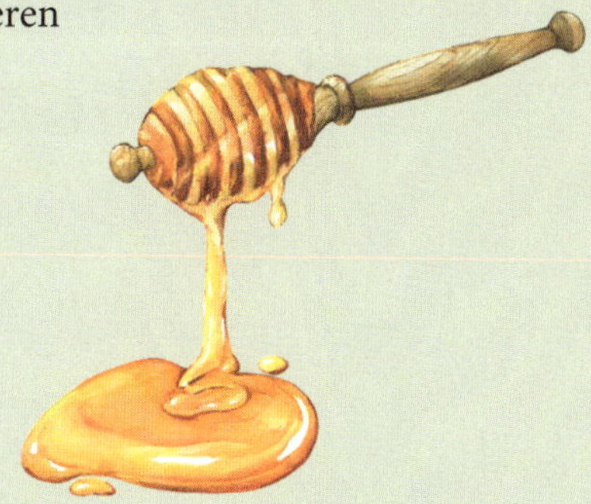

ZUTATEN:

- *250 g Blütenhonig*
- *80 ml Apfelessig*
- *1 Handvoll Rosenblütenblätter*

HERSTELLUNG:

Die Rosenblütenblätter nach der Ernte etwas liegen lassen, damit die Insekten „fliehen" können. Einstweilen den Honig mit dem Essig in ein Glas geben, so lange rühren, bis sich der Honig im Essig aufgelöst hat. Nun werden die Rosenblütenblätter etwas zerkleinert, in ein verschließbares Glas gegeben und mit dem Honigessig übergossen – es sollen alle Pflanzenteile gut mit dem Honigessigwasser bedeckt sein. Das Glas verschließen und 3–4 Wochen dunkel reifen lassen. Während der Reifezeit das Glas öfter schütteln, damit sich der Honig nicht absetzt. Danach abseihen und in Flaschen füllen. Es kann zum Kochen, zum Garnieren von Speisen verwendet oder wie Sirup mit Wasser verdünnt getrunken werden.

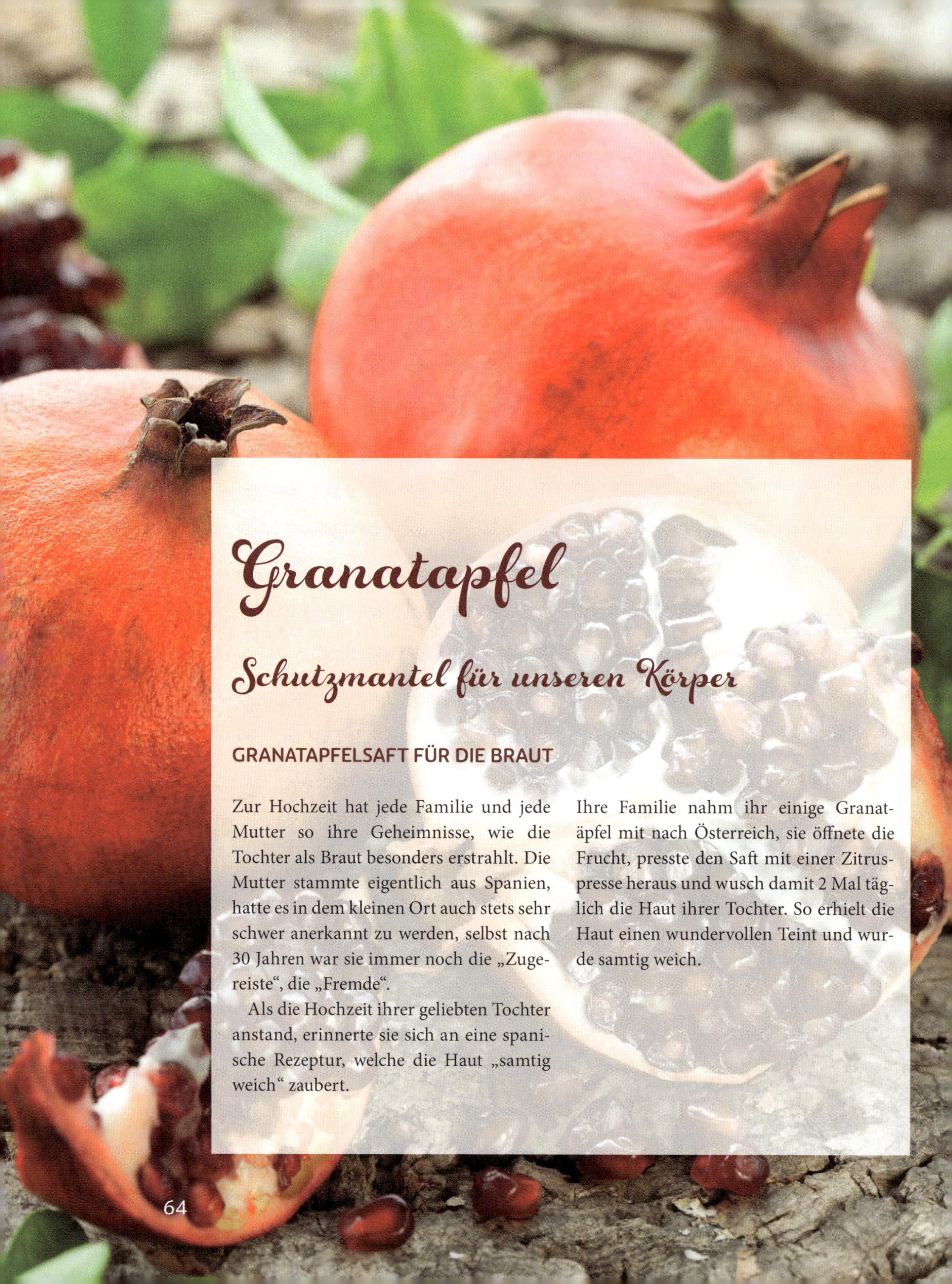

Granatapfel

Schutzmantel für unseren Körper

GRANATAPFELSAFT FÜR DIE BRAUT

Zur Hochzeit hat jede Familie und jede Mutter so ihre Geheimnisse, wie die Tochter als Braut besonders erstrahlt. Die Mutter stammte eigentlich aus Spanien, hatte es in dem kleinen Ort auch stets sehr schwer anerkannt zu werden, selbst nach 30 Jahren war sie immer noch die „Zugereiste", die „Fremde".

Als die Hochzeit ihrer geliebten Tochter anstand, erinnerte sie sich an eine spanische Rezeptur, welche die Haut „samtig weich" zaubert.

Ihre Familie nahm ihr einige Granatäpfel mit nach Österreich, sie öffnete die Frucht, presste den Saft mit einer Zitruspresse heraus und wusch damit 2 Mal täglich die Haut ihrer Tochter. So erhielt die Haut einen wundervollen Teint und wurde samtig weich.

GRANATAPFEL
PUNICA GRANATUM

- Sammelzeitpunkt: September – Dezember
- Gesammelt werden: Früchte
- Wirkstoffe: Flavonoide, Polyphenole, Vitamin C, Vitamin E, Fruchtsäure, Mineralstoffe, Antioxidantien, Punicinsäure
- Vorkommen: heute weit verbreitet, Mittelmeer-Länder, Asien, Afrika, China, Nord- + Südamerika und auch bei uns als Kübelpflanze (frostempfindlich)

ANTI-AGING-WIRKUNG:

Granatäpfel sind wahre Multitalente! Schon in der griechischen Mythologie werden sie gelobt und als die Speise der Götter bezeichnet. Aus ihnen fließen Kraft und Schönheit. Granatäpfel sind in ihrer Wirkungsweise sehr gut erforscht und sie werden zu Recht in der Medizin sehr hoch gelobt.

So soll schon ein Glas des Saftes pro Tag Brustkrebs vorbeugen, Bluthochdruck senken, Prostataleiden bei Männern kurieren, bei Gelenkschmerzen und Arthritis helfen und Herzkreislaufbeschwerden minimieren. Auch bei Störungen der Libido findet es seine Anwendung, da es den Testosteronspiegel anhebt und so die Lust bei Mann und Frau verstärkt. Die Schale (bio) wird als Teepulver verwendet und findet in zahlreichen Rezepten großen Anklang bei Wechseljahrbeschwerden und Magen-Darm-Problemen. Auch in der Hautpflege kann diese Frucht nicht hoch genug gelobt werden.

Der hohe Gehalt an Antioxidantien, Polyphenolen sowie Vitaminen verjüngt die Haut regelrecht. Dabei schützt es vor Kollagen- und Hyaluronsäureabbau in der Haut und macht sie elastisch und glatt.

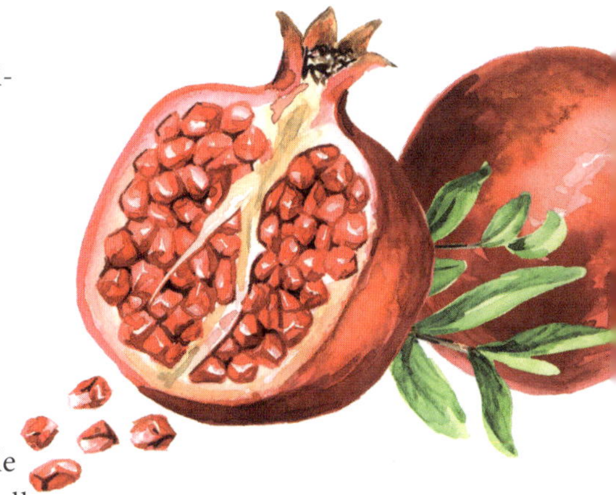

Hier spielen auch die Kerne eine wesentliche Rolle. Der hohe Gehalt an Phytoöstrogenen und Punicinsäure im Granatapfelsamenöl erklärt die Wirkung auf der Haut. Die Autorin Heike Käser schreibt dazu in ihrem Buch *Naturkosmetische Rohstoffe*: „Ein Tropfen Granatsamenöl pur über Ihrer gewöhnlichen Nachtpflege eingeklopft ist das Beste, was Sie für reife Haut tun können.“ Ich kann dies nur bestätigen.

WELCHE GRUNDPRODUKTE KÖNNEN WIR ZUR WEITEREN VERWENDUNG HERSTELLEN

MÖGLICHKEITEN VON AUSZUGSVERFAHREN,
UM PFLANZENINHALTSSTOFFE OPTIMAL ZU NUTZEN.

Tipp:
Sie können auch Essig selbst herstellen und dann weiter ausziehen. Siehe auch Kapitel Rohstoffe!

Granatapfel-Essig

Zur Weiterverwendung in Salaten, Sauren Rinse als Haarspülung & Gesichtswasser

HERSTELLUNG:

Granatäpfel können sehr gut in Essig ausgezogen werden. Es ergibt sich eine wundervolle Farbe.

⅓ angedrückte Granatapfelfrüchte mit ⅔ Apfelessig oder Weinessig übergießen und 14 Tage lang auf der halbschattigen Fensterbank ausziehen. Durch ein feines Teesieb abfiltern. Verschließen und dunkel aufbewahren.

Mind. 1 Jahr haltbar.

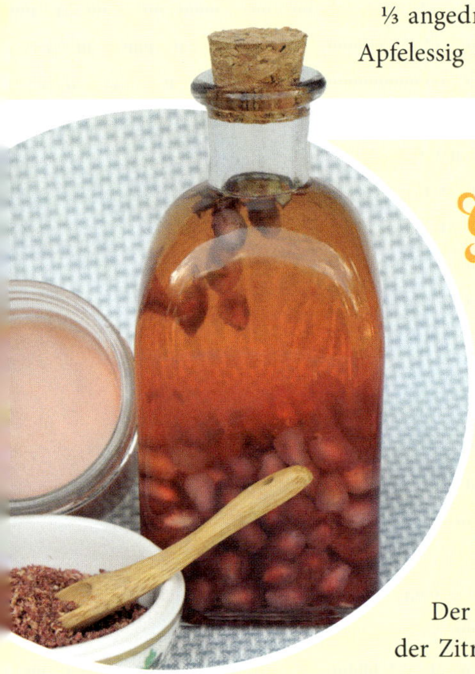

Granatapfelsaft herstellen

Die Herstellung eines Granatapfelsaftes ist einfach und schnell. Hierzu schneidet man den Granatapfel in zwei Hälften und presst die Hälften mit kreisenden Bewegungen durch die Zitruspresse.

Der Saft rinnt nun in die Schale unter der Zitruspresse und die Kerne bleiben im Auffangschälchen.

Die Kerne können nun zum Essen verwendet werden und der herb schmeckende Saft kann zur Farbgebung in Getränke gegeben werden, für Cocktails, zur Verfeinerung von Wild- und Geflügelgerichten oder auch zur Gesichtspflege. Granatapfelsaft ist auch Grundzutat vieler Hautpflegeprodukte. Gegen Schuppen und trockene Kopfhaut wird Granatapfelsaft 1:1 mit Wasser verdünnt und in die Kopfhaut einmassiert.

Mind. 1 Jahr haltbar.

Granatapfel-Mazerat | Öl-Auszüge

Zur Weiterverwendung als Gesichtsöl, als Wirkstofföl in Hautcremen und zur innerlichen Einnahme in Salaten

VARIANTE 1: KALTAUSZUG

Die frischen Früchte am besten in einem Dörrautomaten trocknen. Danach die Früchte in eine Kaffeereibe füllen und fein mahlen. Ein Glas zur Hälfte mit dem Pulver füllen und mit Öl Ihrer Wahl (ich bevorzuge Jojobaöl, für Lippenstifte Rizinusöl) übergießen, bis alles bedeckt ist. Sie können das Glas mit einem Deckel leicht verschließen oder mit einem Baumwolltuch abdecken, dann kann das Mazerat atmen. 4–6 Wochen auf einem halbschattigen Fensterbrett ausziehen.

Immer wieder etwas schütteln, damit sich die Inhaltsstoffe gut im Öl lösen können. Danach durch einen Tee- oder Kaffeefilter abfiltern und in kleine Gläschen, die man vorab mit Alkohol (Weingeist) ausgespült hat, abfüllen.

Das Öl hält sich einige Monate. Es sollten keine Schlieren zu sehen sein. Nur Öle verwenden, bei denen Sie sicher sind, dass sie noch gut sind.

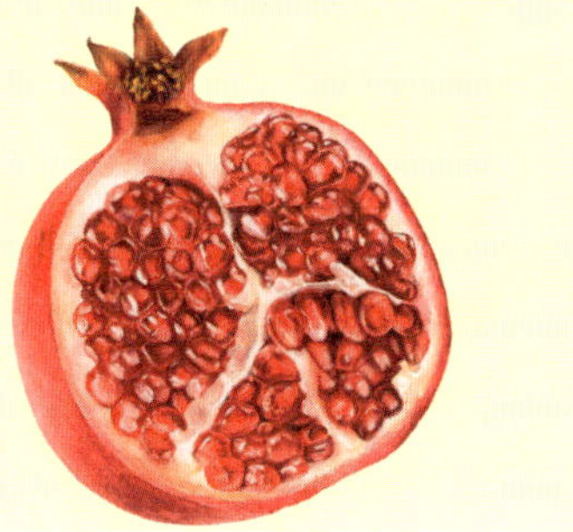

VARIANTE 2: WARMAUSZUG

Die frischen Früchte oder auch getrocknete im Mörser andrücken, mit 250 ml Öl nach Wahl übergießen und langsam am Herd erwärmen. Nicht zu heiß werden lassen. Wir wollen nichts frittieren. Über Nacht zugedeckt stehen lassen. Am nächsten Tag nochmals erwärmen und abfiltern. In eine Flasche füllen und kühl aufbewahren.

Es hat sich bewährt keine dunklen Gläser zu verwenden, da man nicht sieht, ob ein Öl nicht schon Schlieren angesetzt hat. Ich verwende durchsichtige Gläser und stelle sie dunkel in einen Kasten.

ÖLVORSCHLÄGE FÜR UNTERSCHIEDLICHE HAUTTYPEN:

- Jojobaöl für trockene Haut
- Mandelöl oder Weizenkeimöl für trockene und Babyhaut
- Rizinusöl für fettige Haut
- Distelölauszüge für empfindliche und Mischhaut
- Traubenkernöl für unreine Haut und Mischhaut.

FÜR DIE INNERLICHE EINNAHME:

- Sonnenblumenöl
- Olivenöl
- Distelöl

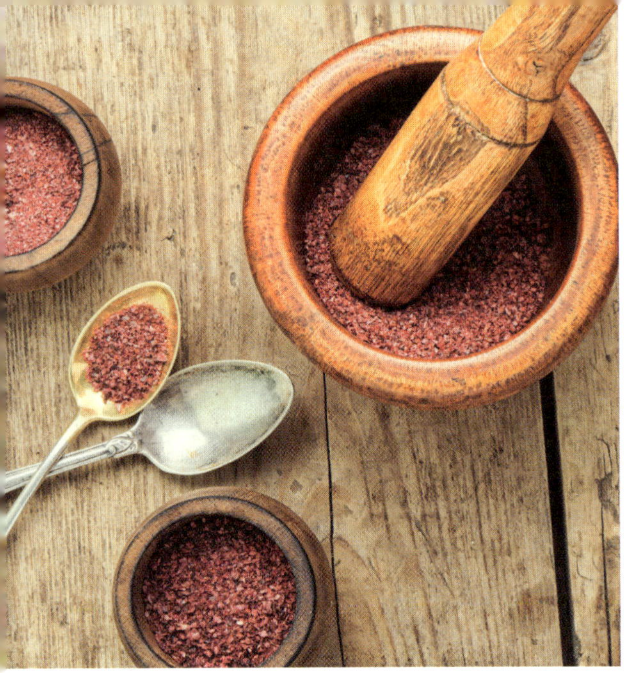

Granatapfelpulver herstellen

Die Granatapfeltrauben in ein Dörrgerät geben und trocknen. Danach verwende ich eine Kaffeemühle, um alles sehr fein zu mahlen. In einem Glasgefäß dunkel und trocken aufbewahren.

Granatapfel – Alkoholischer Auszug

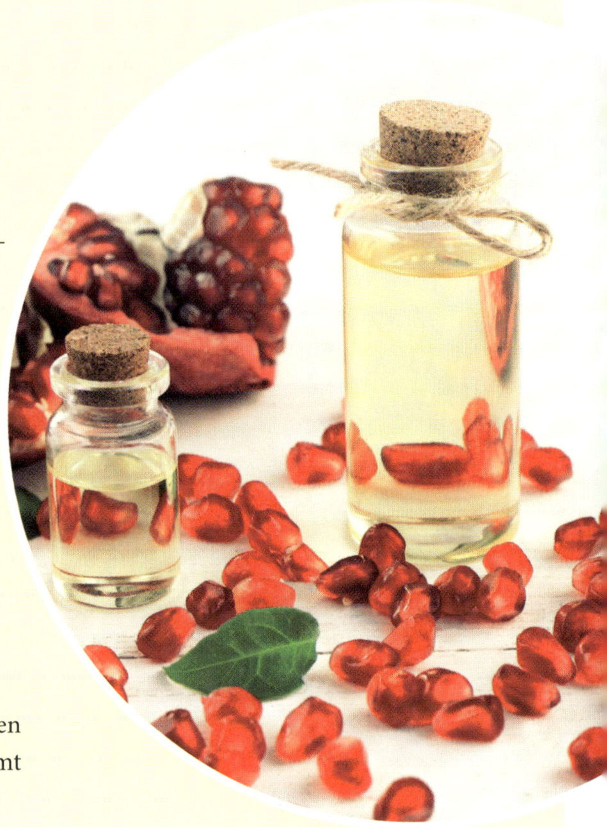

Die im Granatapfel enthaltenen Östrogene können als Tinktur bei Wechseljahrbeschwerden und zur Steigerung der Konzentration des sogenannten guten HDL-Cholesterins eingenommen werden.

Nach Margret Madejsky nimmt man hierfür 5–7 frische Granatäpfel, entkernt sie, zerquetscht sie im Mörser und übergießt sie mit Wodka.

In einem verschließbaren Gefäß für 4 Wochen rasten lassen, danach abseihen und fertig ist die Tinktur. Hiervon nimmt man täglich 2 Mal 10 Tropfen.

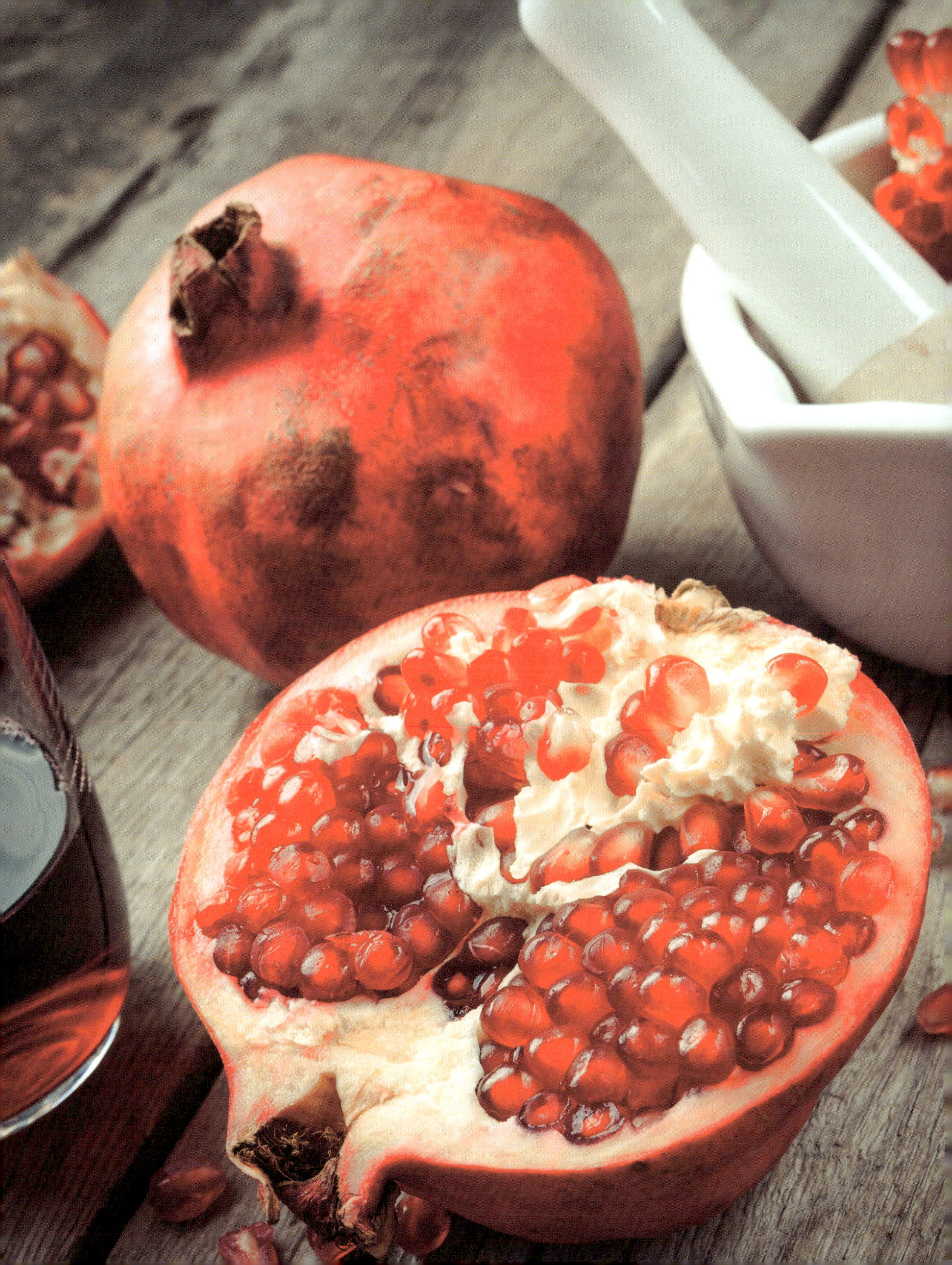

REZEPTE FÜR DIE ÄUSSERE ANWENDUNG:

Gesichtsöl für die Nachtpflege

Tipp:
Kreieren Sie selbst ein Rezept aus Ihren Lieblingsölen! Auch ätherische Öle können beigefügt werden, z. B. Weihrauch zur Zellerneuerung siehe Kapitel Weihrauch.

ZUTATEN:

- *10 g Arganöl*
- *5 g Granatapfelmazerat in Jojobaöl*
- *5 g Wildrosenöl oder Nachtkerzenöl*
- *5 g Macadamianussöl*
- *10 Tr. Vitamin E*
- *20 Tr. Squalan*
- *0,2 g Magnolienextrakt*

Tipp:
Verwenden Sie in Emulsionen und Ölzusammenstellungen immer 3 Öle oder mehr. Sie decken somit ein breites Spektrum an ungesättigten Fettsäuren ab und die Haut wird gut ernährt!

HERSTELLUNG:

Arganöl und Macadamianussöl ganz leicht erwärmen und das Magnolienextrakt darin auflösen. Danach alle weiteren Öle dazumischen. Füllen Sie die Ölmischung in eine Pipettenflasche und befeuchten Sie vor dem Auftragen Ihre Haut. Das Öl ist sehr verträglich und zieht durch die Zugabe von Squalan sehr schnell in die Haut ein. Haltbarkeit je nach Haltbarkeit der Öle. Magnolienextrakt wirkt gegen Unreinheiten, ist zellerneuernd und schützt die Ölmischung vor Bakterien. Sollten sich Schlieren bilden, ist das Öl nicht mehr gut.

Regenerierende Nachtcreme

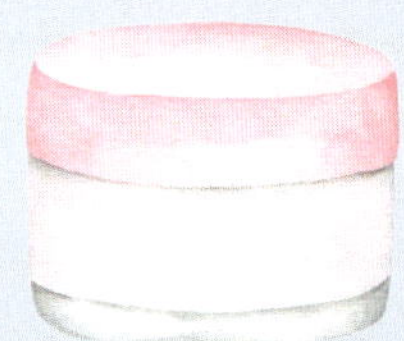

Tipp:
Lanolin anhydrid ist ein nicht veganer Emulgator, aber sehr pflegend und gehört zu den einfachen Möglichkeiten, Cremen/ Salben und Emulsionen herzustellen. Weitere Lanolin-/ Wollwachscremen finden Sie im Kapitel Knospen und im Kapitel: Kurze Einführung in die Welt des „Rührens"

ZUTATEN:

- *2 EL Granatapfelsaft frisch*
- *50 g Mandelöl*
- *1 g Lanolin anhydrid oder Phytosteryl Macadamiate (Emulgator bei Wollwachsallergie – siehe auch Kapitel Rohstoffe)*
- *5 g Bienenwachs*
- *5 g Sheabutter oder Cupuacubutter*
- *3 Tr. Grantapfelsamenöl*
- *3 Tr. ätherisches Öl Rose oder Palmarosa*
- *0,6 g Biokons Neo*

HERSTELLUNG:

Mandelöl mit Bienenwachs und Lanolin/ Emulgator in einem Feuerglas erwärmen (65 Grad). Dann die Sheabutter in der Restwärme schmelzen. Granatapfelsaft hinzugeben und die Masse mit einem Stabmixer hochtourig verrühren.

Dann Granatapfelsamenöl und ätherische Öle hinzufügen. Nochmals kräftig rühren. Konservieren Sie die Creme mit Biokons Neo.

Allrounder-Cream

Für Gesicht & Body straffend & belebend

Dieses Basisrezept ist ideal für alle Versionen von Wirkstoffölen. Hier habe ich Granatapfelsamenöl hinzugefügt, aber Sie können auch Öle wie Johannisbeersamenöl, Buritiöl oder das sehr gelobte Bakuchiolöl (hoher Vitamin-A-Lieferant) hinzugeben, welche auch eine ganz tolle glättende Wirkung auf die Haut haben.

Heilwasser und Aloe-Vera-Gel können durch andere Hydrolate ersetzt werden.

ZUTATEN:

WASSERPHASE:

- *60 g Heilwasser abgekocht (siehe Kapitel Mineral- & Heilwässer)*
- *30 g Aloe-Vera-Gel*
- *2 g Koffeinpulver (wirkt belebend und straffend zugleich)*

FETTPHASE:

- *10 g Macadamianussöl (auch Mazerat aus Granatapfelpulver)*
- *7 g Jojobaöl*
- *3 g Squalan*
- *19 g Sheabutter oder Cupuacubutter*
- *6 g Emulsan II*
- *3 g Xyliance®*

WIRKSTOFFE:

- *4,5 g Lipoderminkonzentrat*
- *20 Tr. Vitamin E*
- *20 Tr. D-Panthenol*
- *5 g Granatapfelsamenöl oder ein anderes Wirkstofföl*
- *eventuell: 20 Tr. ätherisches Lavendelöl*
- *2 g Biokons Neo*

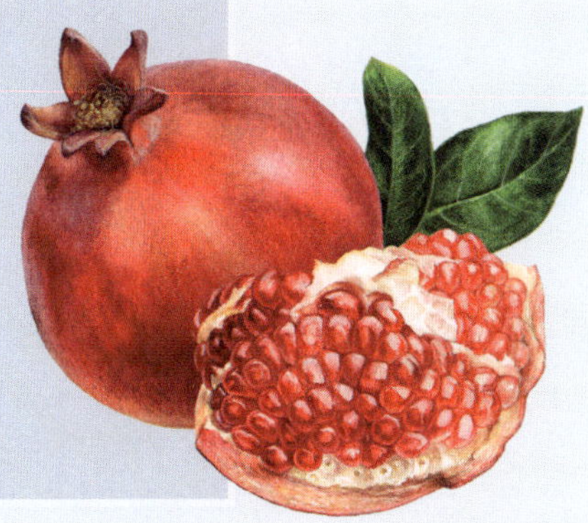

HERSTELLUNG:

Koffeinpulver in der Wasserphase lösen. Beide Phasen Öl + Wasser je in einem Feuerglas erwärmen (75 Grad). Dann die Wasserphase in die Ölphase geben und mit einem Handschneebesen hochtourig ca. 2–3 Minuten aufrühren. Danach mit einem Spatel in 8er-Schleifen langsam weiterrühren. In die lauwarme Creme Wirkstoffe einarbeiten. Creme mit Biokons konservieren (Haltbarkeit 3 Monate).

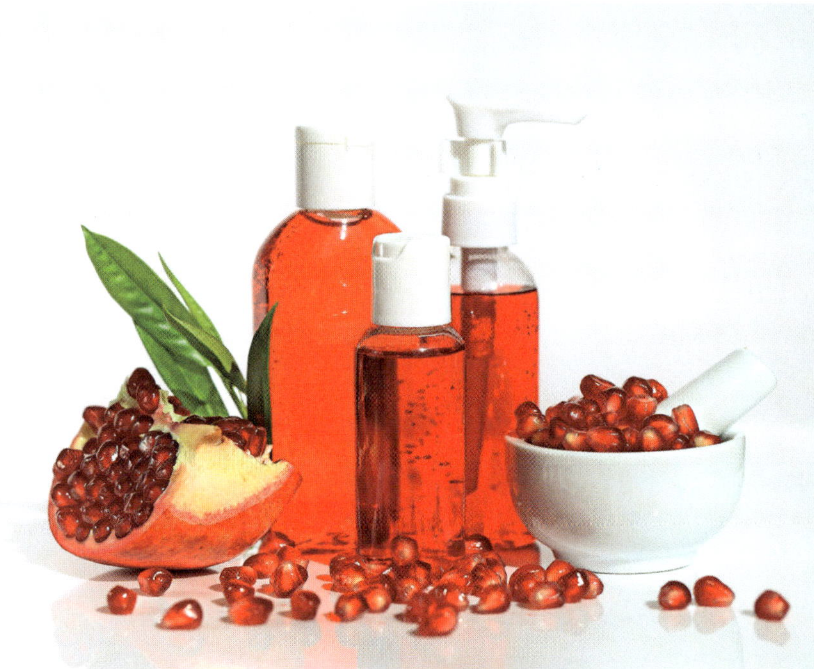

Gesichtstonic

Tonics werden leider oft nicht verwendet, obwohl sie ganz toll für unsere Haut sind. Nach der Reinigung mit einem Wattebausch aufgetragen helfen Tonics unser Gesicht zu klären. Erfrischt unsere Poren, sie werden nochmals von überschüssigem Talg gereinigt und zusammengezogen.

Danach wird die Emulsion aufgetragen, und zwar noch auf die feuchte Haut, damit die Wirkstoffe auch wirklich gut eindringen können. Gerade Salben & Fettcremen brauchen feuchte Haut, um besser eindringen zu können (siehe Nachtcreme Granatapfel).

Natürlich können Sie auch Mizellenwasser mit frischem Granatapfelsaft herstellen.

ZUTATEN:

- *50 g frischer Granatapfelsaft*
- *100 g abgekochtes kühles Heilwasser (siehe Kapitel: Mineral- & Heilwässer)*
- *1 TL Granatapfelsamenöl*
- *1 ½ TL Apfelessig oder Granatapfelauszug in Essig*
- *8,5 g Pentylene Glycol*

HERSTELLUNG:

Flüssigkeiten in ein Glas füllen, Öl und Essig hinzufügen und mit Pentylene Glycol (4 Monate haltbar) konservieren.

In eine schöne Flasche füllen und in den kommenden Wochen zügig aufbrauchen.

Rosa Badekugeln

sprudelnd mit Granatapfelpulver, 2–3 Stück

ZUTATEN:

- *100 g Natron*
- *50 g Speisestärke oder die feinere Variante: Tapiokastärke*
- *50 g Zitronensäure*
- *30 g Kakaobutter oder Cupuacubutter*
- *10–20 g Granatapfelpulver*
- *20 Tr. ätherisches Öl, z. B. Rose (sinnlich), Lavendel (entspannend), Palmarosa (Stress + Erkältung), Rosmarin (belebend)*

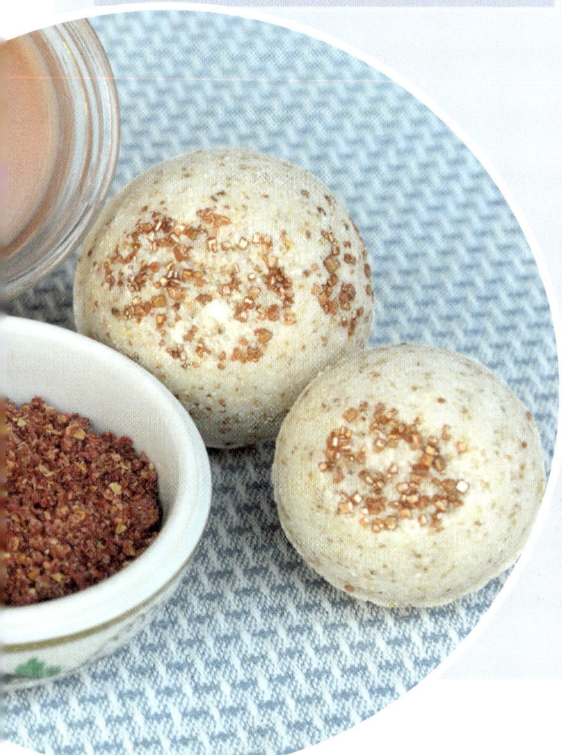

HERSTELLUNG:

1. Natron und die Speisestärke vermischen.
2. Butter erwärmen und der Mischung beifügen.
3. Danach erst die Zitronensäure und ätherische Öle zufügen und vermischen.
4. Die Mischung ist gut geworden, wenn sie sich sandig anfühlt und beim Zusammendrücken hält.
5. Badesand in Badekugelformen oder Kugelteile drücken, etwas mehr als die Form nehmen und beide Hälften gut zusammendrücken.

Durch Drehen der Formen lassen sich diese wieder entfernen. Vorsichtig behandeln und einige Tage trocknen lassen. Probieren Sie auch andere Silikonformen aus. Stellen Sie die Formen eine halbe Stunde in den Gefrierschrank, dann lässt sich die Masse gut herauslösen. Danach einige Tage richtig gut austrocknen lassen.

Varianten: Rosenblätter oder Lavendel in die Form drücken und den Badesand einfüllen – macht tolle Effekte. Gefärbter Zucker/ Dekor für Torten sind ebenfalls tolle Hingucker und zerschmelzen im Badewasser. Einfach Streusel oder Dekor in eine Form geben und den Badesand fest darüber andrücken.

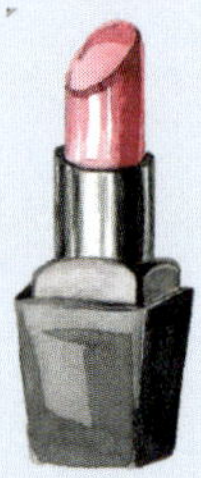

Granatapfel-Lippenschutzstift 2 Stück

ZUTATEN:

- *4 g Rizinusöl (auch Mazerat mit Granatapfelpulver)*
- *1 Msp. Magnolienextrakt (schützt vor Viren und Bakterien)*
- *1 g Cupuacubutter*
- *1 g Lanolin*
- *1 g Candelillawachs*
- *0,5 g Jojobawachs*
- *2 Tr. Granatapfelsamenöl*

VARIANTE DAZU:

- *1,5 g Micas (Farbpigmente nach Ihrem Geschmack)*

HERSTELLUNG:

Öle in ein Feuerglas geben, kurz aufschmelzen und Magnolienextrakt darin auflösen. Danach das Granatapfelsamenöl eintropfen. In Lippenstiftform füllen und kurz in den Gefrierschrank stellen! Herauslösen und in einen Lippenstiftschrauber stecken. Fertig!
Ca. 6 Monate haltbar.

Wenn Sie gerne einen färbigen Lippenstift bevorzugen, dann geben Sie nach dem Schmelzen 1,5 g natürliche Farbpigmente, sogenannte MICAS, dazu. Tolle Effekte erzielen Sie auch mit Rougepuder, Bronzner sowie Highlightner.

Saure Rinse Haarspülungen

HERSTELLUNG:

1 Liter kaltes Wasser mit 2–3 EL Grantapfelessig mischen. Nach der Haarwäsche über die noch feuchten Haare gießen. Nicht ausspülen, sondern die Haare ausdrücken und in ein Handtuch wickeln. Nach ca. 5–10 Minuten, sobald sich die Hornschicht des Haares wieder geschlossen hat, kämmen und wie gewohnt stylen.

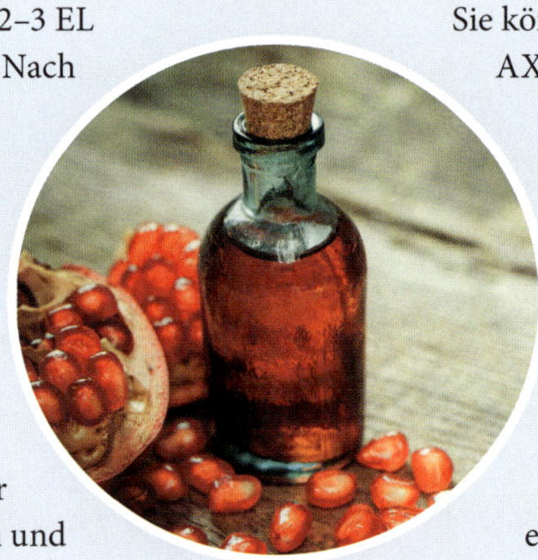

VARIANTE DAZU:

Sie können auch mit Solagum AX ein Gel zubereiten und dieses als Conditioner verwenden. Ins nasse Haar einmassieren, kurz einwirken lassen und wieder ausspülen. 1–3 Tropfen ätherische Öle wie Rosmarin oder Palmarosa erzeugen einen wunderbaren Duft auf Ihren Haaren.

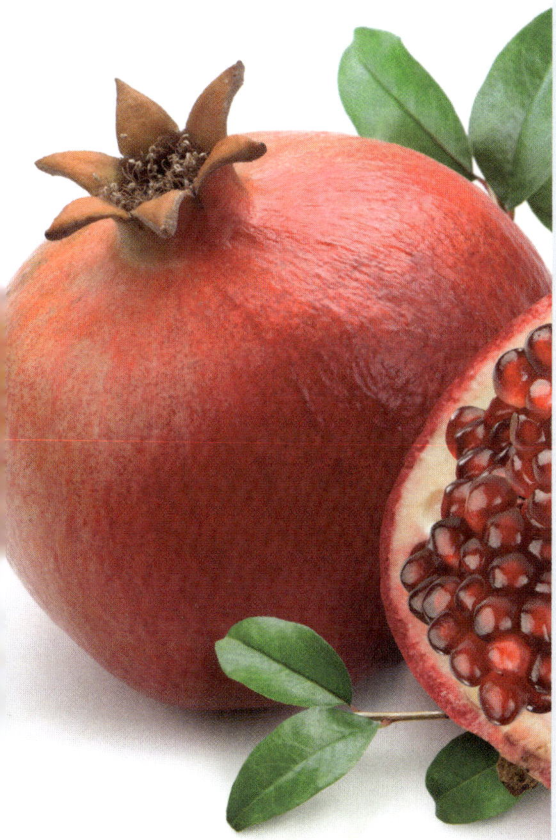

Haarbalsam

für dickes und ergrautes Haar geeignet – pflegend und weichmachend

ZUTATEN:

- *10 g Mandelölmazerat Granatapfel*
- *8 g Granatapfelsamenöl*
- *10 g Kakaobutter oder Hanfbutter*
- *15 g Amid S 18*
- *8 g Cethylalkohol*
- *15 Tr. ätherisches Öl z. B. Jasmin*

Tipp:
Für gefärbte Haare und trockene Haare ist der Balsam ganz toll und widerspenstige graue Haare glätten sich leichter. Natürlicher Silikonersatz wären auch Brokkolisamenöl oder Abyssiniannöl, sie haben sehr glättende Wirkungen und geben seidigen Glanz! Bei fettem Haar würde ich Saure Rinse mit Apfelessig verwenden.

HERSTELLUNG:

Geben Sie das Mandelölmazerat mit dem Emulgator sowie dem Cethylalkohol in ein Feuerglas und erwärmen Sie es sanft. Schmelzen Sie danach die Kakaobutter darin und geben Sie erst dann das Wirkstofföl dazu.

Gerne können Sie auch noch einen Duft hinzutun. Ätherische Öle, wie z. B. Rosenöl, Rosmarin, Neroli, Ylang-Ylang, Jasmin, Melisse.

Füllen Sie die Masse in eine Silikonform und stellen Sie diese für mind. 15 Minuten in den Kühlschrank.

ANWENDUNG:

Nach dem Haarewaschen werden die nassen Haare mit dem Balsam einmassiert. Etwas einwirken lassen und gründlich ausspülen. Fertig!

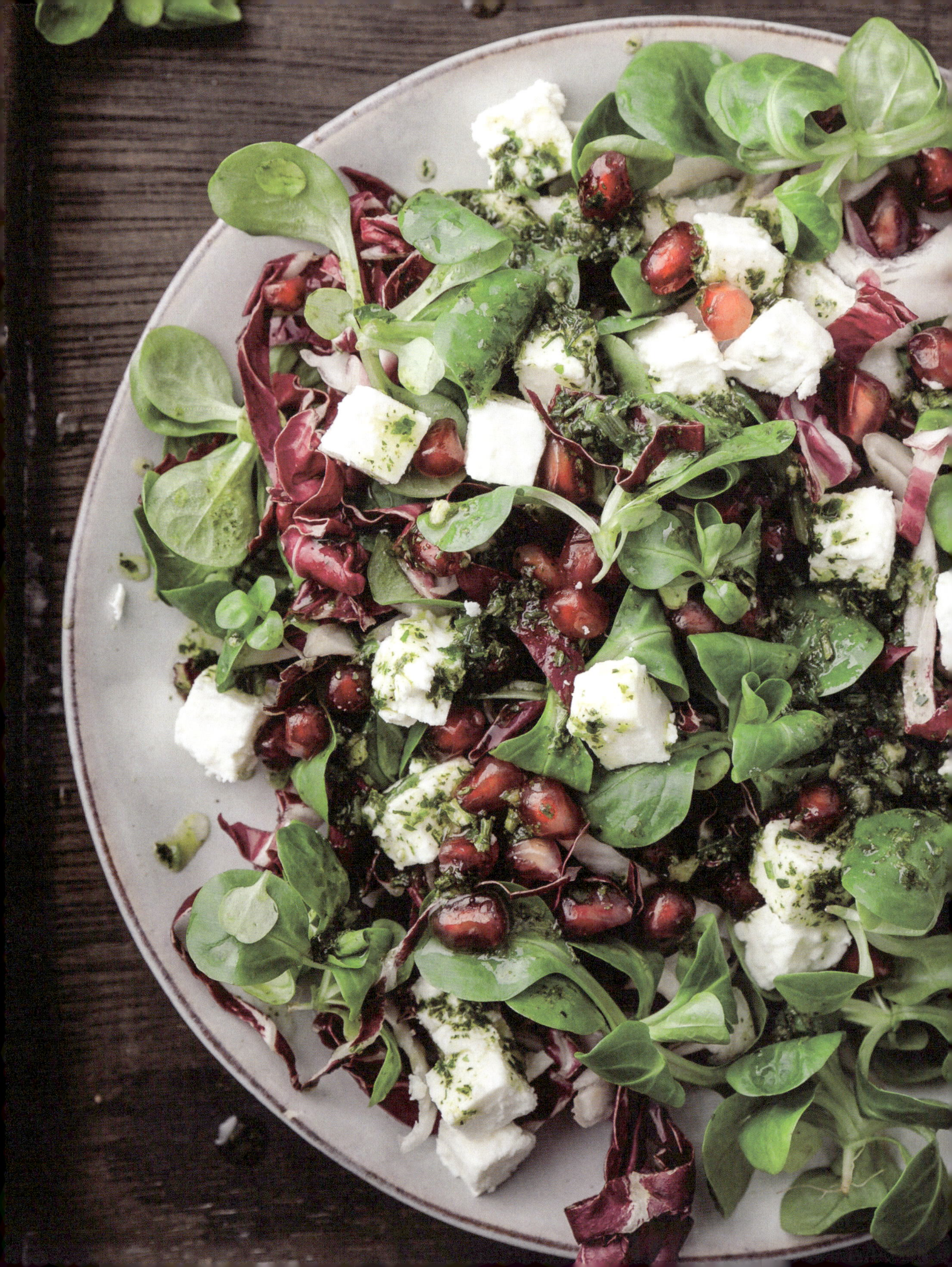

REZEPTE FÜR DIE INNERE ANWENDUNG:

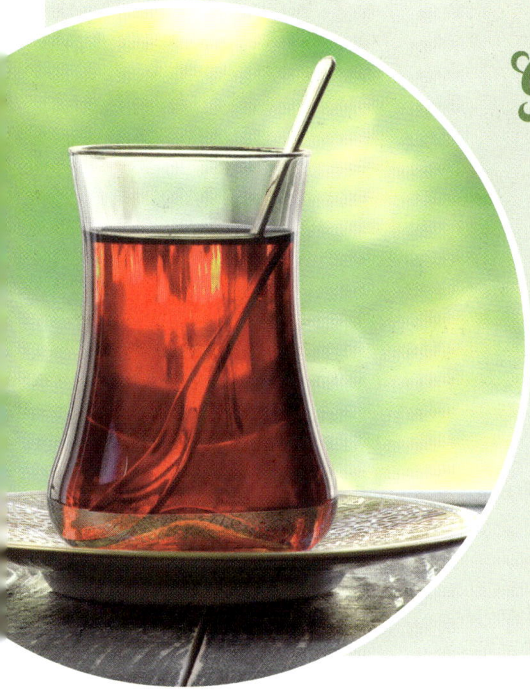

Granatapfel-Tee

ZUTATEN:

- *1 Granatapfel*
- *Saft einer Zitrone*
- *3 EL Honig*
- *1 l Wasser*

HERSTELLUNG:

Den Granatapfel schälen und die Kerne mit dem Saft in ein Gefäß geben, den Zitronensaft und den Honig hinzugeben und das Wasser, am Herd erwärmen – nicht kochen – und so 10–15 Minuten erwärmen, danach abseihen.

Granatapfel-Punsch

ZUTATEN:

- *Saft einer Orange*
- *1 Zimtstange*
- *1 Vanilleschote*
- *500 ml Granatapfelsaft*
- *500 ml lieblicher Rotwein*
- *3 EL Honig*
- *2–3 Gewürznelken*
- *Ein wenig Tonkabohnenpulver*

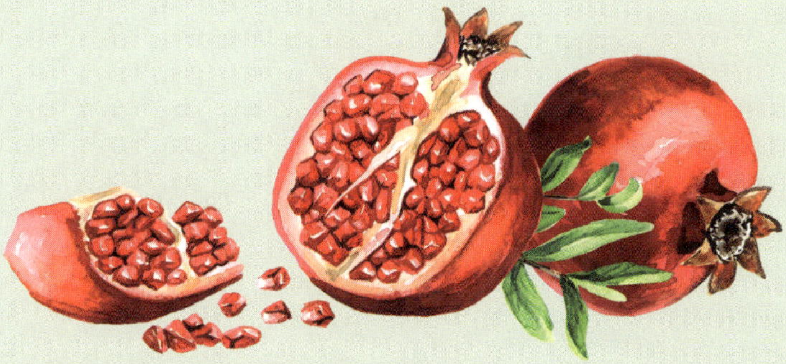

HERSTELLUNG:

Das Mark aus der Vanilleschote schaben. Alle Zutaten miteinander vermengen und für 10–15 Minuten am Herd erwärmen.

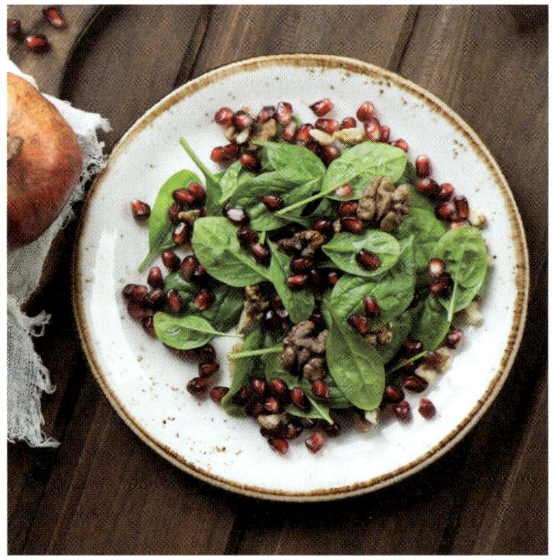

Granatapfelsalat

ZUTATEN:

- *1 Granatapfel*
- *Saft einer halben Zitrone*
- *1 Handvoll Salat (Rucola, Feldsalat)*
- *1 EL Honig*
- *125 ml Wasser*
- *1 TL Olivenöl*
- *1 TL fruchtiger Essig*
- *Etwas Salz, Pfeffer, Rosenblüten*

HERSTELLUNG:

Den Granatapfel halbieren, den Saft dabei auffangen. Die Kerne herausnehmen und deren bittere Häutchen entfernen. Mit dem Saft die Marinade anrühren – dazu den Saft mit dem Olivenöl, Essig, Zitronensaft, Salz, Pfeffer, Rosenblüten und dem Wasser gut vermischen. Die Marinade über den Salat gießen und die Granatapfelkerne zugeben. Wer möchte, kann den Salat noch mit Pinienkernen verfeinern.

Avocado-Granatapfelsalat

ZUTATEN:

- *1 Granatapfel*
- *3 EL Honig*
- *2–3 EL fruchtiger Essig (Himbeeressig, Kirschessig)*
- *1 TL würziger Senf*
- *5 EL Olivenöl*
- *1 Kugel Mozzarella*
- *2 EL Nüsse*
- *1 Avocado*
- *150 g Blattsalat (Feldsalat, Rucola)*
- *Etwas Salz und Pfeffer*

HERSTELLUNG:

Den Granatapfel öffnen und den Saft dabei einfangen. Die Kerne herauslösen und gut von ihren Schälchen befreien.

Die Avocado schälen, den Kern entfernen, das Fleisch in kleine Stücke schneiden, die Nüsse hacken und den Mozzarella stückeln.

Den Honig, Essig, Senf, das Öl und Salz und Pfeffer mit dem vorher aufgefangenen Granatapfelsaft vermischen, gut durchrühren, die Granatapfelsamen, Nüsse, Avocadostücke sowie die Mozzarellastücke und den Salat hinzugeben, mit Salz und Pfeffer abschmecken und servieren.

Granatapfel-Likör

ZUTATEN:

- *1 l Wodka*
- *5 EL Rum*
- *100 g brauner Kandiszucker*
- *1 Vanilleschote*
- *3 Stk. Granatäpfel*

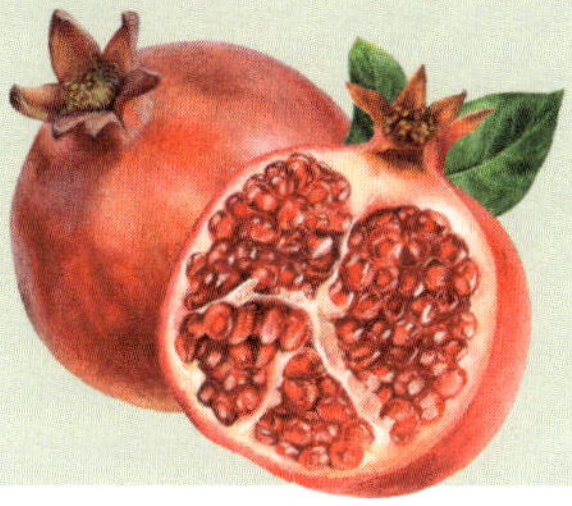

HERSTELLUNG:

Die Kerne aus den Granatäpfeln herausnehmen, in ein verschließbares Glas geben, den Kandiszucker und das Mark der Vanilleschote sowie den Alkohol zugeben und 8–10 Wochen verschlossen reifen lassen, danach abseihen, in Flaschen füllen und weitere 4 Wochen rasten lassen, genießen.

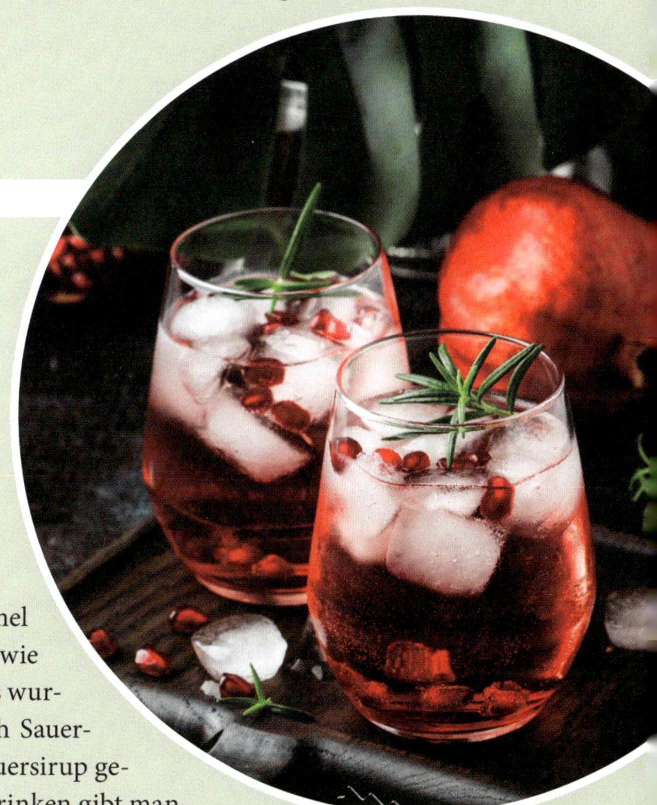

Granatapfel-Oxymel

ZUTATEN:

- *1 Granatapfel*
- *80 ml Apfelessig*
- *250 g Honig*

HERSTELLUNG:

Die Kerne des Granatapfels herauslösen. Den Honig mit dem Essig in eine Schüssel geben und so lange rühren, bis sich der Honig im Essig zur Gänze aufgelöst hat. Die Granatapfelkerne in ein verschließbares Glas geben, den Essighonig darübergießen, das Glas verschließen und den Inhalt 3–4 Wochen reifen lassen. Während der Reifezeit das Glas öfter schütteln, damit sich der Honig nicht absetzt. Nach der Reifezeit abseihen und in Flaschen füllen.

Diese Oxymel trinkt man wie einen Sirup, es wurde früher auch Sauerhonig oder Sauersirup genannt. Zum Trinken gibt man 2–3 Esslöffel davon in ein Glas und gießt mit 250 ml Wasser auf.

Teeliebhaber können auch 1 EL davon in 250 ml Tee hinzugeben. Granatapfel-Oxymel ist ein kühlendes, erfrischendes, körperregenerierendes Sommergetränk.

Geröstetes Gemüse mit Granatapfel

ZUTATEN:

- *4 kleine Kartoffeln*
- *½ Kohlrübe*
- *1 kleine Zucchini*
- *⅓ Karfiol (Blumenkohl)*
- *4 EL Olivenöl*
- *1 Granatapfel*
- *1 TL Honig*
- *1 TL Nüsse*
- *Etwas Salz, Pfeffer, Majoran*

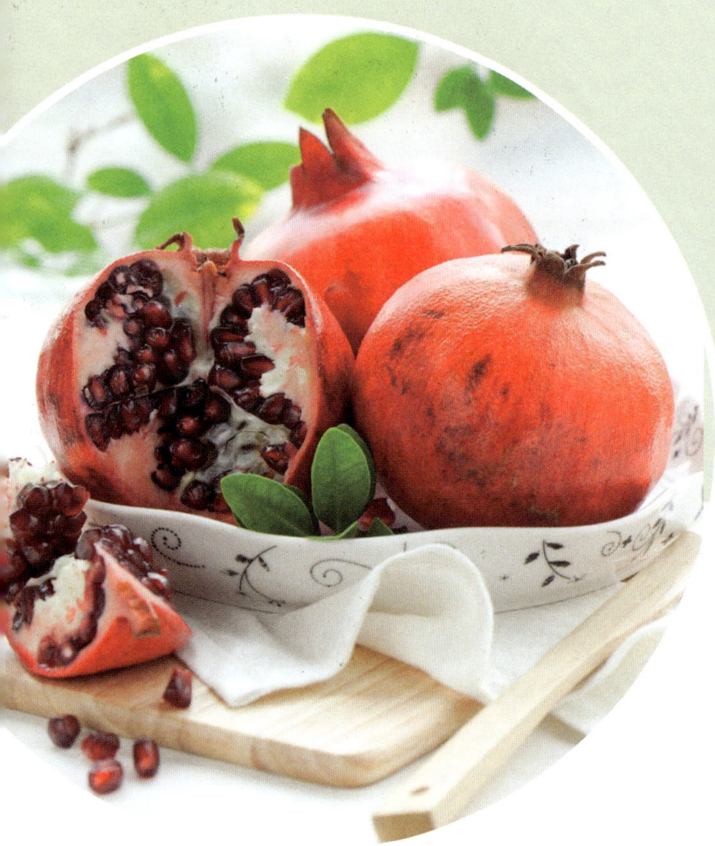

HERSTELLUNG:

Kartoffeln und Karfiol in kleine Stücke schneiden und in Salzwasser weich kochen. Zucchini, Kohlrübe und die Nüsse in kleine Stücke schneiden, mit den Kartoffeln und dem Karfiol in einer Schüssel mit dem Olivenöl vermischen und auf ein Backblech legen.

Im Elektro-Herd bei 225 °C Umluft / Gas 200 °C für 25 Minuten rösten lassen, zwischendurch einmal wenden, beim Wenden den Honig hinzugeben. Den Granatapfel halbieren und die Kerne herausnehmen, vorsichtig vom bitteren Häutchen entfernen.

Das geröstete Gemüse aus dem Ofen nehmen, die Granatapfelkerne zugeben und genießen.

Karotte

Schutzschild für Haut und Darm

LUDMILLAS SCHÖNHEITSSALAT

„Wenn meine selige Frau Ludmilla Karottensalat gemacht hat – und das war sicher ein Mal in der Woche –, dann nahm sie den Saft der Karotten für ihre Haut und den Salat gab es zum Essen“, erzählt ein Mann, in Erinnerung an seine geliebte Frau schwelgend.

„Die gute Ludmilla hat ihr Lebtag eine wunderschöne, strahlende Haut mit einem wundervollen, einzigartigen goldenen Teint gehabt“, schwärmte er weiter. Die Nachbarin habe sie oft gefragt, was sie den für ihre Haut tun würde und sie hätte mit einem Lächeln gemeint: „Nichts, der Herrgott hat es halt gut mit mir gemeint.“

Seine Frau raspelte die Karotten in dünne, kleine Streifen und fing die gehachelte Masse in einem Topf auf. Die gehachelten Karotten presste sie durch ein Leinentuch und fing die Flüssigkeit in einer Schale auf, die Karotten kamen in eine andere Schale.

Die Schale mit den Karotten gab es mit einer Marinade verfeinert zu Mittag zum Essen.

Die andere Schale stellte sie in den Kühlschrank und mischte täglich etwas von dem Karottenwasser dem Wasser zum Gesichtwaschen bei.

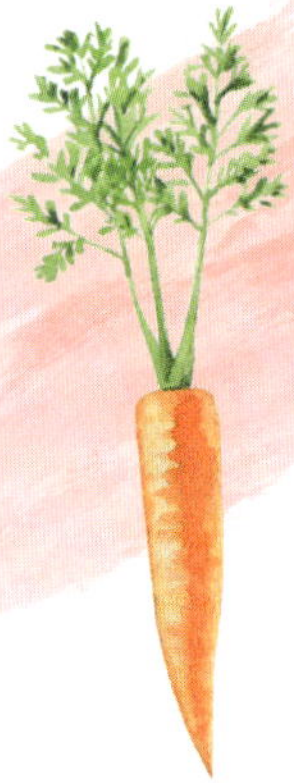

KAROTTE

DAUCUS CAROTA

- Verwendet wird: Pfahlwurzel
- Wirkstoffe: Carotinoide (Provitamin A), Vitamin C, Kalium, Eisen, ätherische Öle
- Vorkommen: weltweit kultiviert

ANTI-AGING-WIRKUNG: WARUM SIND CAROTINOIDE SO WICHTIG FÜR UNSERE HAUT?

Tipp: *Mit goldenen Mica-Pigmenten und etwas Farbpigment-Make-up lassen sich auch tolle getönte Emulsionen herstellen, die unserer Haut im Sommer sehr schmeicheln.*

Die Karotte ist einer unser stärksten Carotin-Lieferanten. Provitamin A kann vom Körper selbst in Vitamin A umgewandelt werden, und zwar so viel, wie er gerade an Vitamin A, dem uns bekannten Retinol, braucht.

Schon fast altbekannt, der Faltenkiller und Anti-Aging-Wirkstoff. Gut eingesetzt kann er uns helfen, Altersflecken zu mildern, die Haut zu glätten und wieder aufzubauen, da er auch die Kollagenbildung fördert. Karotten innerlich angewendet regenerieren den Darm und unsere Carotinspeicher werden aufgefüllt.

Achtung: *Bitte keine Duftstoffe in Sonnenkosmetik verwenden! Können Altersflecken und Pigmentstörungen auslösen!*

Die Karotte bietet uns also einen guten Zellschutz und darum setze ich sie gerne als Mazerat in der Sonnenkosmetik und in After-sun-Produkten ein, wo wir den Zellschutz noch mehr brauchen als sonst. Viele Pflanzenöle haben, ohne dass wir einen weiteren Sonnenschutz beimischen, schon einen gut brauchbaren Lichtschutzfaktor. Dieser fällt von der Höhe ganz unterschiedlich aus. Karottenöl soll sich zwischen 30–40 LSF bewegen. Ich vertraue darauf nicht und verwende dazu immer Zinkoxid oder eine fertige Dispersion.

Zum Beispiel Dispersion XT 300. Es gibt eine Vielzahl an anderen Filtern, die Sie auch verwenden können. Jeder Rohstoffhandel bietet hier einige Alternativen dazu an. Dispersion XT 300 hat den Vorteil, dass Sie diesen jeder fertigen Emulsion oder Salbe zurühren können. Entweder geben Sie ihn in der Fettphase oder in die fertige Emulsion in der Wirkstoffphase zu.

Das macht es einfach zu dosieren und schon 2 % der Emulsion ergibt einen Lichtschutzfaktor von 2–3. Sie bestimmen, wie hoch der Lichtschutzfaktor sein soll. Gerade bei Lippenpflegestiften oder Tagescremen eine einfache Sache.

Zinkoxid alleine sollte man vorab in Öl (Jojobaöl) auflösen und dann in der Fettphase verarbeiten.

WELCHE GRUNDPRODUKTE KÖNNEN WIR ZUR WEITEREN VERWENDUNG HERSTELLEN

MÖGLICHKEITEN VON AUSZUGSVERFAHREN, UM PFLANZENINHALTSSTOFFE OPTIMAL ZU NUTZEN.

Karotten-Ölauszug | Mazerat

Zur Weiterverwendung als Körperöl und Sonnenschutz

VARIANTE 1: WARMAUSZUG

Vorab 2–3 mittelgroße frische Karotten waschen und fein reiben. 250 ml Olivenöl in einen Topf geben und auf ca. 70 Grad erwärmen. Nun die Karotten hinzugeben und alles gut verrühren.

Das Öl wird nun 2 Stunden lang bei dieser Temperatur gehalten. Danach filtere ich es durch ein Sieb mit einem eingelegten Papierteefilter ab.

Nochmals den Vorgang wiederholen, um ein ganz sauberes Öl zu bekommen. Danach lasse ich das Öl etwas ruhen, bis sich unten am Glas ein Satz gebildet hat. Nun fülle ich das Öl in eine Flasche, den Ansatz lasse ich übrig.

Kühl und dunkel lagern. Ich versuche nur so viel Karottenöl herzustellen, wie ich gerade brauche.

Tipp:
Sie können auch Sesamöl für das Rezept verwenden. Es hat zwar einen niedrigen LSF 2, aber hält Hitze sehr gut aus!

Karottenapfelessig

HERSTELLUNG:

2 Karotten mit einem Sparschäler in Streifen schneiden, in ein desinfiziertes Glas geben und mit Apfelessig aufgießen. Das Glas am sonnigen Fensterbrett 4 Wochen stehen lassen. Danach abfiltern und weiter verwenden.

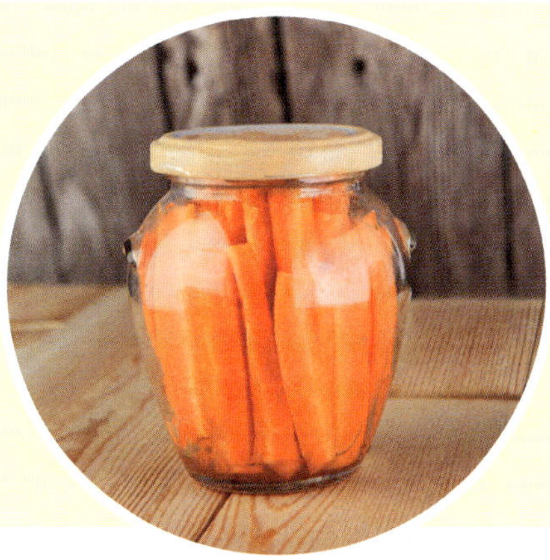

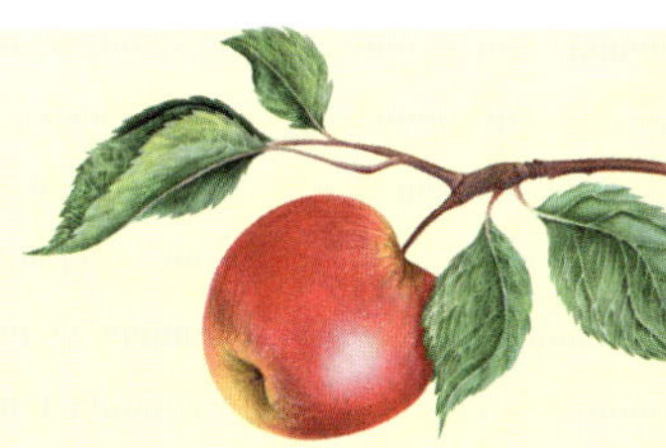

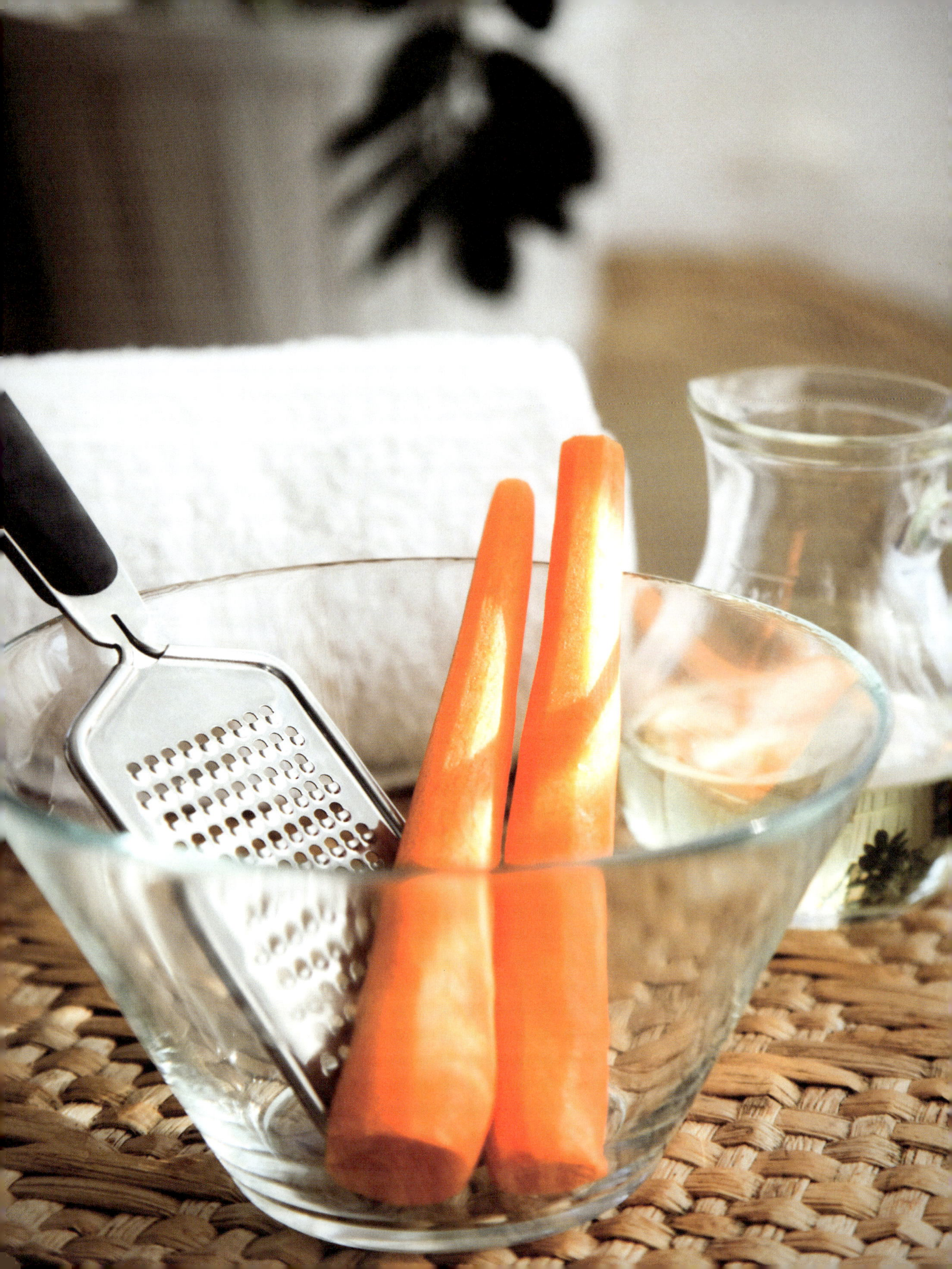

REZEPTE ZUR ÄUSSEREN ANWENDUNG:

Gesichtstonic

zur Hautstimulierung mit Nicotinamid

Nicotinamid ist das Amid vom Vitamin B3 (Niacin). Es hilft bei Hautunreinheiten, glättet Fältchen, hilft gegen Pigmentflecken und bindet sehr gut Feuchtigkeit.

ZUTATEN:

- *100 g Rosenwasser oder Hydrolat*
- *1 g Allantoin*
- *2 g Nicotinamid*
- *3 TL Karottenessig*
- *7,5 g Penthylen Glycol (Konservierung)*
- *0,1 g Magnolienextrakt (Konservierung)*

HERSTELLUNG:

Füllen Sie alle Zutaten in einen großen Behälter (250 ml). Rühren Sie fest um, damit sich das Nicotinamid und das Allantoin gut lösen können.

Konservieren Sie mit Penthylen Glycol (4 Monate haltbar). Der pH-Wert ist leicht sauer und liegt bei 4.

ANWENDUNG:

Reinigen Sie vorab Ihr Gesicht. Schütteln Sie die Lotion und tragen Sie sie mit einem feuchten Tuch oder einem Wattebausch auf das Gesicht und Dekolleté auf. Kurz einziehen lassen! Das Gesicht wird tonisiert, gestrafft, die Poren werden verfeinert und Augenringe abgeschwollen. Ideale Pflege vor der Hautcreme, aber auch zur Erfrischung der Haut zwischendurch!

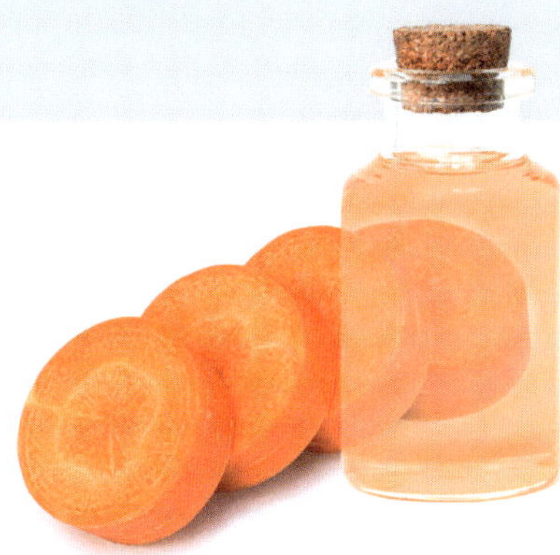

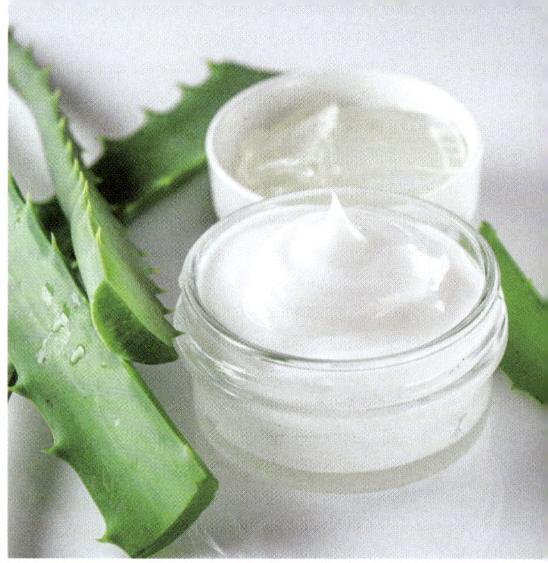

Sonnenemulsion

ca. LSF 20

Tipp:
4 Msp. Feingold Mica extra dazu, zaubert eine goldenes Finish.

ZUTATEN:

WASSERPHASE:
- *70 g Aloe-Vera-Gel*
- *1 Msp. Guarkernmehl*

ÖLPHASE:
- *8 g Temulgator (Schmelzpunkt 65 Grad)*
- *2 Msp. Phospholipon® 80 H*
- *15 g Karottenmazerat in Olivenöl*
- *6 g Jojobaöl*
- *6 g Kokosöl*

WIRKSTOFFPHASE:
- *2 Msp. Seidenpulver*
- *20 Tr. Seidenprotein*
- *20 Tr. Sonnenhut-Extrakt*
- *20 g Dispersion XT300*
- *2 g Biokons Neo*
- *Zitronensäure und Natron zum Einstellen des pH-Wertes*

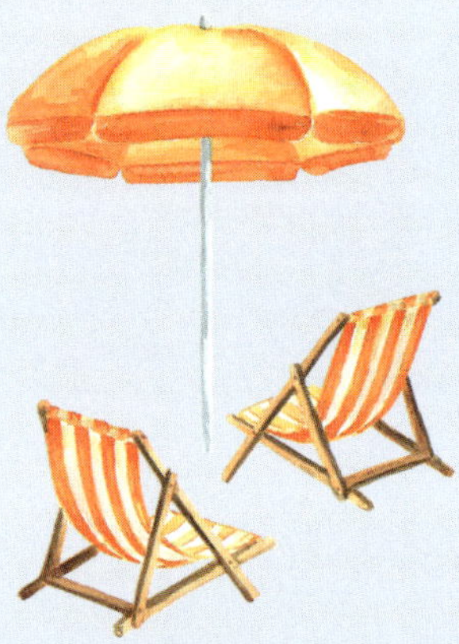

HERSTELLUNG:

WASSERPHASE:
Aloe-Vera-Gel in ein Feuerglas geben, mit Guarkernmehl einrühren und erhitzen (75 Grad).

ÖLPHASE:
Karottenmazerat, Jojobaöl und Kokosöl mit Temulgator und Phospholipon® H 80 erwärmen (75 Grad) und von der Feuerstelle nehmen.

WASSERPHASE:
Mit dem Handschneebesen oder Stabmixer die erhitzte Wasserphase in die Ölphase einrühren – alles ca. 4 Minuten hochtourig rühren. Die Emulsion ist anfangs puddingartig, das vergeht beim Abkühlen. Creme mit einem Spatel in 8er-Schleifen handwarm rühren – keine Pausen machen! Danach Wirkstoffe und die Dispersion XT300 einarbeiten. pH-Wert auf 5,5 mit pH-Streifen überprüfen und mit Zitronensäure einstellen.

Danach mit Biokons Neo konservieren. Wichtig ist, dass Sie die Emulsion gut hochtourig bearbeiten, damit sich alle Inhaltsstoffe gut miteinander verbinden können. Die Dispersion XT300 kann auch in die schon geschmolzene Fettphase eingearbeitet und dann mit der Wasserphase verbunden werden. Erfahrungen zeigen, dass beide Varianten möglich sind und stabile Emulsionen erzeugen.

Sonnenemulsion nur mit Zinkoxid LSF 30

ZUTATEN:
WASSERPHASE:
- *90 g Aloe-Vera-Gel*

ÖLPHASE:
- *10 g Karottenmazerat*
- *3 g Squalan*
- *19 g Sheabutter*
- *9 g Olivem® 1000*
- *15 g Zinkoxid*

WIRKSTOFFPHASE:
- *40 Tr. Sonnenhut-Extrakt (siehe Extra Pflanzentipps für Ihre Sonnenkosmetik)*
- *10 Tr. Vitamin E*
- *10 Tr. D-Panthenol*
- *2 g Himbeersamenöl oder Buritiöl (hoher Carotingehalt)*
- *2 g Biokons Neo*

HERSTELLUNG:
Karottenmazerat in ein Feuerglas geben, Zinkoxid einarbeiten, dann mit Squalan und Olivem® 1000 zusammen erhitzen (70 Grad). Nehmen Sie das Feuerglas vom Herd und schmelzen Sie darin die Sheabutter. Aloe-Vera-Gel in einem weiteren Feuerglas erhitzen (70 Grad). Danach die Wasserphase in die Ölphase langsam einrühren und mit dem Handmixer oder Stabmixer hochtourig 2–3 Minuten rühren. Mit einem Spatel in 8er-Schleifen weiterrühren, bis die Creme ausgekühlt ist.

Die Wirkstoffe Sonnenhut und D-Panthenol sowie das Himbeersamenöl einarbeiten. Nochmals hochtourig rühren. pH-Wert auf 5,5 mit pH-Streifen überprüfen und mit Zitronensäure einstellen. Danach mit Biokons Neo konservieren (3 Monate haltbar).

Tipp:
Zinkoxid muss vorab in die Ölphase gut eingearbeitet werden, damit keine Klümpchen entstehen.

Sanddorn-After-Sun-Lippenpflege
ca. 5 Stück

Nach dem Sonnenbaden die Lippen damit eincremen.

ZUTATEN:
- *8 g Bienenwachs*
- *5 g Kokosfett*
- *15 g Karottenmazerat (Olivenöl)*
- *5 Tr. Sanddornfruchtfleischöl*

HERSTELLUNG: Bienenwachs, Kokosfett und Olivenöl im Wasserbad erhitzen. Sobald das Bienenwachs sich aufgelöst hat, vom Herd nehmen und etwas auskühlen lassen. Danach das Sanddornfruchtfleischöl hinzugeben und rasch in kleine Lippenpflegestifthüllen abfüllen.

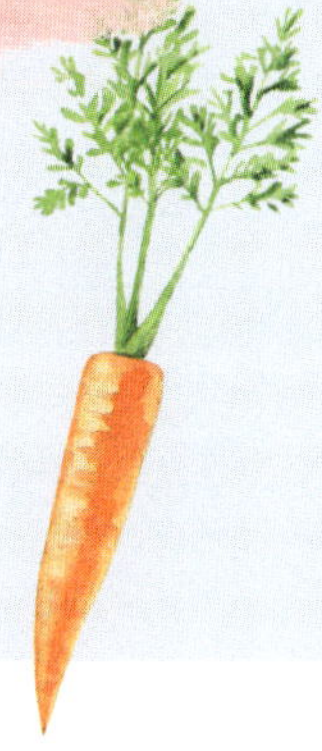

Sonnenöl-Gel

für gesunde gebräunte Haut mit natürlichem LSF 25

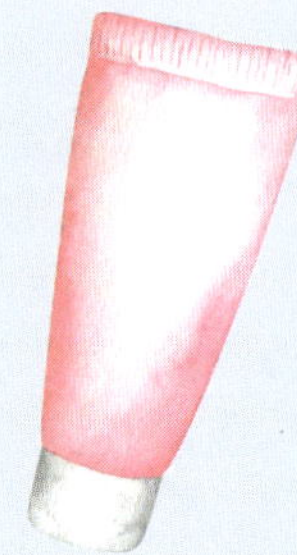

Tipp: *Magnolienextrakt in etwas Glycerin vorlösen!*

ZUTATEN:
WASSERPHASE:

- *100 g Karottenmazerat in Olivenöl*
- *10 g Squalan*
- *5 g Himbeersamenöl oder Buritiöl (hoher Carotingehalt)*
- *4 g Bakuchiöl (starke entzündungshemmende Wirkung)*
- *5 g Ceralan*
- *0,3 g Magnolien-Extrakt (Konservierung)*

HERSTELLUNG:
Karottenmazerat in ein Feuerglas füllen, Squalan und Ceralan hinzufügen und langsam schmelzen. Danach vom Herd ziehen und Himbeersamenöl sowie Bakuchiöl eintropfen.

Mit Magnolien-Extrakt konservieren. Das leichte Gel ist mind. 6 Monate haltbar.

After-Sun-Spray

nach dem Duschen

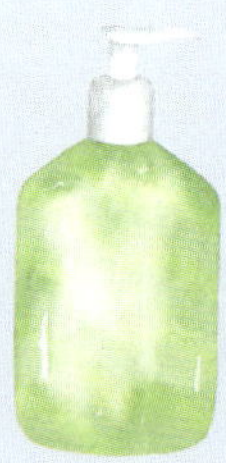

ZUTATEN:

- *100 ml Rosenwasser oder -hydrolat*
- *100 ml Aloe-Vera-Gel*
- *10 g Hyaluron-Basis fertig angesetzt (siehe Kapitel Rosen)*
- *20 Tr. Alpha-Bisabolol*
- *20 Tr. Vitamin E*
- *40 Tr. Gurkenextrakt (Siehe Extra Pflanzentipps für Ihre Sonnenkosmetik)*
- *4 g Sodium PCA (hautschützender & feuchtigkeitsbindender Wirkstoff)*
- *2 Tr. ätherisches Öl Pfefferminze*
- *12,5 g Pentylene Glycol*

HERSTELLUNG:
Alle Flüssigkeiten in einer Sprayflasche zusammenmischen und mit 12,5 g Pentylene Glycol konservieren. Haltbarkeit 4 Monate.

Ghee-Creme

Regenerierender Balsam bei Sonnenbrand

ZUTATEN:

- *100 g Ghee (Butterschmalz)*
- *1 Karotte*
- *50 g Aloe-Vera-Butter oder reines Kokosöl*
- *1 EL Olivenbutter*
- *6 Tr. Litsea*

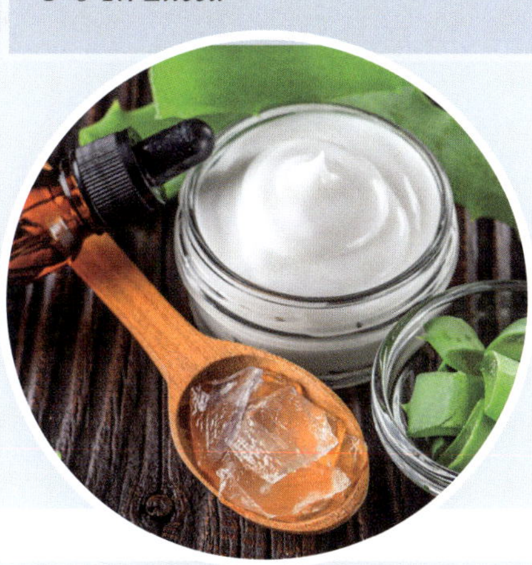

HERSTELLUNG:

Mittelgroße Karotte reiben. Ghee schmelzen und heiß werden lassen. Die Karotte hinzugeben. Es zischt ein wenig, dann stellen wir den Topf weg vom Herd und lassen das Fett 30 Minuten ziehen.

Danach nochmals etwas erwärmen und die Karotten entfernen. Kokosöl und Olivenbutter hinzufügen und abfüllen. Sie können noch 6 Tr. Litsea dazugeben – wirkt entzündungshemmend.

Tipp:

Kokosöl ist ein Schmerzstiller, wenn es um Sonnenbrand geht und in Kombination mit Aloe Vera unschlagbar! Olivenölbutter ist sehr reichhaltig und schützend. Ghee ist das Gold der Ayurvedischen Medizin und heilt sehr gut Wunden ab.

Ghee-Herstellung (Butterschmalz)

250 g Butter in einem Topf sehr langsam bei niedriger Temperatur erhitzen. Es beginnt sich Eiweiß vom Fett zu trennen. Ich stelle den Herd auf die geringste Stufe ein und schöpfe regelmäßig den Schaum vom Öl ab.

Am Ende setzt sich das Eiweiß am Boden ab (Dauer je nach Menge ca. 1 Stunde).

Das Öl durch ein feines Sieb und Teefilter abseihen und im Kühlschrank aufbewahren. Mindesten 6 Monate haltbar.

Auch als Ölersatz zum Braten und Backen verwende ich diese Version in meiner Küche! Es ist sehr hoch erhitzbar, daher auch für Heißauszüge, um Heilsalben herzustellen, bestens geeignet.

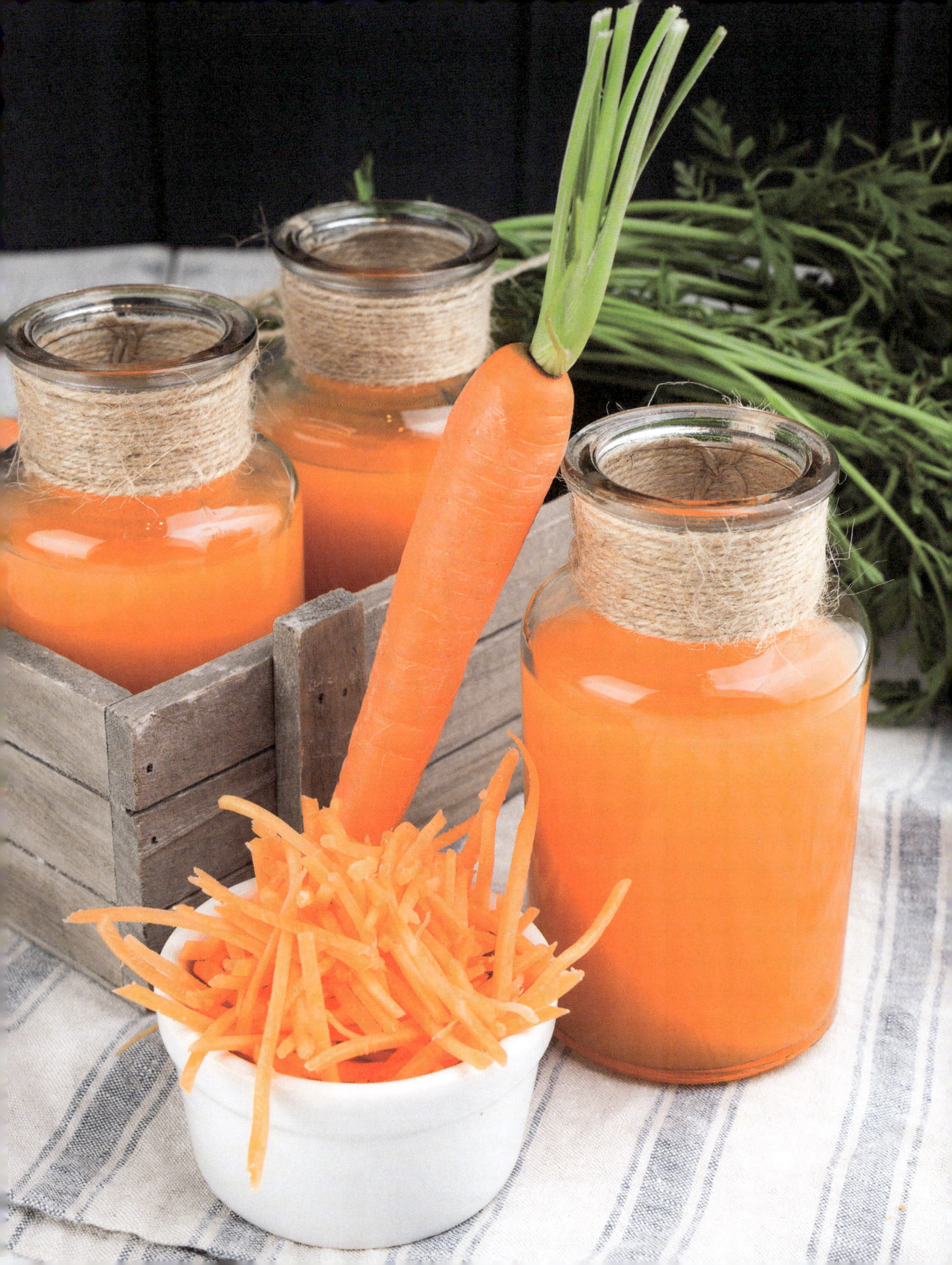

REZEPTE FÜR DIE INNERE ANWENDUNG:

Karottenkrensuppe mit Gänseblümchen & Meerrettich

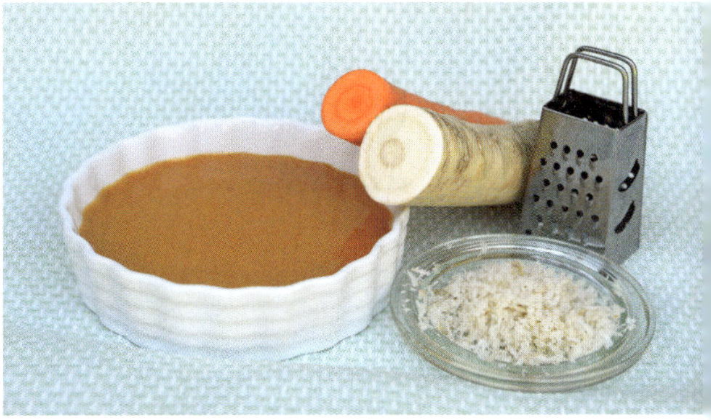

ZUTATEN:

- *60 g Karotten*
- *1 EL Gänseblümchen*
- *200 g Kartoffeln*
- *2 dünne Scheiben Kren (Meerrettich)*
- *1 große Zwiebel*
- *1 l Gemüsebrühe*
- *½ EL Butter*
- *Etwas Salz, Pfeffer, Muskat*

HERSTELLUNG:

Die Kartoffeln und die Karotten waschen, schälen und kleinwürfelig schneiden. Die Butter am Herd erwärmen, die Zwiebel klein schneiden und in der Butter glasig dünsten, die Kartoffel- und Karottenstücke zugeben und ebenfalls kurz dünsten. Mit der Gemüsebrühe aufgießen und zugedeckt für ca. 30 Minuten bei mittlerer Hitze köcheln lassen, den Meerrettich für die letzten 2–3 Minuten zugeben.

Danach mit dem Mixstab pürieren und die Gewürze, Salz, Pfeffer und Muskat hinzugeben, fertig ist die gesunde Köstlichkeit!

Hautpflegender Salat für sonnige Tage

ZUTATEN:

- *5 Stk. große Tomaten*
- *2 Stk. Karotten*
- *1 Zehe Knoblauch*
- *2 EL Olivenöl*
- *½ Wassermelone*
- *Etwas Salz, Pfeffer, Honig und Wasser*

HERSTELLUNG:

Die Tomaten in kleine, würfelige Stücke schneiden und in eine Schüssel geben. Die Karotten fein reiben und hinzugeben. Den Zwiebel fein schneiden, den Knoblauch mit der Knoblauchpresse hinzuquetschen, die Wassermelone würfelig schneiden und hinzugeben. In das Wasser etwas Salz, Pfeffer und Honig geben und über den Salat gießen. Fertig ist der hautpflegende Sommersalat.

Knusperkarotten

köstliches, gesundes Fingerfood

ZUTATEN:

- *4 mittelgroße Karotten*
- *2–3 EL Olivenöl*
- *Etwas Salz, Pfeffer, Rosmarin und Honig*

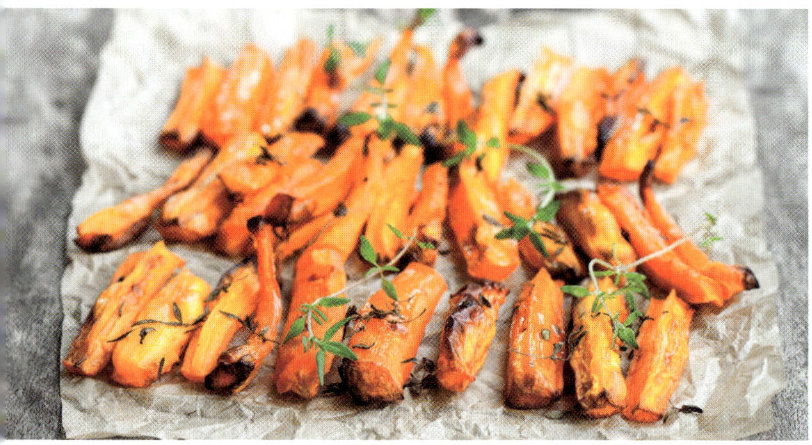

HERSTELLUNG:

Die Karotten in kleine Streifen schneiden, in einer Schüssel mit den Gewürzen und dem Öl gut verrühren und 1 Stunde rasten lassen.

Einstweilen das Backrohr auf 180 °C / bei Umluft: 160 °C / mit Gas: Stufe 2 vorheizen, danach die Karottensticks auf ein Backblech legen und für 35 bis 40 Minuten im Backrohr lassen, mehrmals wenden und fertig sind die Knusperkarotten.

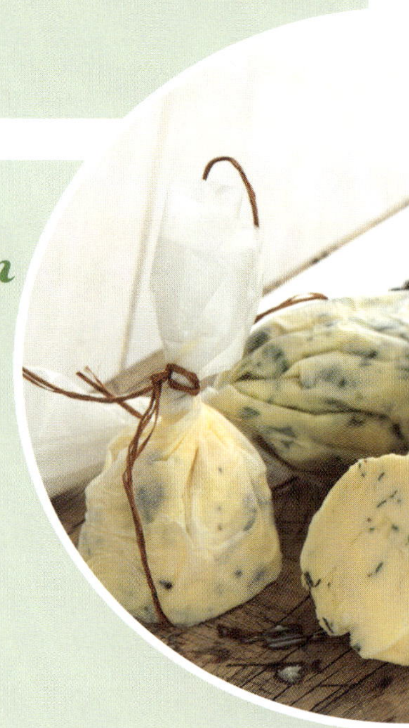

Karottenbutter mit Rosmarin oder Wildkräutern

Tipp: *Probieren Sie verschiedene Kräuter aus. Giersch oder Gundelrebe, Thymian oder etwas Beifuß schmecken auch sehr gut dazu.*

HERSTELLUNG:

250 g Butter schmelzen, 3 Karotten kochen, passieren und in die Butter rühren. Mit Rosmarin und Salz, Pfeffer abschmecken und in kleine Formen füllen.

Ich friere diese immer ein. Als Vorspeise sind diese kleinen Butterköstlichkeiten ein Gedicht!

Karotten-Mix-Saft

ZUTATEN:

- *500 g Karotten*
- *250 g rote Weintrauben*
- *1 großes Stück Ingwer*
- *5 kleine Äpfel (ich verwende dazu Fallobst)*
- *1 Spritzer Leinöl*
- *halbe Zitrone*

HERSTELLUNG:

Karotten, Weintrauben, Ingwer und Äpfel klein schneiden und in einem Entsafter die Flüssigkeit auffangen. Etwas Leinöl und Zitronensaft hinzufügen und den Saft genießen.

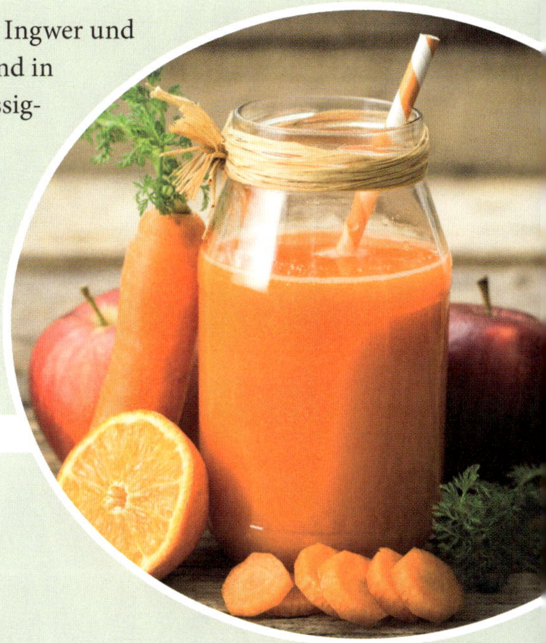

Glasierte Karotten mit frittierter Krausepetersilie

nach Maurice Mességué

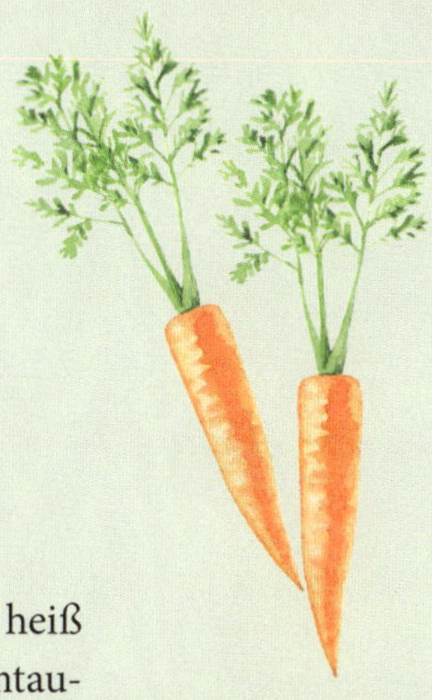

ZUTATEN:

- *1 kg Karotten, gewaschen, nicht geschält*
- *250 g Butter*
- *etwas Zucker*
- *1 Bund Petersilie*
- *Öl zum Frittieren*

HERSTELLUNG:

Karotten in einen Topf geben und mit wenig Wasser und der Butter dünsten, bis sie weich sind. Danach streue ich etwas Zucker darüber und schmecke mit Salz und Pfeffer ab. Petersilie waschen und wieder zu einem Bund zusammenfügen.

Öl in einem kleinen hohen Topf sehr heiß erhitzen und die Petersilie darin eintauchen. Es zischt, danach herausnehmen und auf einem Küchentuch abtropfen lassen. Karotten mit der Petersilie zusammen anrichten. Schmeckt herrlich.

EXTRA PFLANZENTIPPS FÜR IHRE SONNENKOSMETIK

Tipp: Pipettengläschen sind ideal, um später die Flüssigkeit gut dosieren zu können.

SONNENHUTEXTRAKT

Ich habe Sonnenhutpflanzen im Garten. Die Pflanze ist auch gut bekannt unter ihrem wissenschaftlichen Namen *Echinacea purpurea*.

Neben der Wirkung auf unser Immunsystem innerlich eingenommen hat sie den traditionellen Namen Sonnenhut nicht umsonst. Sie schützt unsere Haut vor schädlichen Einflüssen der Sonne.

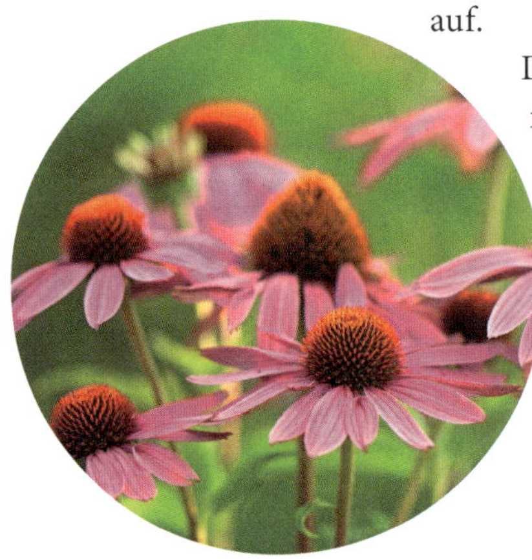

Die Blüten (Menge: ca. ⅓ des zu befüllenden Gläschens) schneide ich klein, gebe 75 ml abgekochtes kühles Wasser hinzu und danach gieße ich mit 175 ml Glycerin auf.

Die Mischung muss nun mindesten 10 Tage am halbschattigen Fensterbrett ziehen. Durch einen Papierteefilter abseihen und in sterile Fläschchen füllen.

Das Extrakt ist mindestens 1 Jahr haltbar.

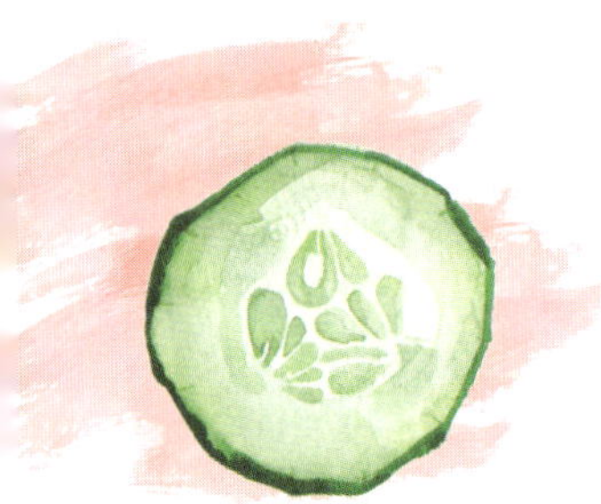

GURKENEXTRAKT

Gurken sind tolle Feuchtigkeitsspender und man kann sie auch als Extrakt (Rezept siehe Sonnenhut) ausziehen. Der Unterschied ist nur, dass die Gurke selber schon sehr viel Flüssigkeit enthält und eine Zugabe von Wasser nicht mehr notwendig ist. Schälen Sie die Gurke und reiben Sie sie klein. Befüllen Sie damit ein Drittel Ihres sterilen Ansatzglases und füllen Sie mit dem Glycerin auf.

Nach 4 Wochen abfiltern und abfüllen.

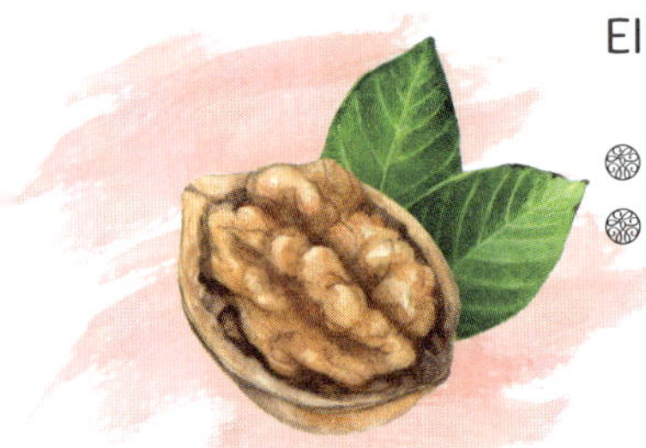

WALNUSSBAUMRINDENÖL

EIN ALTES UND EINFACHES REZEPT IST DAS WALNUSSBAUMRINDENÖL

- *4 EL Walnussbaumrinde, grobe Stücke*
- *500 ml Olivenöl*

Die Rinde in grobe Stücke schneiden und im Öl für 1–2 Wochen an einem warmen Ort rasten lassen, danach abseihen. Die Verwendung und Vorzüge von Rinden sind sehr in den Hintergrund geraten.

JOHANNISKRAUTÖL

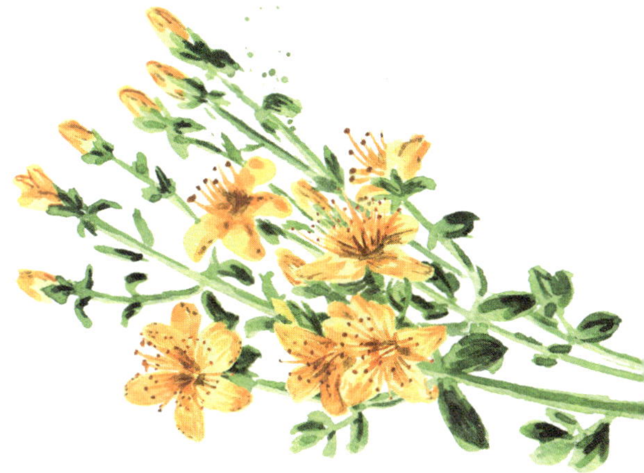

- *Johanniskraut angetrocknet*
- *500 ml Olivenöl*

⅓ des zu befüllenden Glases wird mit leicht angetrocknetem Johanniskraut befüllt. Das Glas wird mit Olivenöl aufgefüllt und mit einem Baumwolltuch und Gummiband verschlossen (Restfeuchte soll entweichen können).

4–6 Wochen auf der schattigen Fensterbank ausziehen lassen. Danach durch einen Papierteefilter abfiltern und in sterile Flaschen füllen.

Tipp:
Das Johanniskrautöl als Sonnenschutzmittel ist etwas umstritten. Fragen wir Personen in den mediterranen Ländern, was sie für ihre Haut als Sonnenschutz verwenden, dann erhalten wir gerade in Kroatien sehr oft die Antwort: Johanniskrautöl. Ich habe es daraufhin selbst probiert, habe als einzige Hautpflege über ein ganzes Jahr lediglich Johanniskrautöl verwendet – ich hatte trotz oftmaligem Aufenthalt in der direkten Sonne keinerlei Sonnenbrand und einen wunderschönen Hautton. Johanniskraut bei Sonnenschein innerlich getrunken würde jedoch die Lichtempfindlichkeit beeinflussen und einen Sonnenbrand begünstigen.

EICHENRINDEN-SONNENÖL
CA. LSF 6

- *1 EL Eichenrindenpulver*
- *100 ml Walnussöl*
- *½ TL Wasser*

Das Eichenrindenpulver mit dem Wasser im Mixer vermischen. Nun das Öl zugeben und weitermixen. In ein Glas füllen und eine Woche bei Zimmertemperatur ziehen lassen, danach durch ein Sieb filtern und in eine dunkle Flasche füllen. Vor dem Aufenthalt in der Sonne gut schütteln und danach auf die Haut auftragen.

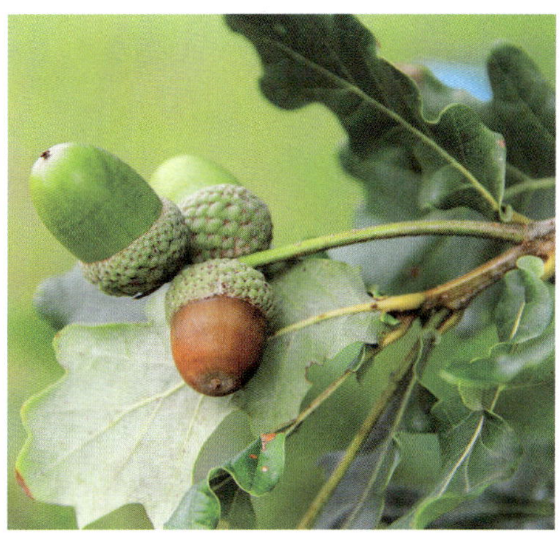

Tipp:
Fügen Sie 0,5 g Magnolienextrakt dazu. Es stabilisiert das Öl und schützt vor vorzeitiger Hautalterung!

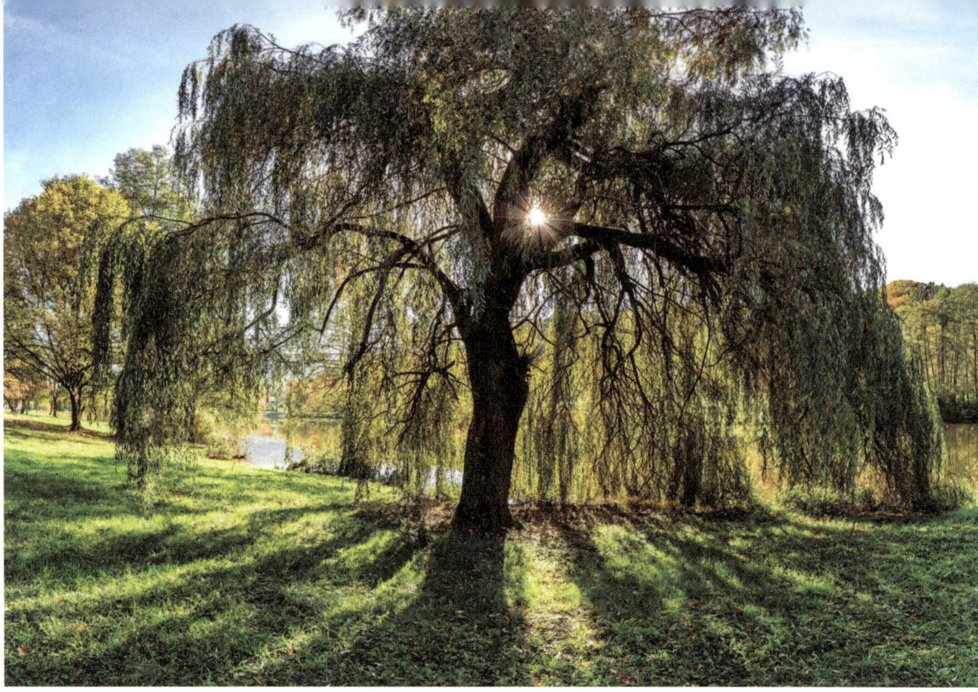

WEIDENRINDEN-GESICHTSTONIKUM
BEI STARKER SONNENEINSTRAHLUNG

EXTRAKT:

- *140 g Glycerin*
- *60 g abgekochtes Wasser*
- *1 EL Weidenrinde*
- *1 EL Beinwellwurzel*
- *1 TL Thymian*
- *1 TL Rosmarin*
- *Aloe-Vera-Gel zum Mischen*

Reinigungstonikum an warmen Sonnentagen

Tipp: *Der Weidenrindenansatz hält sich mindestens ein Jahr. Für den Gebrauch immer frisches Aloe-Vera-Gel oder Wasser mit dem Ansatz mischen!*

HERSTELLUNG:

Alle Zutaten in ein Glas geben, mit dem Wasser einweichen und mit Glycerin vollfüllen, 10 Tage rasten lassen. Danach durch einen feinen Papierteefilter abfiltern und in Fläschchen füllen.

ANWENDUNG:

$\frac{1}{3}$ der Mischung mit $\frac{2}{3}$ Aloe-Vera-Gel mischen und einen Wattepad darin eintauchen. Die betroffenen sonnengeplagten Stellen im Gesicht und am Körper damit abtupfen.

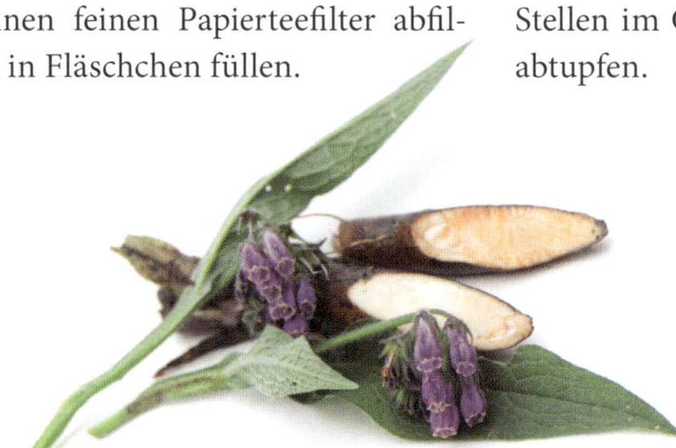

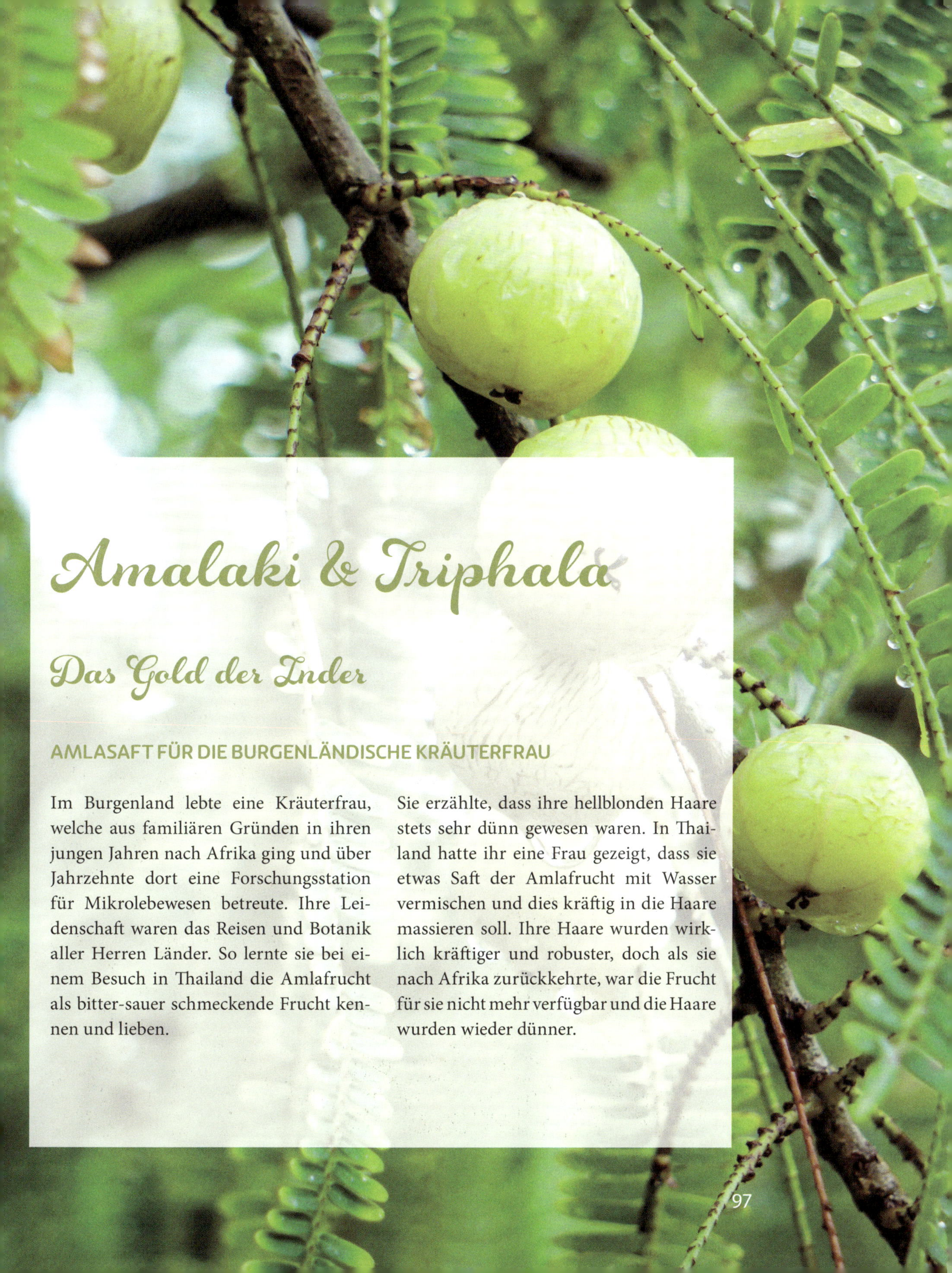

Amalaki & Triphala

Das Gold der Inder

AMLASAFT FÜR DIE BURGENLÄNDISCHE KRÄUTERFRAU

Im Burgenland lebte eine Kräuterfrau, welche aus familiären Gründen in ihren jungen Jahren nach Afrika ging und über Jahrzehnte dort eine Forschungsstation für Mikrolebewesen betreute. Ihre Leidenschaft waren das Reisen und Botanik aller Herren Länder. So lernte sie bei einem Besuch in Thailand die Amlafrucht als bitter-sauer schmeckende Frucht kennen und lieben.

Sie erzählte, dass ihre hellblonden Haare stets sehr dünn gewesen waren. In Thailand hatte ihr eine Frau gezeigt, dass sie etwas Saft der Amlafrucht mit Wasser vermischen und dies kräftig in die Haare massieren soll. Ihre Haare wurden wirklich kräftiger und robuster, doch als sie nach Afrika zurückkehrte, war die Frucht für sie nicht mehr verfügbar und die Haare wurden wieder dünner.

AMALAKI – AMLA BEERE

PHYLLANTHUS EMBLICA

- Wirkstoffe: Vitamin C, Eisen, Gerbstoffe, Flavonoide, Mineralstoffe, Bitterstoffe, Pektin, Fettsäuren, Alkaloide, Antioxidantien u.v.m.
- Verwendete Teile: Früchte und Kerne (auch Blätter)

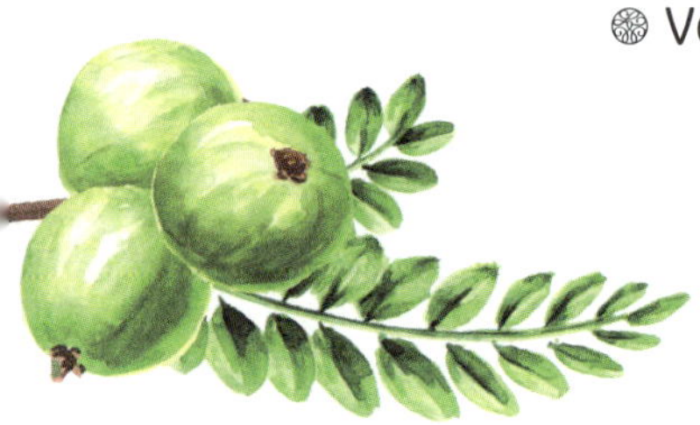

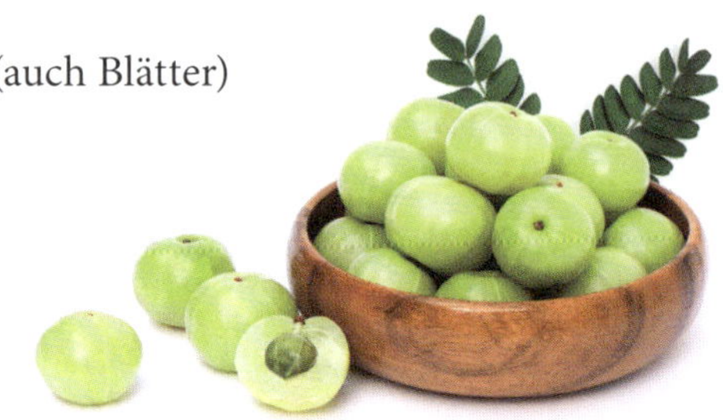

TRIPHALA

altes traditionelles Heilmittel aus Indien

Die Baumfrüchte Amalaki, Bibhitaki und Haritaki zusammen ergeben das extrem wirkungsvolle Pulver. Alle drei Früchte haben in der ayurvedischen Küche sowie der Medizin einen hohen Stellenwert.

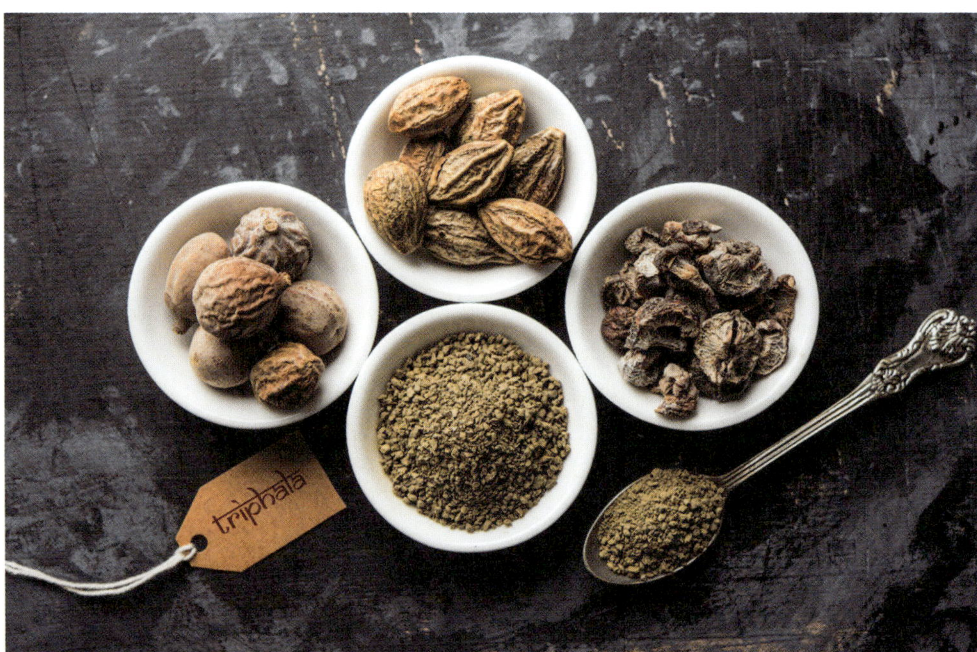

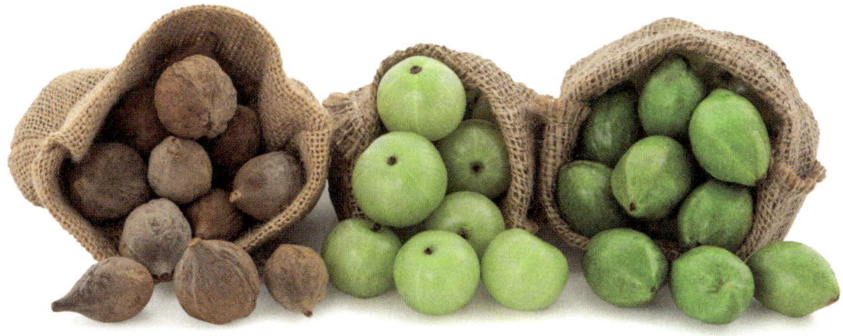

ANTI-AGING-WIRKUNG: AMLA & TRIPHALA – die drei Pulver der Ayurveda-Medizin

In der ayurvedischen Medizin werden Amla und Triphala schon seit Jahrhunderten eingesetzt. Diese sind auch wesentlicher Bestandteil meiner Lebensweise und aus meinem Alltag nicht mehr wegzudenken. Der traditionsreiche tropische Amlabaum trägt Stachelbeeren als Früchte, darum der Name „Indische Stachelbeere", und gilt als der Radikalfänger schlechtweg durch seinen hohen Gehalt an Vitamin C und Antioxidantien. Die Beeren werden innerlich wie äußerlich angewendet. Traditionell wird bei uns Amlapulver verkauft, aber in Indien sind auch der frische Saft sowie eine Vielzahl an Salben und alkoholischen Auszügen zu bekommen.

Zwei weitere Baumfrüchte zusammen ergeben das Triphala-Pulver, das für alle Menschentypen (Vata, Pitta, Kapha) ausgleichend wirkt. Es hat einen enormen Wirkungskreis: stressreduzierend, Antiaging-Effekt durch Antioxidantien und hohen Vitamin-C-Gehalt, leicht laxierend, verdauungsfördernd, ausgleichend und entgiftend und es wird auch bei Augenentzündungen sowie Zahnfleischproblemen eingesetzt. Die positive, verjüngende Wirkung auf Haut, Haar, Körper und Geist kann ich nicht genug loben! Nicht umsonst werden diese Baumfrüchte in Indien als Gottesgeschenke verehrt.

Ich verwende zwei Varianten. Einerseits Amlapulver pur für Haarseifen sowie das Amlaöl als Haarkur. Beides hat eine stärkende und anregende Wirkung auf Kopfhaut und Haarwuchs. Triphala wird traditionell als Tee verwendet und als Gewürz, aber auch direkt auf der Haut in Peelings. Die Haupteinsatzgebiete sind Hautunreinheiten und Akne. Es hat eine leichte stuhlerweichende Wirkung, dies sollte man schon wissen, aber grundsätzlich als Naturwirkstoff keine Nebenwirkungen. Dadurch wird es auch zur Gewichtsreduktion gerne eingesetzt.

Egal ob innerlich oder äußerlich angewendet muss ich nochmals die hohe Wirksamkeit betonen. Es regeneriert die Haut, nährt sie von innen und befreit uns von Giftstoffen. Beschenkt werden wir mit einem rosigen Teint und einem hohen Wohlbefinden. Medizinisch wird Triphala schon seit Langem eingesetzt bei Bluthochdruck, Cholesterin, Krebs und Hauterkrankungen, Atemwegserkrankungen u.v.m. Doch auch unsere einheimischen Beeren haben viel für uns zu bieten und können sehr gut mit der indischen Stachelbeere als Amlapulver kombiniert werden.

Wissenswert: *Diese Baumfrüchte werden in Indien als Gottesgeschenke verehrt.*

EINHEIMISCHE BEERENFRÜCHTE

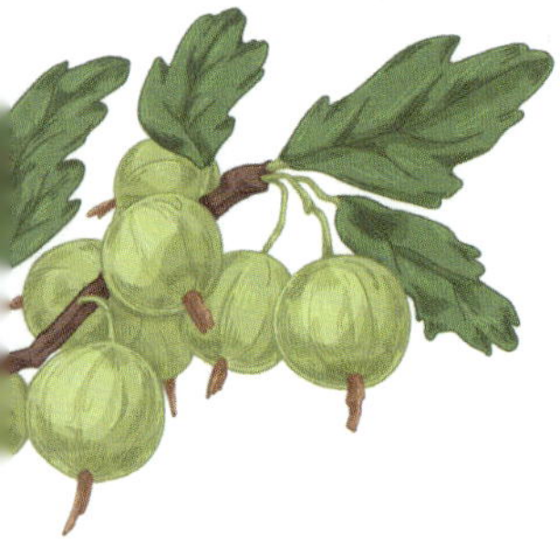

STACHELBEEREN
RIBES UVA-CRISPA

Wir kennen die Stachelbeeren noch aus unserer Kindheit, aus Omas Garten. Dann ist sie wie so vieles aus der Mode gekommen und darf heute wieder entdeckt werden. Die Stachelbeeren sind mit den Johannisbeeren verwandt und wurden ab dem 14. Jahrhundert in Europa vermehrt. Ursprünglich stammen sie aus dem Himalayagebiet.

Stachelbeeren liefern unserem Körper die wertvollen Vitamine A, B1, B2, B6, C, E und Kalium, Kalzium, Phosphor, Magnesium, Beta-Karotin sowie Ballaststoffe. Die Früchte wirken harnfördernd, helfen Blutfettwerte zu senken, unterstützen die Darmtätigkeit und haben eine talgregulierende Wirkung. Die Beeren können frisch gegessen oder zu Säften, Marmeladen, Salaten verarbeitet werden.

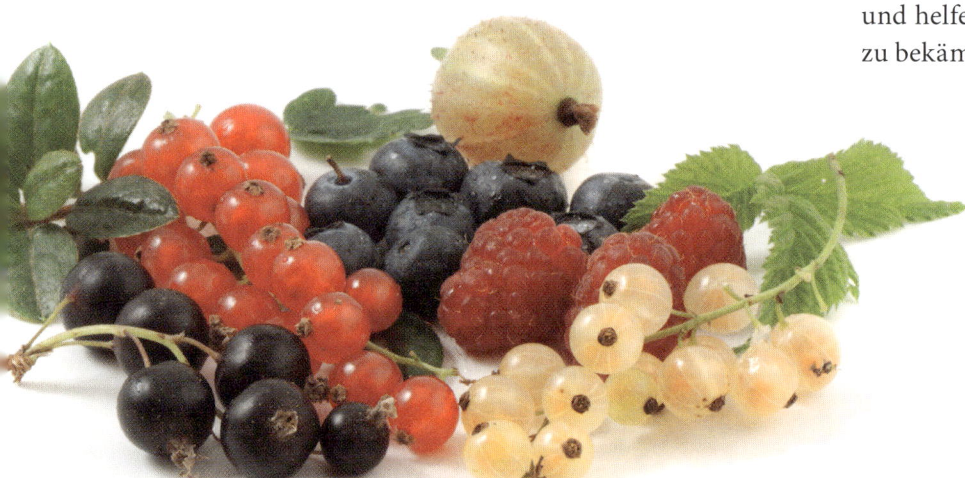

JOHANNISBEEREN
RIBES RUBRUM, RIBES NIGRUM

Ihr Name *Ribes rubrum* und *Ribes nigrum* erscheint zum ersten Mal bei Simon Januensis, Medizinkaplan in der Kurie des Papstes Nikolas IV um 1290, sie wurde in den Klostergärten gezüchtet. Sie galt als wichtige Nahrung und Medizin zugleich.

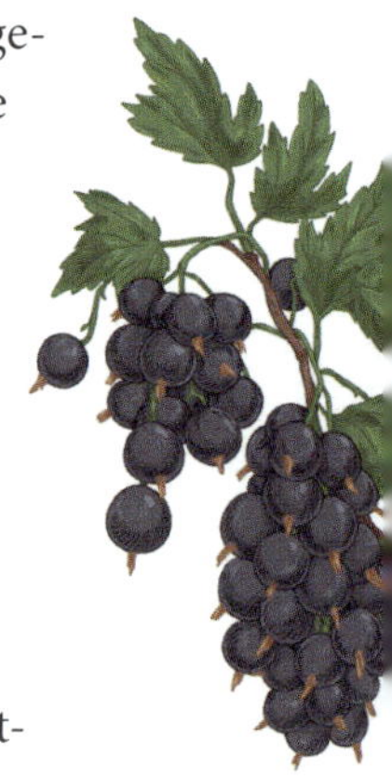

Johannisbeeren enthalten Kalium, zur Regulierung unseres Säure-Basenhaushaltes, Eisen für die Bildung des roten Blutfarbstoffes und den Sauerstoff-Transport im Körper, Vitamin C und Ballaststoffe. Diese Inhaltsstoffe brauchen wir beim Aufbau von Knochen, Zähnen, Bindegewebe, sie unterstützen die Lebensdauer von Zellen und Gewebe und helfen Entzündungsherde im Körper zu bekämpfen.

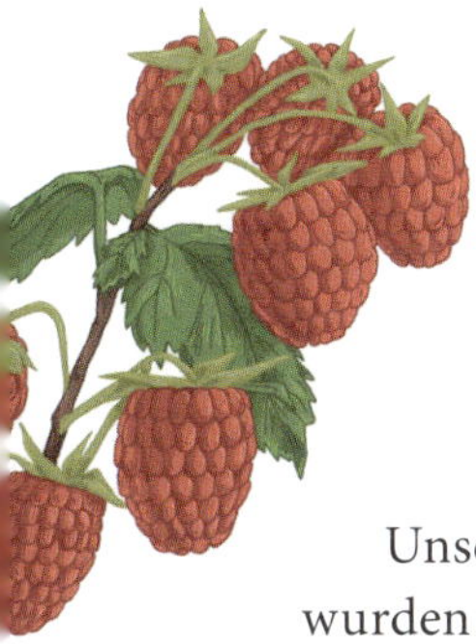

HIMBEEREN
RUBUS IDAEUS

Unsere heutigen Himbeeren wurden aus der wilden Waldhimbeere gezüchtet und einst vor allem in Klöstern vermehrt. Sie sind sehr nahrhaft, haben wenig Kalorien und sind somit auch gut für unsere Figur. Die Hautspannung wird durch den hohen Gehalt an Vitamin C gefördert, Eisen unterstützt eine gesunde Blutbildung, Magnesium, Kalium und Kalzium helfen Muskeln, Knochen und Nerven. Der entzündungshemmende Rotfarbstoff Rutin, der ebenfalls für gesunde Blutgefäße sorgt, erfrischt auch unseren Teint.

HEIDELBEEREN
VACCINIUM MYRTILLUS

Aus dem Spessart findet sich die Geschichte, dass dort einst eine schreckliche Hungersnot ihr Unwesen trieb. Die gläubigen Bewohner baten in ihrer Verzweiflung die Mutter Gottes im gemeinsamen Gebet um Hilfe. Kurz darauf verwandelten sich die Perlen der Rosenkranzketten der Betenden in blaue „Muttergottesbeeren“ – in Heidelbeeren.

Heidelbeeren enthalten viel Vitamin C, das unsere Haut von innen her aufpolstert und die Kollagenproduktion anregt. Sie enthalten Vitamin E, Kalium, Zink, Folsäure, Eisen, Gerbstoffe sowie Polyphenole. Unsere Zellen können sich dadurch sehr gut erneuern. Ihre dunkle Farbe verdanken sie den Anthocyanen. Dieser Farbstoff hat es in sich! Er schützt unsere Zellen vor vorzeitiger Hautalterung und Falten.

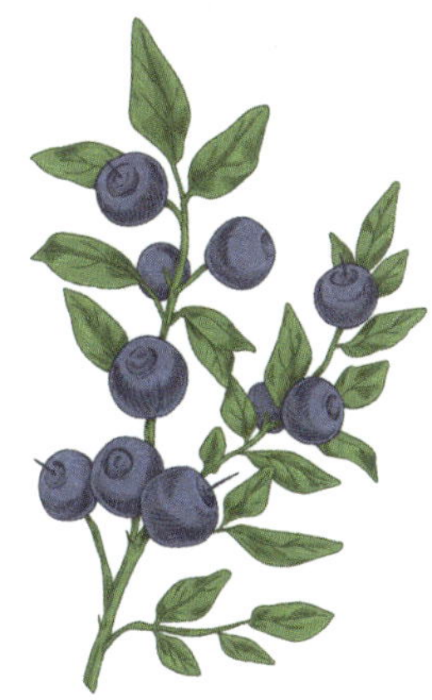

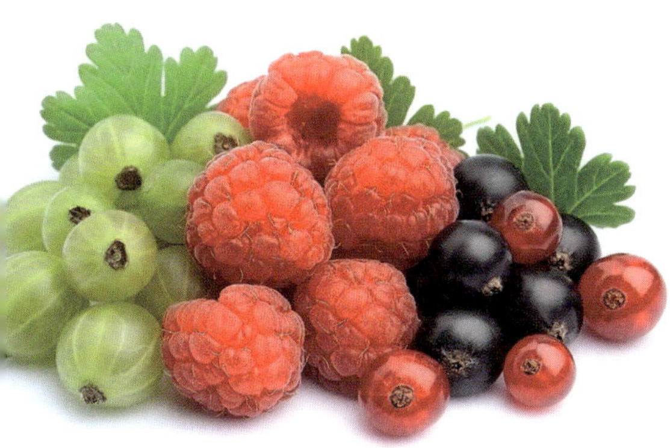

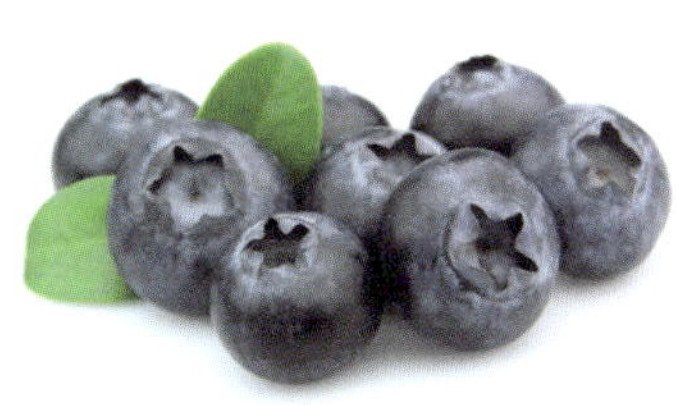

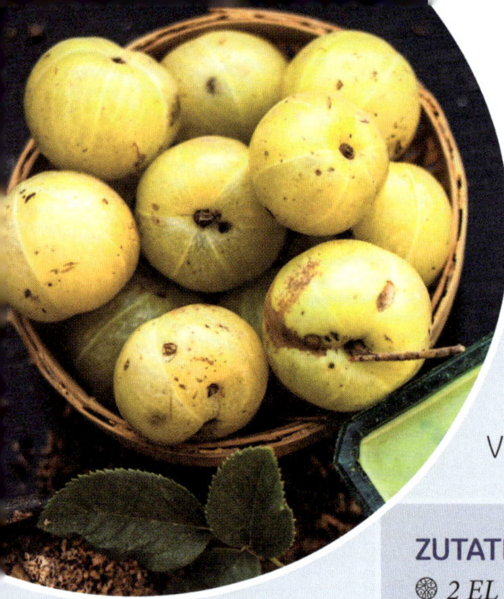

REZEPTE ZUR ÄUSSEREN ANWENDUNG:

Gesichtsmaske

Vitamin-C-Booster bei Akne und zur Tiefenreinigung

ZUTATEN:
- *2 EL saurer Rahm*
- *1 TL Honig*
- *1 TL Amla- oder Triphala-Pulver*

HERSTELLUNG:
Alle Zutaten mischen.

ANWENDUNG:
Gesicht kalt abwaschen und die Maske in Schichten auf das Gesicht und Dekolleté auftragen. Versuchen Sie die ganze Maske auf Ihre Haut aufzutragen. Zieht ganz tief ein und verschwindet fast auf Ihrer Haut. 30 Minuten einwirken lassen. Mit einem Mikrofasertuch und lauwarmem Wasser abnehmen.

Saurer Rahm ist eine der besten Substanzen, um Fältchen zu glätten und der Haut viel Feuchtigkeit zuzuführen. Amla schenkt uns das nötige Vitamin C für einen rosigen Teint.

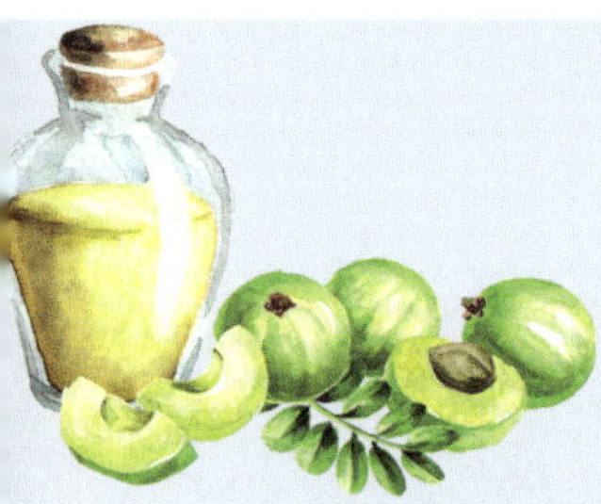

Dampfbad

Tiefenreinigung

1 EL Triphala in heißem Wasser auflösen und die Haut damit bedampfen.

Klärt und hilft Unreinheiten zu bekämpfen, Poren zu verkleinern und Akne gar nicht erst entstehen zu lassen.

Amlaöl – Haarölkur

Tipp:
Ab und zu 1 Tropfen Amlaöl in die Haarspitzen einarbeiten.

HERSTELLUNG:
Kopfhaut und Haare mit einem Pumpspray (Heilwasser) befeuchten. Amlaöl in das Haar und die Kopfhaut einarbeiten. 1–3 Stunden oder über Nacht, je nach Möglichkeit, einwirken lassen und danach wie gewohnt die Haare waschen. Ich wasche meine Haare max. 2 Mal pro Woche und einmal davon verwende ich diese Haarölkur.

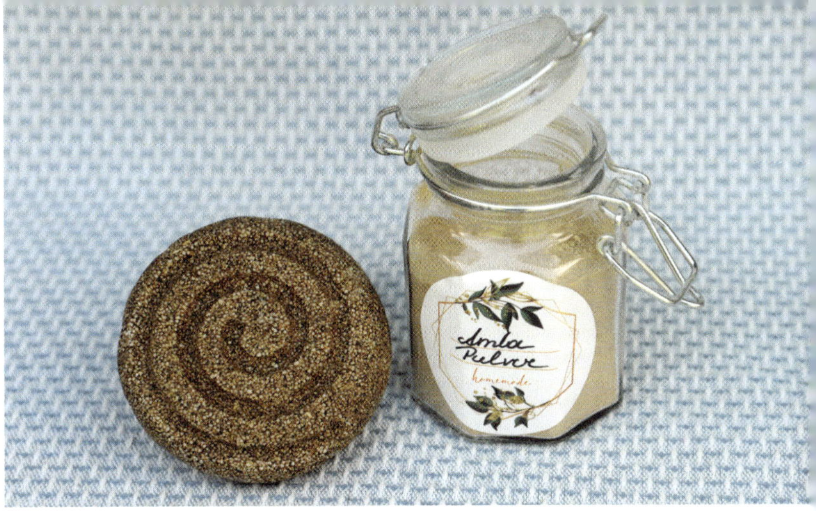

Haarseife mit Amlapulver

ZUTATEN:
- *9 EL SCS – Sodium Coco Sulfate*
- *½ TL Zitronensäure-Pulver*
- *2 TL Tonerde (Farbe nach Hauttyp siehe Kapitel Rohstoffe)*
- *4 EL Amlapulver*
- *3 TL Amlaöl + Wasser = 25 ml*
- *10 Tr. Rosenextrakt*
- *20 Tr. ätherisches Öl (z. B. Lavendel)*

HERSTELLUNG:
Alle Pulver in einer Schüssel mischen. Flüssigkeiten in einem kleinen Gläschen vermengen. Ätherische Öle dazugeben. Gummihandschuhe anziehen, Flüssigkeiten zum Pulver in die Schüssel geben und gut verkneten. Die Masse in Silikonformen drücken und fest pressen. Wird sehr schnell hart und ist sofort einsetzbar.

ANWENDUNG:
Haare gut nass machen. Die Seife kurz mit Wasser aufschäumen und mit kreisenden Bewegungen Haare und Kopfhaut damit waschen. Es entsteht ein herrlicher Schaum. Danach wie gewohnt abspülen und zur weiteren Pflege Saure Rinse oder einen Haarbalsam benutzen.

Wichtig:
Zitronensäure setzt den pH-Wert herunter auf 5,5. Bitte immer auf den pH-Wert achten. Unsere Haut verträgt Säure besser als Basen. Wenn der pH-Wert gut eingestellt ist, wird unsere Haut geschützt und trocknet nicht aus. Der Lipidfilm kann rasch wieder aufgebaut werden und unser natürlicher Schutz ist wieder hergestellt. Zu herkömmlichen Seifen mit einem pH-Wert von 8–9 würde ich Ihnen bei alternder Haut nicht raten.

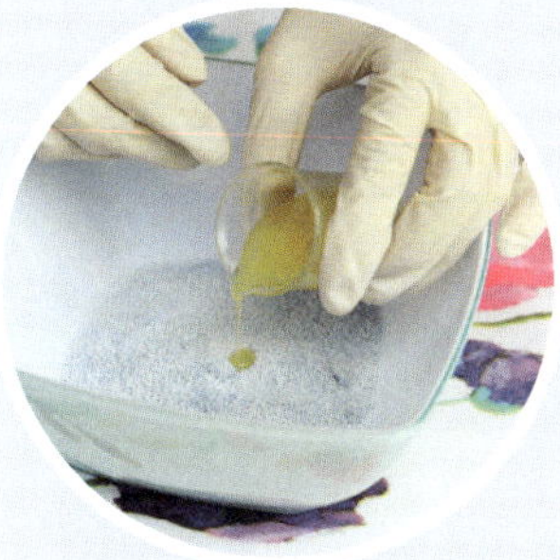

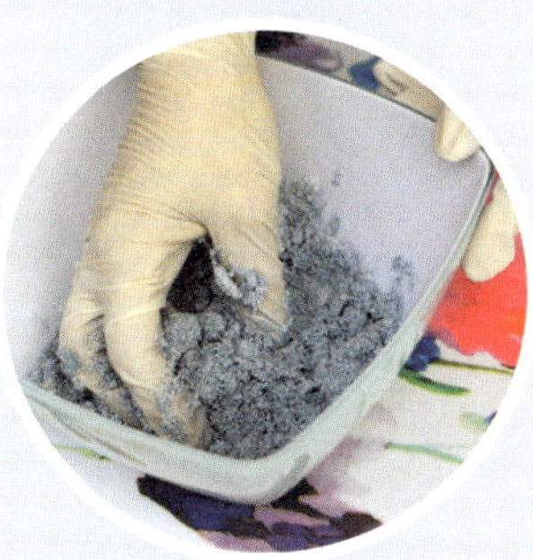

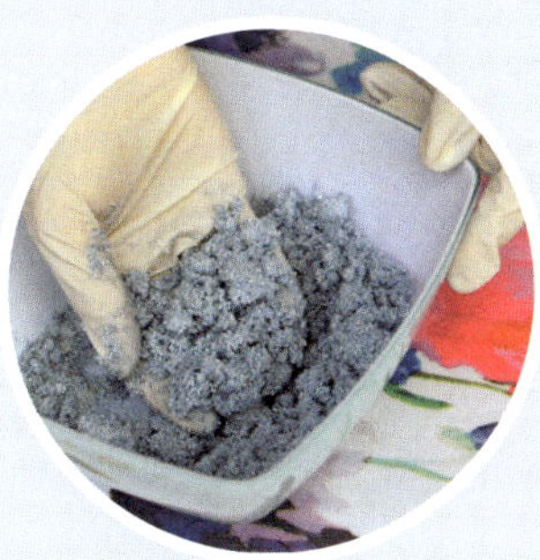

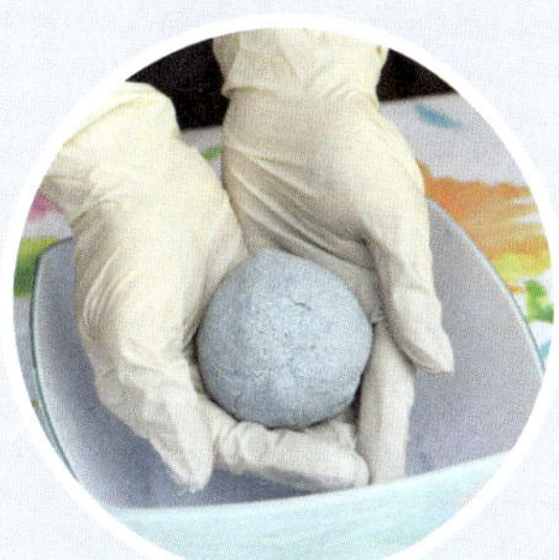

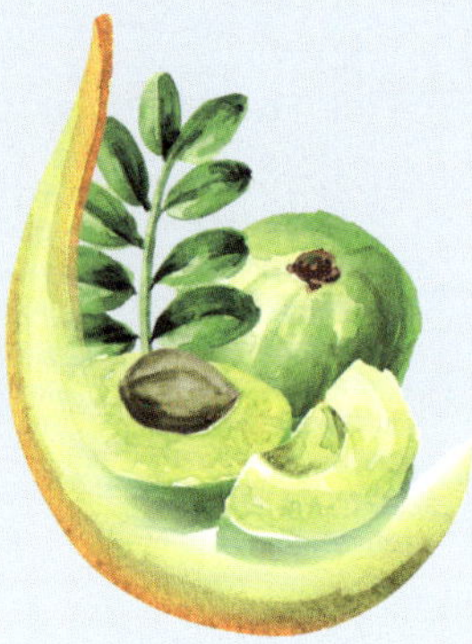

Peelingbar Amla oder Triphala + Kaffee

ZUTATEN:

- *20 g Kakaobutter*
- *7 g Tonerde (Farbe je nach Hauttyp siehe auch Kapitel Rohstoffe)*
- *10 g Amla- oder Triphala-Pulver*
- *50 g Kaffeesud*
- *4 g Fluidlecithin Super HT*
- *5 Tr. ätherisches Öl Palmarosa*

HERSTELLUNG

Kakaobutter in einem Feuerglas erwärmen.

Alle anderen Zutaten in einer kleinen Schüssel miteinander vermengen. Die flüssige Kakaobutter einrühren, alles gut miteinander vermischen und in eine Seifenform drücken.

1 Stunde im Kühlschrank aushärten lassen.

ANWENDUNG:

Das Peelingstück kurz unter warmes Wasser halten, damit sich die Pulver zu lösen beginnen. Sanft und ohne großen Druck in die Haut einarbeiten.

Kurz einwirken lassen, besonders Oberschenkel und Oberarme etwas intensiver massieren. Mit warmem Wasser abspülen. Ein Eincremen danach ist nicht notwendig.

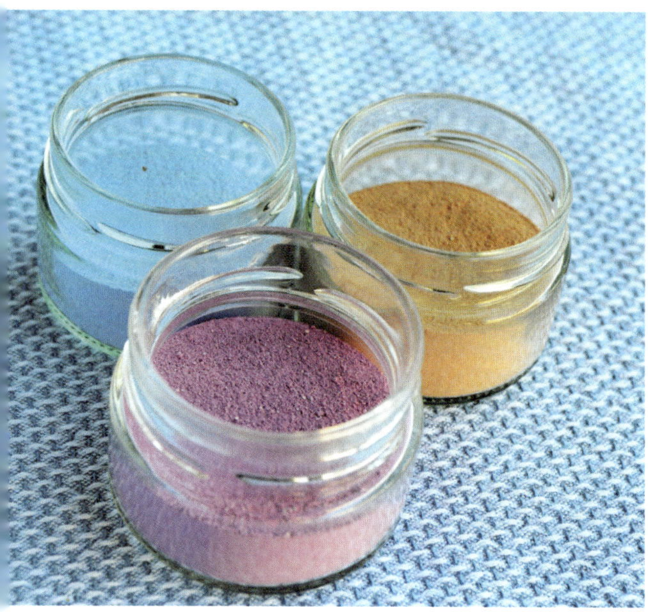

INFOS TONERDE – WELCHE FARBE KANN WAS?

- Grün: Allrounder, sehr gut für das Bindegewebe
- Lila: trockene und feuchtigkeitsarme Haut
- Rot: für unreine und fettige Haut – Zellulite, Vorsicht, kann färben
- Blau: für empfindliche Haut, reinigt sehr gut, Problemhaut Akne
- Gelb: für normale und Mischhaut, empfindliche Haut
- Weiß: empfindliche und reife Haut
- Rosa: für sehr sensible Haut

Ghee-Creme

Regenerierende Nachtcreme:

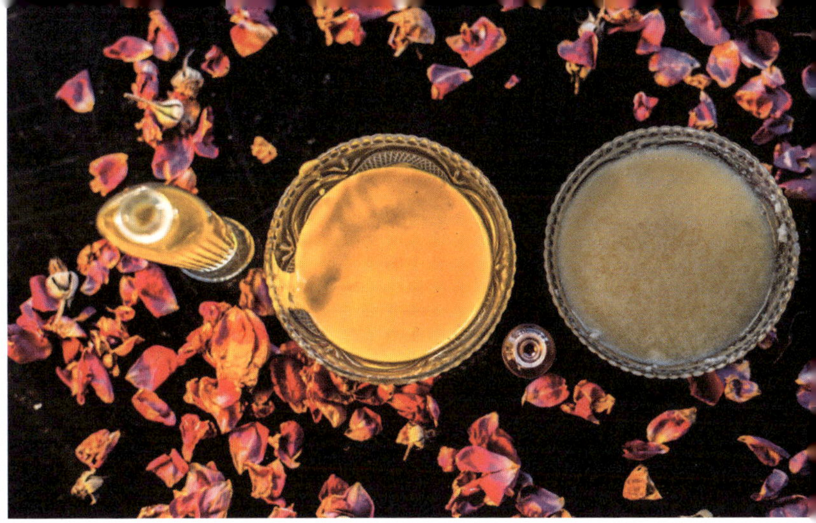

ZUTATEN:
- *100 g Ghee-Butterschmalz*
- *2 EL getrocknete Rosenblätter*
- *1 TL Triphala-Pulver*
- *1 EL Olivenbutter*
- *2 Tr. Ätherisches Rosenöl*

HERSTELLUNG:
Ghee schmelzen und heiß werden lassen. Die Rosenblätter hinzugeben. Es zischt ein wenig, dann stellen wir den Topf weg vom Herd, geben das Triphala-Pulver hinzu und lassen das Fett erkalten. Eine Nacht im Kühlschrank ziehen lassen.

Am nächsten Tag nochmals etwas erwärmen und das Öl durch einen Teefilter abfiltern. Die Olivenbutter hinzufügen, alles nochmals erwärmen und abfüllen.

2 Tr. ätherisches Rosenöl hinzufügen und im Kühlschrank aufbewahren. Mindestens 6 Monate haltbar.

ANWENDUNG:
Abends auf die gereinigte, noch feuchte Haut auftragen, einziehen lassen und den Rest mit einem Kosmetiktuch abtupfen.

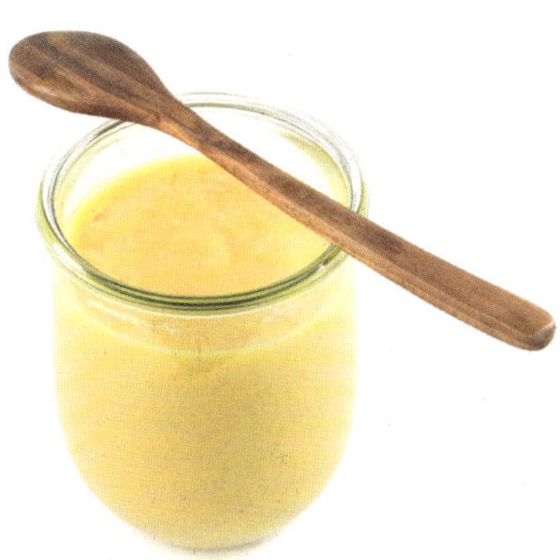

Ghee-Herstellung

Butterschmalz

250 g Butter in einem Topf erhitzen. Es beginnt sich Eiweiß vom Fett zu trennen. Wir stellen den Herd auf die geringste Stufe ein und schöpfen regelmäßig den Schaum vom Öl ab. Am Ende setzt sich das Eiweiß am Boden ab (Dauer je nach Herd 30 Minuten). Das Öl durch einen feines Sieb abseihen und im Kühlschrank aufbewahren. Sehr lange haltbar. Mindestens 6 Monate.

Tipp:
Ghee ist das Gold der Ayurvedischen Medizin und regeneriert die Haut sehr schnell.

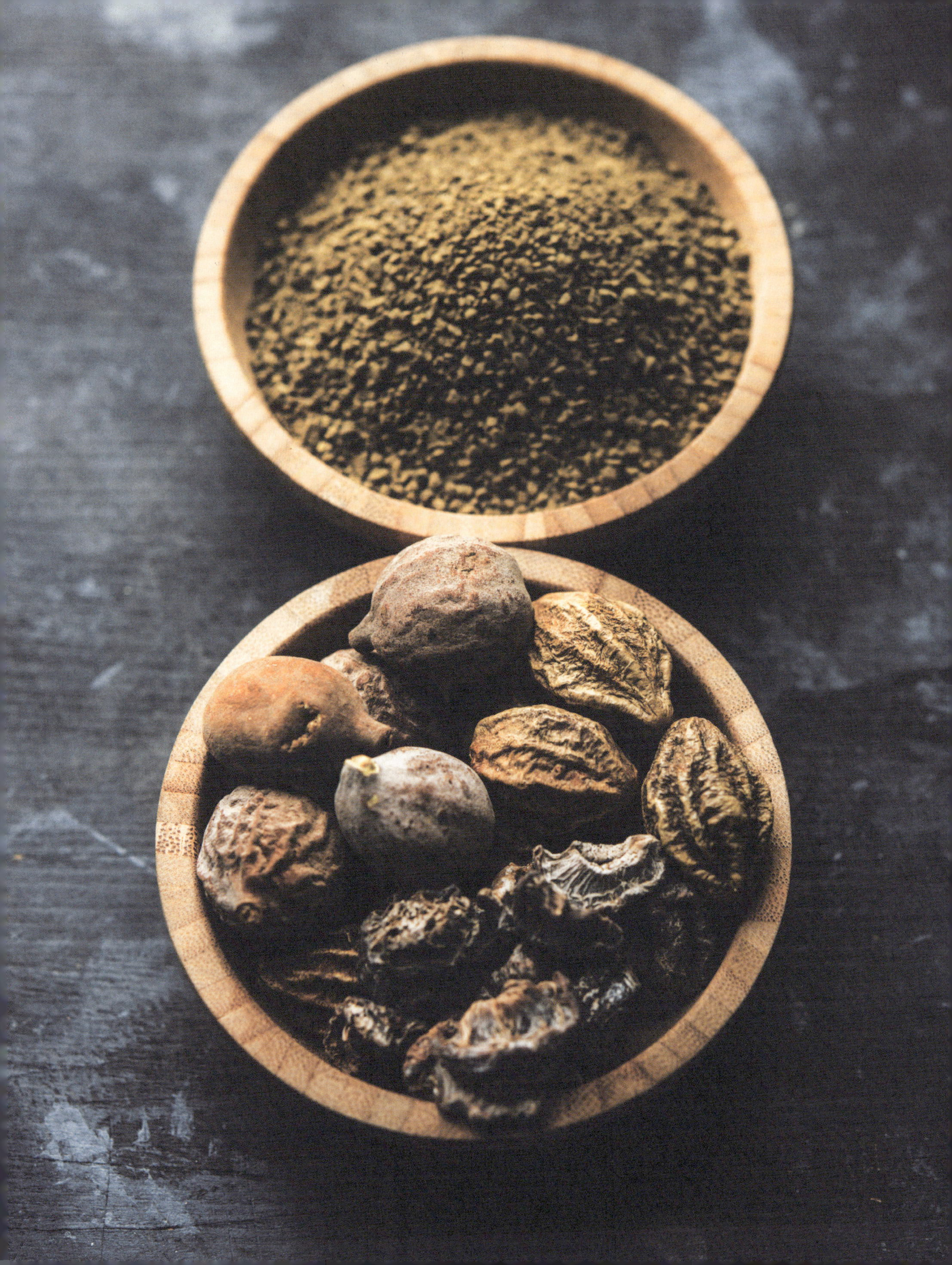

REZEPTE FÜR DIE INNERE ANWENDUNG:

Traditionelle Variante Triphala-Tee

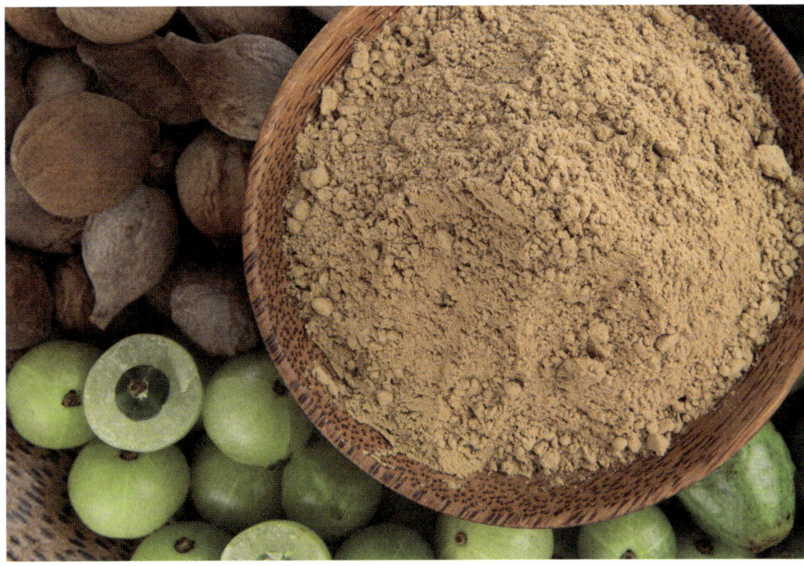

1 TL, ca. 3–5 g, Triphala-Pulver in heißem Wasser auflösen, kurz ziehen lassen und genießen. Wenn man mag, kann man den Tee auch mit Honig verfeinern, dann schmeckt es nicht so bitter.

Triphala-Pulver-Kapseln selber herstellen

Mein Tipp!

Ich persönlich empfinde beide Pulver als sehr, sehr bitter, darum habe ich mir angewöhnt, in der Apotheke Tablettenhüllen zu besorgen, die größte Sorte, die man bekommt. Diese befülle ich mit Pulver an.

Einnahme: ca. 2–5 g = 2 Tabletten, 1 Mal täglich abends eingenommen zusammen mit einem Glas heißem Wasser. Man kann bis zu 2 Mal täglich 2 Kapseln einnehmen.

Mir ist die abführende Wirkung aber viel zu stark. Sollte diese gewünscht sein, wie bei Diäten oder bei Problemen mit dem Stuhlgang, kann man diese Dosis sicherlich gut einsetzen.

ANWENDUNGSMÖGLICHKEITEN:

Am Morgen auf nüchternen Magen oder aber abends vor dem Zu-Bett-Gehen.

4–6 Wochen lang, dann eine Pause.

3–4 Mal im Jahr versuche ich die innere Anwendung in meinen Alltag einzubauen

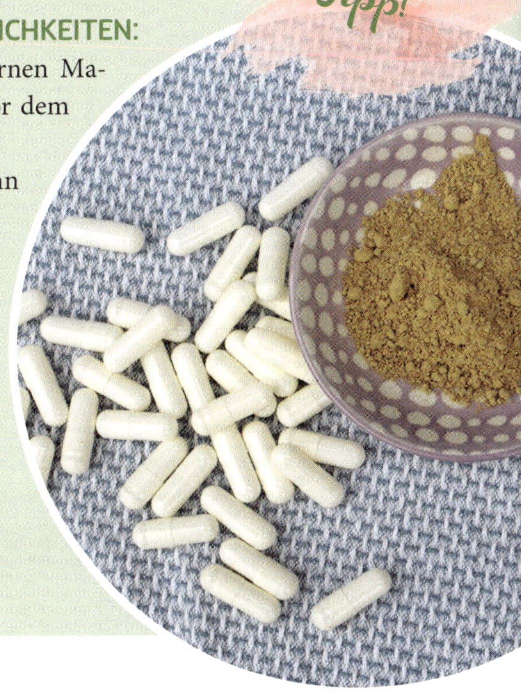

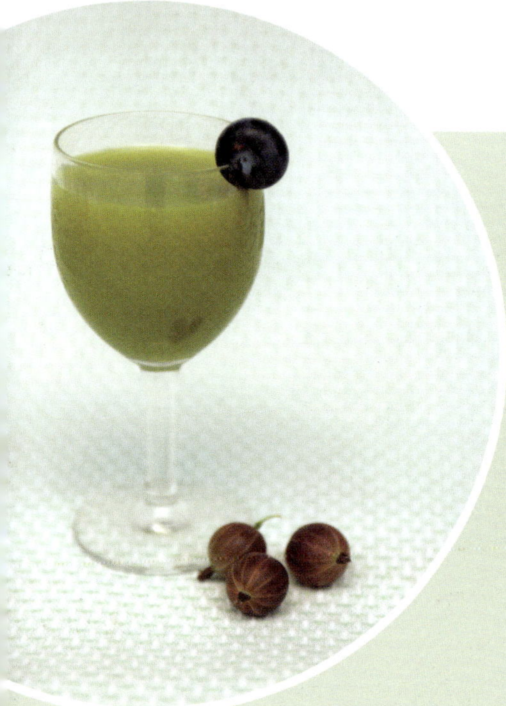

Sommerliches Getränk mit Amla und Heidelbeeren

ZUTATEN:

- *250 g Stachelbeeren*
- *1 EL Amlapulver*
- *1 EL Heidelbeeren*
- *½ Limette*
- *250 ml Wasser*

HERSTELLUNG:

Die Früchte waschen, aus der Limette den Saft herauspressen und die Früchte mit dem Limettensaft und dem Wasser mittels Pürierstab pürieren. Heidelbeeren vierteln und mit dem Amlapulver in das Sommergetränk geben, mit einer Heidelbeere dekorieren.

Sommerlicher Beerensalat

ZUTATEN:

- *50 g Stachelbeeren*
- *50 g Heidelbeeren*
- *50 g Johannisbeeren*
- *50 g Himbeeren*
- *1 EL Amlapulver*
- *1 große Zwiebel*
- *1 EL Öl*
- *125 ml Wasser*
- *1 EL Pinienkerne*
- *1 Pkg. Schafkäse*
- *Etwas Salz, Pfeffer*

HERSTELLUNG:

Die Beeren halbieren, die Zwiebel fein schneiden, die Pinienkerne grob zerkleinern, den Schafkäse würfelig schneiden und alle Zutaten miteinander vermischen.

In das Wasser Salz, Pfeffer, Amlapulver und das Öl mischen und über den Salat gießen – fertig ist die erfrischende Köstlichkeit.

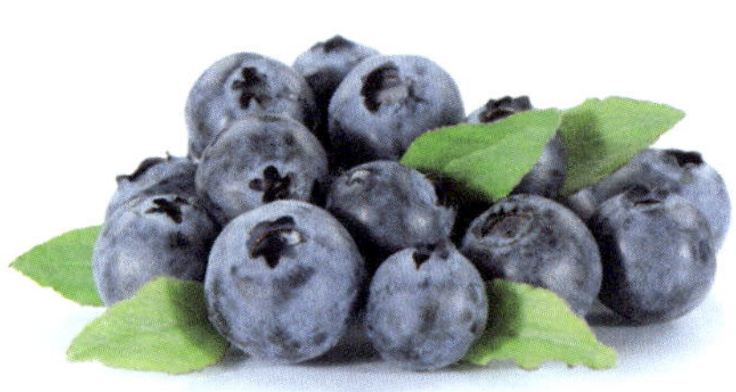

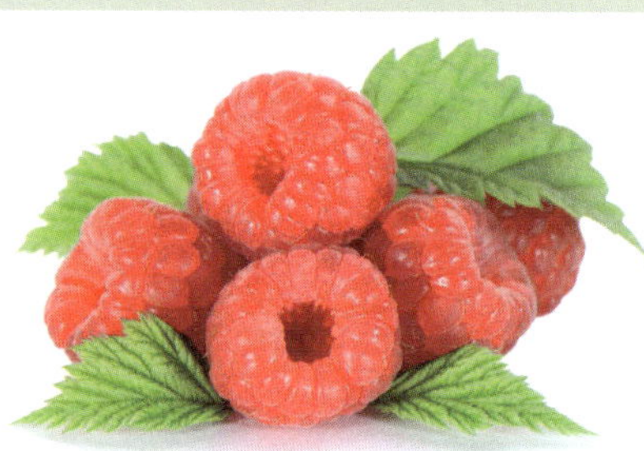

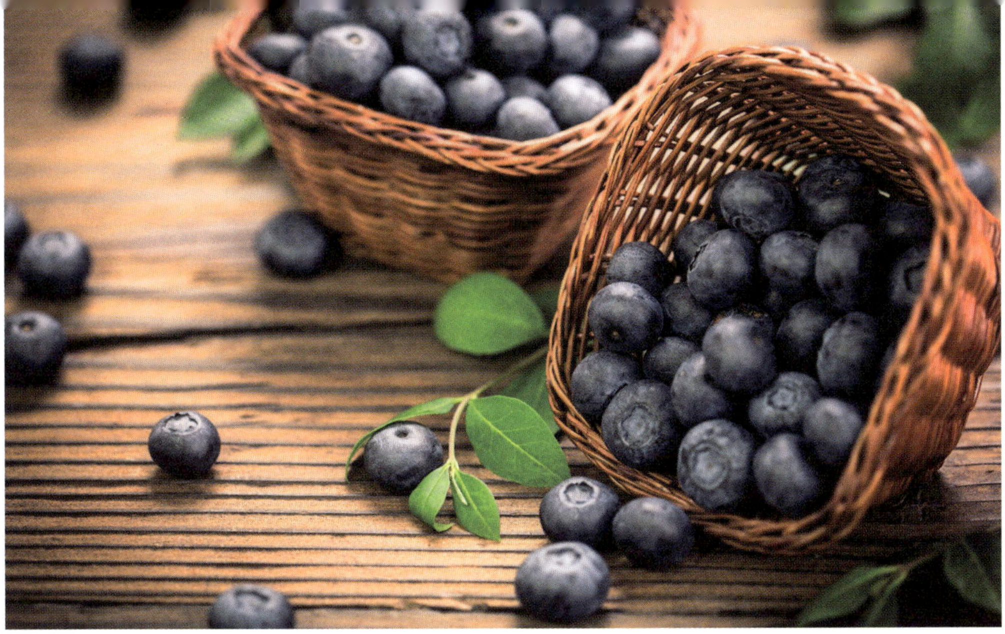

Sommerlicher Schönheitstraum

ZUTATEN:

- *100 g Himbeeren*
- *100 g Johannisbeeren*
- *100 g Stachelbeeren*
- *50 g Heidelbeeren*
- *1 EL Amlapulver*
- *400 g Topfen (Quark)*
- *1 Stk. Limette*
- *2 EL Honig*
- *150 g Joghurt*
- *1 EL Pistazien oder Pinienkerne*

HERSTELLUNG:

Die Früchte waschen, die Limette entsaften. Die Hälfte der Früchte samt Limettensaft mit dem Pürierstab pürieren. Topfen, Joghurt und Amlapulver vermischen, das Fruchtpüree einrühren, die zerkleinerten Nüsse und den Honig einrühren, in Schüsseln geben und die zweite Hälfte der Früchte darübergeben.

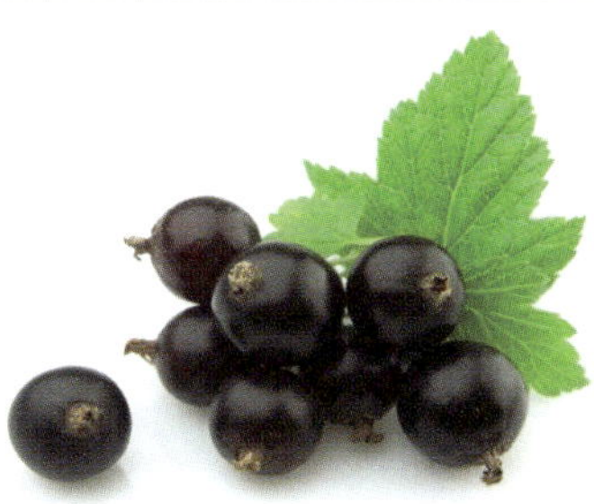

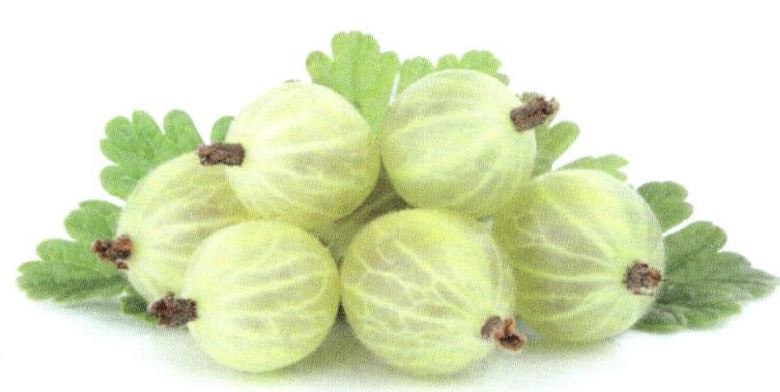

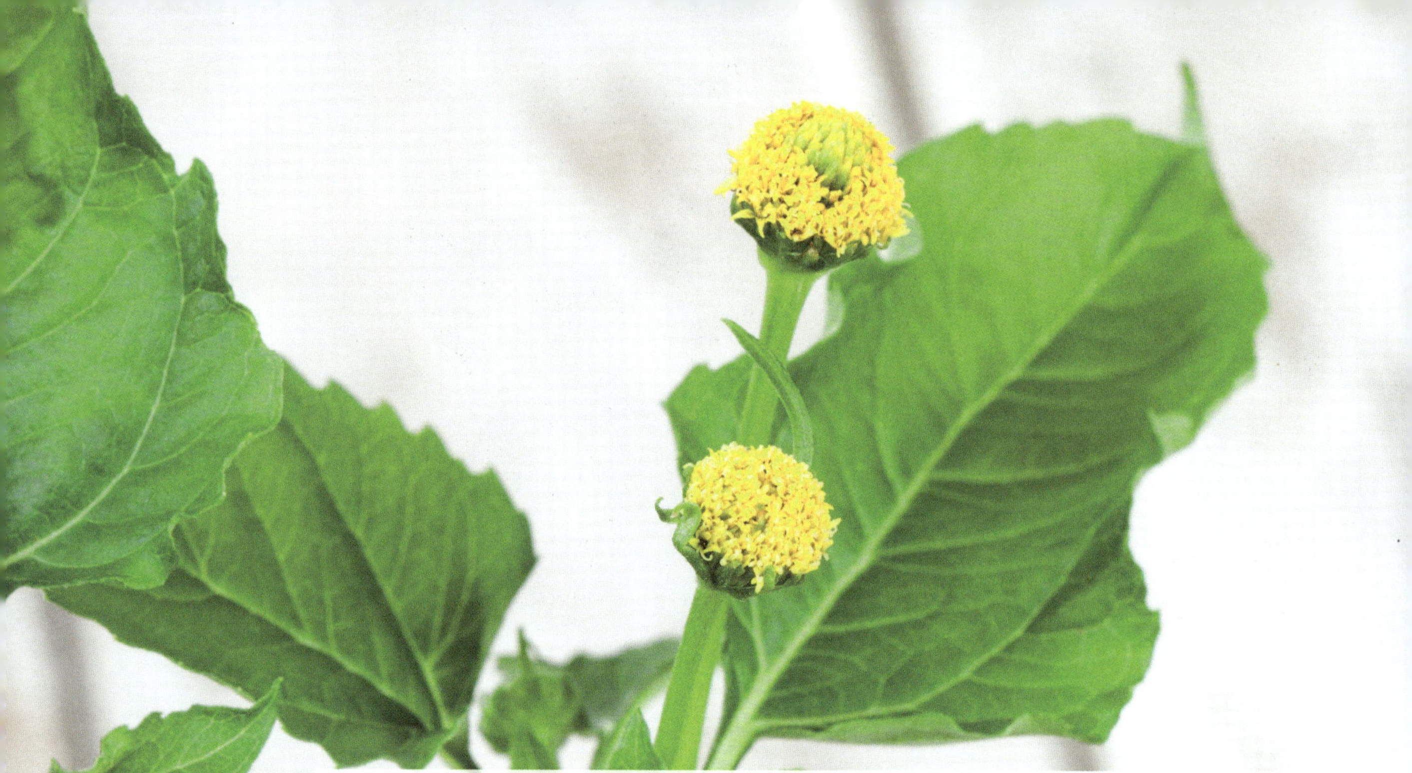

Parakresse

Natürliches Botox

PARAKRESSE GEGEN PILZINFEKTIONEN

Ein sehr lebenslustiger, heute bereits gebrechlicher Mann erzählte, dass er einst als Koch in aller „Herren Länder“ und auch auf Schiffen unterwegs war. Sein Beruf und sein Lebensstil haben ihm eine intakte Beziehung unmöglich gemacht, so hatte er Zeit seines Lebens stets kurzzeitig Partnerinnen.

AlseraufeinemSchiffangestelltwar,hatte er sich eine temperamentvolle Südamerikanerin angelächelt.

Zu jener Zeit plagte ihn im Gesicht eine Pilzinfektion, die einfach nicht weggehen wollte.

Die Dame nahm damals die Blätter der Parakresse, stieß sie zu einer breiartigen Masse und gab ihm die Masse direkt auf die betroffenen Hautstellen. Zu seinem Erstaunen war binnen ein paar Tagen alles verschwunden.

PARAKRESSE

SPILANTHES OLERACEA L.

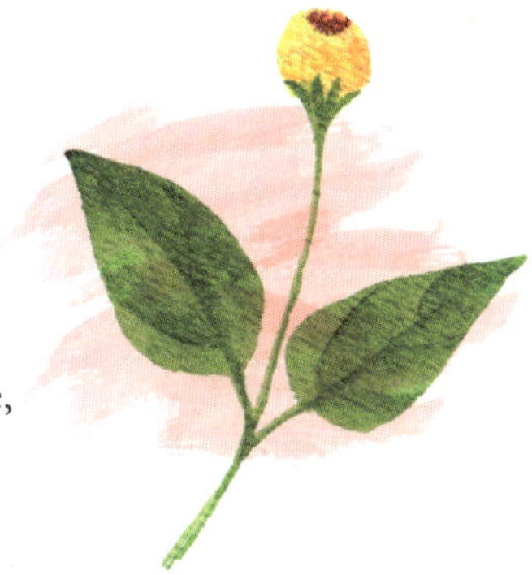

- Sammelzeitpunkt: das ganze Jahr je nach Anbau im Topf
- Gesammelt werden: Blätter und Blüten
- Wirkstoffe: ätherisches Öl, Gerbstoffe, Spilanthol, Harze, Cerotinsäure, Phytosterol
- Vorkommen: Südamerika

ANTI-AGING-WIRKUNG:

Parakresse oder Jambù wurde, bevor ihre Wirkung auf die Haut entdeckt wurde, hauptsächlich gegen Zahnschmerzen, rheumatische Beschwerden und Asthmaleiden eingesetzt. In Südamerika wird sie zum Kochen verwendet und man weiß ihre entzündungshemmende Wirkung zu schätzen. Äußerlich angewendet hilft uns der Inhaltsstoff Spilanthol unseren Kollagenaufbau zu aktivieren. Er lähmt unsere Muskeln etwas, darum auch die Bezeichnung „natürliches Botox". Unsere Gesichtszüge wirken dadurch sofort entspannter. Die Pflanze führt zu einem gestrafften, frischeren und geglätteten Hautbild.

Ich baue dazu die Parakresse auf meinem Fensterbrett an. Dies ist das ganze Jahr über möglich und funktioniert einwandfrei. So kann ich sie frisch in meine Gesichtsmaske geben oder für Salate und Suppen verwenden.

Auf der Haut hinterlässt Parakresse ein etwas prickelndes Gefühl, das aber nicht unangenehm ist. Innerlich eingenommen ist sie ein wenig wie Brausepulver und hat dazu auch eine gewisse Schärfe. Parakresse ist für mich Spezialpflege, die ich nicht immer anwende, sondern 1–2 Mal pro Woche zusätzlich. Gesichtsmasken sind daher eine gute Variante, um zur herkömmlichen Pflege die Haut zusätzlich mit Nährstoffen zu versorgen.

Wenn Sie möchten, können Sie aber in jedes der Rezepte in diesem Buch, wo Extrakte beigemengt sind, auch das Parakresse-Extrakt verwenden.

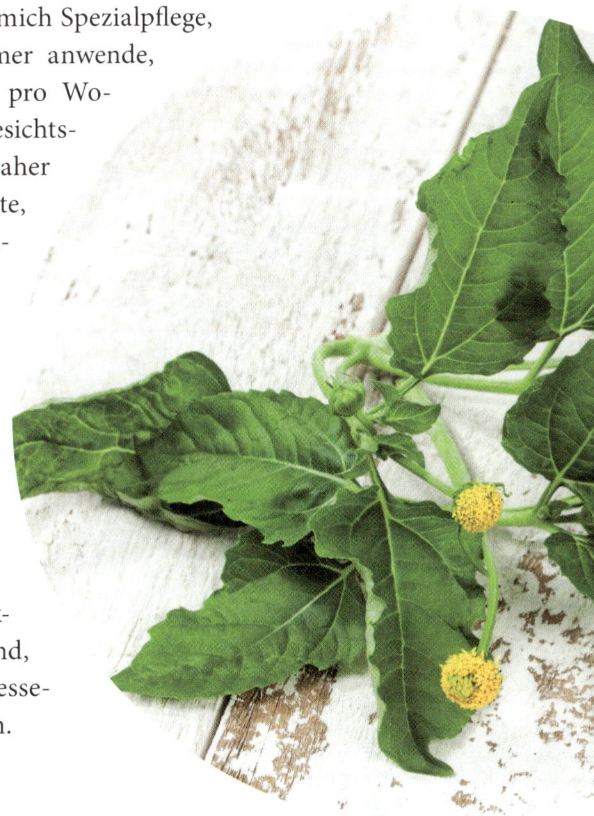

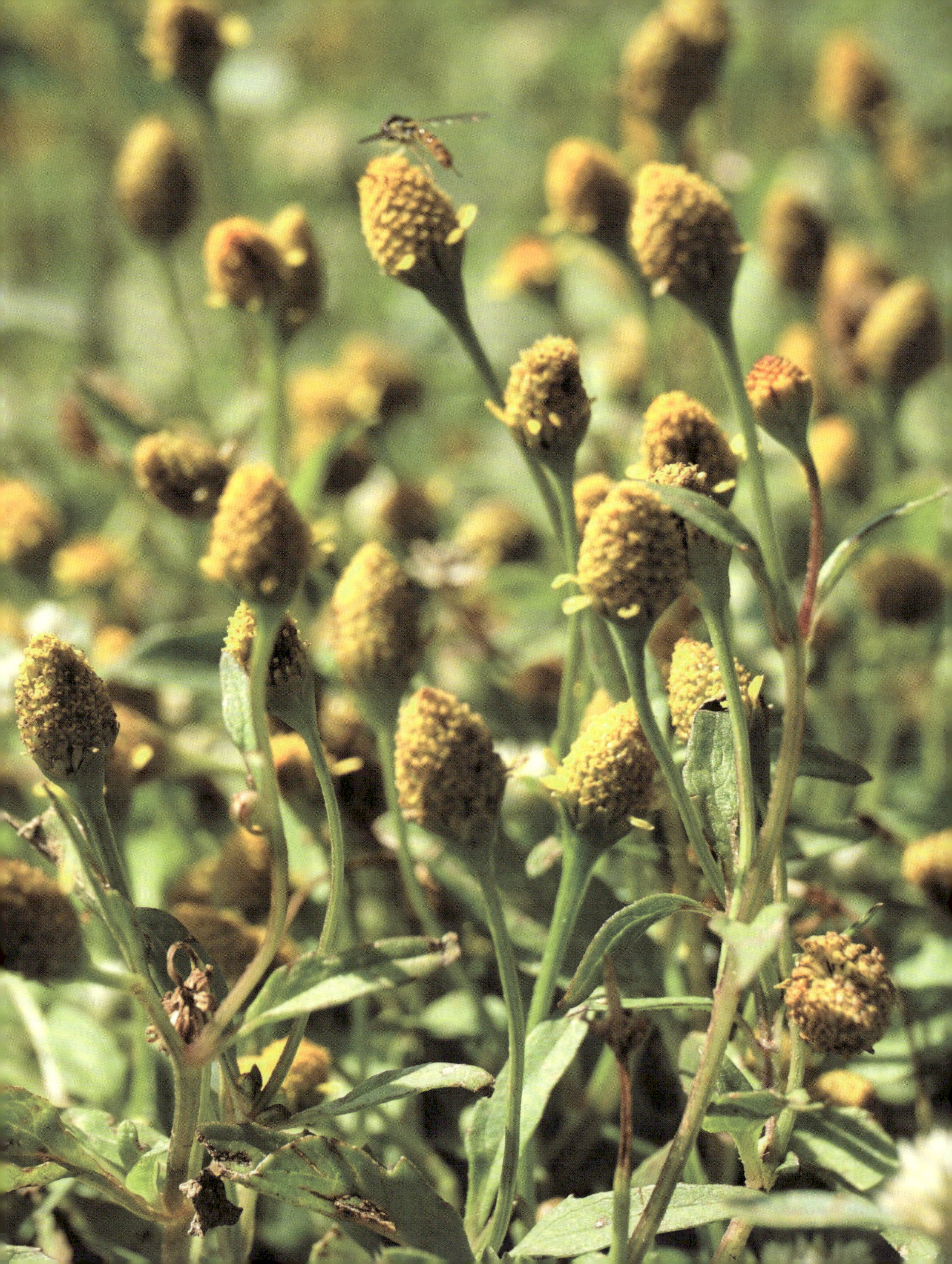

WELCHE GRUNDPRODUKTE KÖNNEN WIR ZUR WEITEREN VERWENDUNG HERSTELLEN:

MÖGLICHKEITEN VON AUSZUGSVERFAHREN,
UM PFLANZENINHALTSSTOFFE OPTIMAL ZU NUTZEN.

Parakresse-Extrakt

Zur Weiterverarbeitung in Cremen, Mizellenwasser, Tonics u.v.m.

Extrakte sind Alkohol-Wasser-Auszüge aus Pflanzen, um diese zur Weiterverarbeitung in Cremen, Mizellenwasser, Tonics u.v.m. verwenden zu können. Glycerin ist ein toller Alkohol für unsere Haut und trocknet sie nicht aus.

Die gesammelten und leicht angetrockneten Blütenblätter werden mit 25–30 % (30 ml) abgekochtem Wasser übergossen. 65–70 % (70 ml) Glycerin wird dazugemischt und 10 Tage auf dem schattigen Fensterbrett ausgezogen.

Faustregel: Je feuchter die Pflanzen sind, desto weniger Wasser und desto mehr Glycerin. Jeden Tag schütteln, damit die Flüssigkeit die Wirkstoffe gut lösen kann. Danach filtern wir die Lösung zwei Mal durch einen Papierteefilter ab, um alle Rückstände und Schwebstoffe zu entfernen. Desinfizieren Sie Ihr Glas und füllen Sie die Flüssigkeit ein. Das Extrakt ist mindestens 1 Jahr haltbar.

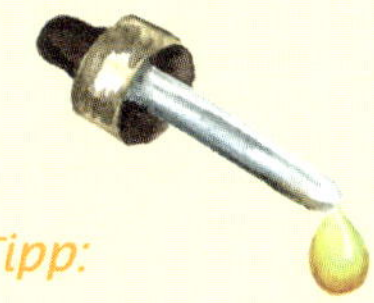

Tipp: *Pipettengläschen sind ideal!*

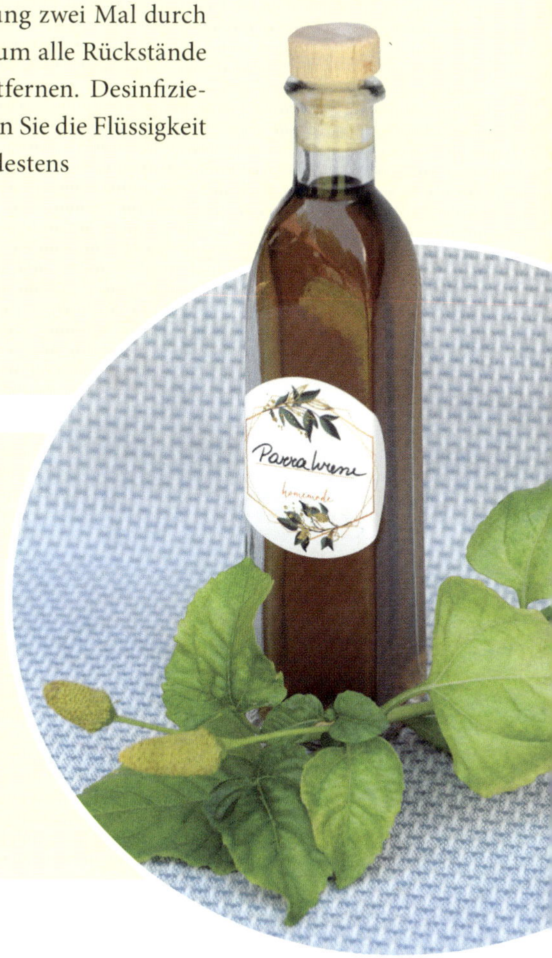

Parakresse-Essig

Zur Weiterverwendung in Salaten und Tonics

⅓ angetrocknete Parakresse mit ⅔ Apfelessig oder Weinessig übergießen und 14 Tage lang auf der halbschattigen Fensterbank ausziehen. Durch ein feines Teesieb abfiltern. Verschließen und dunkel aufbewahren. Mind. 1 Jahr haltbar.

REZEPTE ZUR ÄUSSEREN ANWENDUNG:

Gesichtswasser

Tipp:
Ectoin® pflegt sehr empfindliche Haut und gerade im Sommer bei starker Sonneneinstrahlung schützt es uns vor Feuchtigkeitsverlust! Siehe auch Kapitel Rohstoffe.

ZUTATEN:

- *50 g Fruchtsaft (z. B. Apfel, Granatapfel)*
- *100 g Aloe-Vera-Gel*
- *1 ½ TL Parakresse-Essig*
- *3 g Ectoin® (in etwas Glycerin vorlösen)*
- *20 Tr. Parakresse-Extrakt*
- *8,5 g Pentylene Glycol*

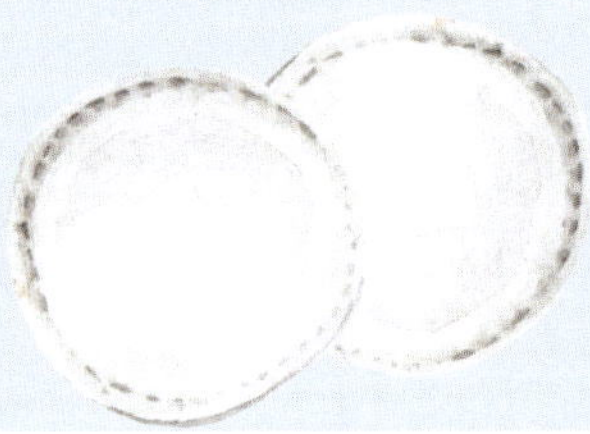

HERSTELLUNG:

Ectoin® vorgelöst in Aloe-Vera-Gel einrühren und alle weiteren Inhaltsstoffe gut vermischen. Wir belassen den pH-Wert im sauren Bereich und konservieren mit Pentylene Glycol. Haltbarkeit 4 Monate.

ANWENDUNG:

Reinigen Sie vorab Ihr Gesicht. Tragen Sie die Flüssigkeit mit einem feuchten Tuch oder einem Wattebausch auf das Gesicht und Dekolleté auf. Kurz einziehen lassen! Das Gesicht wird tonisiert, gestrafft, die Poren verfeinert und kleine Fältchen wirken glatter. Ideale Pflege vor der Hautcreme, aber auch zur Erfrischung der Haut zwischendurch!

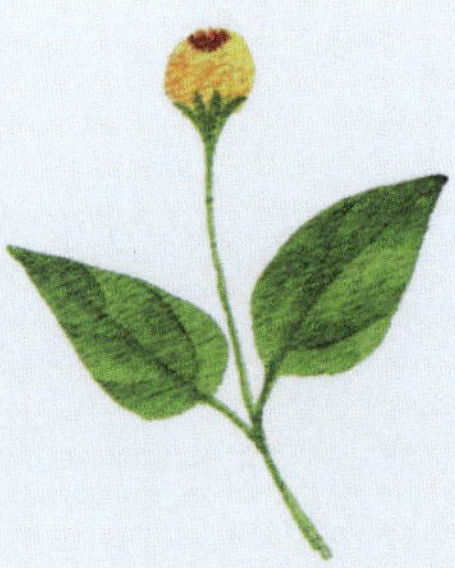

Parakresse-Hyalurongel

ZUTATEN:

- *0,6 g Hyaluronsäure*
- *6 g Glycerin*
- *60 g Rosenhydrolat oder Heilwasser*
- *20 Tr. Wildrosenöl*
- *30 Tr. Parakresse-Extrakt*
- *10 Tr. Bakuchiöl*
- *2 g Fluid Lecithin Super HT*
- *5 g Pentylene Glycol*

HERSTELLUNG:

Hyaluronsäure mit Glycerin mischen und unter ständigem Rühren das Heilwasser oder Hydrolat eingießen. Sollten sich Klümpchen bilden, das Gel durch ein feines Sieb streichen. Etwas quellen lassen.

Danach die Wirkstoffe & Öle sowie Fluid Lecithin Super HT einarbeiten und konservieren. Haltbarkeit 4 Monate.

ANWENDUNG:

Nach der Reinigung auf das Gesicht auftragen. Kann als Zusatzpflege oder als Unterlage vor dem Make-up verwendet werden.

Gesichtsmaske

für trockene Haut, mildert Trockenheitsfältchen

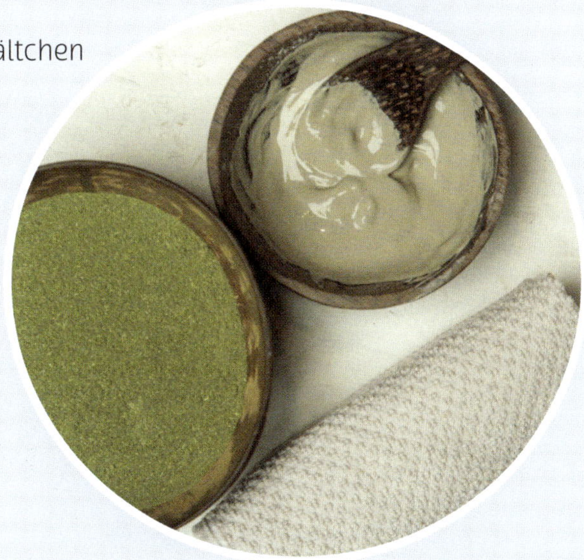

ZUTATEN:

- *2 EL saurer Rahm*
- *1 TL Honig*
- *1 TL grüne Heilerde*
- *30 Tr. Parakresse-Extrakt*
- *Es kann auch etwas frische Parakresse zugemischt werden.*

HERSTELLUNG:

Alle Zutaten mischen.

ANWENDUNG:

Gesicht kalt abwaschen und die Maske in Schichten auf das Gesicht und Dekolleté auftragen. Versuchen Sie die ganze Maske auf Ihre Haut aufzutragen. Zieht ganz tief ein und verschwindet fast auf Ihrer Haut. 30 Minuten einwirken lassen. Mit einem Mikrofasertuch und lauwarmem Wasser abnehmen. Saurer Rahm ist eine der besten Substanzen, um Fältchen zu glätten und der Haut viel Feuchtigkeit zuzuführen!

Schüttelbalsam

für trockene Haut, mildert Trockenheitsfältchen

ZUTATEN:

- *25 g Öl je nach Hauttyp*
- *22,5 g abgekochtes kühles Heilwasser oder Pflanzenwasser (Hydrolat)*
- *20 Tr. Parakresse-Extrakt*
- *2,5 g Pentylene Glycol*

HERSTELLUNG:

Alle Zutaten mischen und in einen Pumpzerstäuber füllen. 4 Monate haltbar.

ANWENDUNG:

Gut schütteln. Dadurch entsteht eine weiße Lotion, die sich sehr fein auf das Gesicht auftragen lässt.

Tipp:

Schüttelbalsame sind tolle Versionen für die schnelle Herstellung von Hautpflege ohne lästiges und langes Rühren!

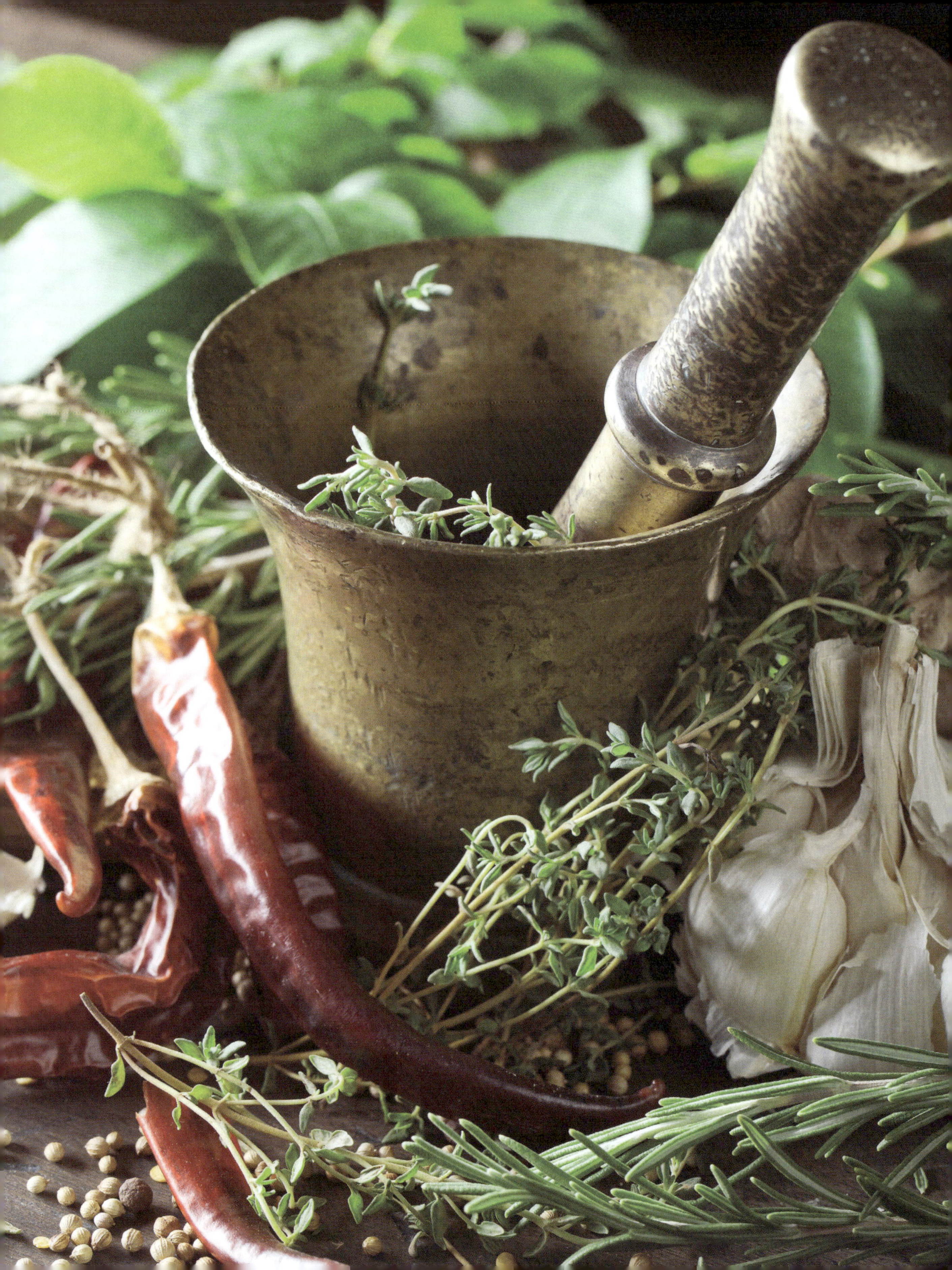

REZEPTE ZUR INNERLICHEN EINNAHME

Kräutersalz

Parakresse eignet sich hervorragend für ein köstlich-aromatisches Kräutersalz, sowohl zum Selbstverwenden als auch als schönes Geschenk.

HERSTELLUNG:

Hierzu nimmt man 10 g Parakresse und 100 g gutes Salz, ich verwende gerne das österreichische Bergkernsalz oder das handgeschöpfte Meeressalz aus Portoroz. Das Kräutersalz mit Parakresse soll aufgrund der leicht flüchtigen Inhaltsstoffe der Kresse nicht im Backrohr getrocknet werden! Die Parakresse für ein paar Stunden bei Zimmertemperatur zum Trocknen auflegen. Danach mit der Küchenmaschine fein vermahlen, mit dem Salz vermischen und in Gläser abfüllen.

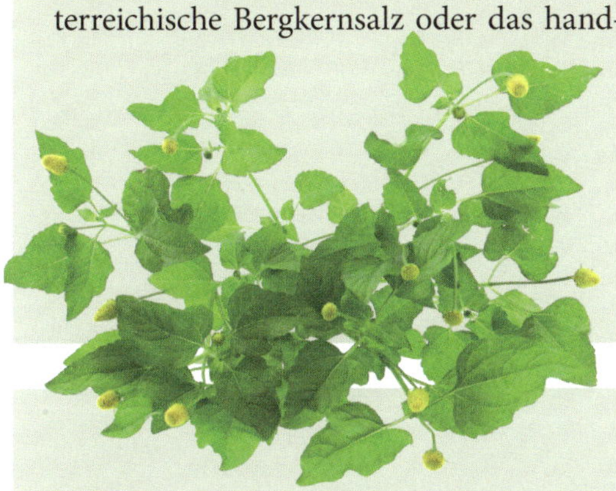

Petersilsuppe mit Parakressenockerl

ZUTATEN:

- *1 Stk. mittelgroße Petersilienwurzel*
- *1 Bund Grün der Petersilie*
- *1 große Zwiebel*
- *1 EL Parakresse*
- *1 große Kartoffel*
- *1 l Gemüsebrühe*
- *50 g Parmesan*
- *50 g Grieß*
- *2 Eidotter*
- *150 g Topfen (Quark)*
- *100 g Schlagobers (Süßer Rahm)*
- *etwas Muskatblüte (Macis), Salz, Olivenöl*

HERSTELLUNG:

Die Kartoffel, Petersilienwurzel und die Zwiebel in kleine Stücke schneiden und in dem Olivenöl anschwitzen lassen, mit der Gemüsebrühe aufgießen und köcheln lassen, bis die Kartoffel und die Petersilienwurzelstücke weich sind. Mit dem Pürierstab fein pürieren, das Schlagobers und das Petersiliengrün hinzugeben und noch einmal kurz pürieren.

Den Topfen mit dem Grieß, Parmesan, Eigelb, der fein geschnittenen Parakresse, Salz und Muskatblüte gut vermischen. Wasser am Herd salzen, aufkochen lassen und mit einem Löffel aus der Masse kleine Nocken ausstechen und im Salzwasser ziehen lassen, bis sie aufschwimmen – ca. 5 Minuten. Die fertigen Nockerl mit der Suppe servieren.

Brause-Fritatten

Parakresse-Pfannkuchen

ZUTATEN:

- *1 EL Parakresse*
- *170 g Mehl*
- *4 Stk. Eier*
- *300 ml Milch*
- *25 g Fett*
- *etwas Salz*

HERSTELLUNG:

Die Milch mit den Eiern gut aufschlagen, das Mehl und etwas Salz hinzufügen und gut durchschlagen, die Parakresse hinzugeben und erneut durchrühren. In einer Pfanne etwas Fett schmelzen lassen, eine dünne Schicht des Teiges eingießen und backen. Sobald die Palatschinke goldgelb ist, herausnehmen und so viele Palatschinken machen, bis der Teig verbraucht ist. Die abgekühlten Palatschinken in möglichst feine Streifen schneiden und in Suppen servieren.

Kartoffelsuppe mit Parakresse

ZUTATEN:

- *10 Stk. mittelgroße Kartoffeln*
- *3 Stk. Karotten*
- *2 Stk. Petersilienwurzeln*
- *1 große Zwiebel*
- *1 Zehe Knoblauch*
- *1 Lorbeerblatt*
- *1 TL Parakresse*
- *1 l Wasser*
- *2 EL Öl*
- *Etwas Salz, Pfeffer, Kümmel, Majoran*

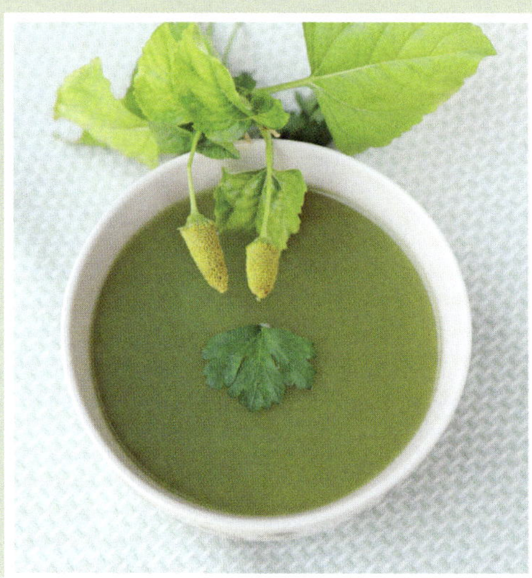

HERSTELLUNG:

Die Kartoffeln schälen und mit den Karotten und Petersilienwurzeln in kleine Stücke schneiden. Die Zwiebel fein schneiden und im Fett anschwitzen, die Kartoffel-, Karotten- und Petersilienwurzelstücke hinzugeben und glasig werden lassen, danach mit dem Wasser aufgießen, das Lorbeerblatt und die fein geschnittene Knoblauchzehe hinzufügen, mit Pfeffer, Kümmel und Majoran würzen und köcheln lassen, bis alle Teile schön weich sind, danach die Parakresse und das Salz hinzufügen und servieren.

Parakresse-Feldsalat

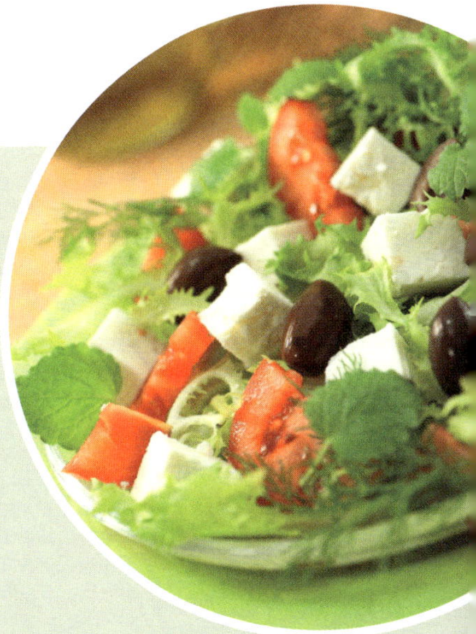

ZUTATEN:

- *300 g Feldsalat*
- *1 große Zwiebel*
- *6–8 kleine Tomaten*
- *1 Paprika*
- *1 Zehe Knoblauch*
- *1 EL Parakresse*
- *1 Stk. Zitrone*
- *5 EL Olivenöl*
- *4 EL Oliven*
- *1 Pkg. Ziegen- oder Schafkäse*
- *2 EL milder Essig*
- *1 TL Senf*
- *Etwas Salz, Pfeffer, Zucker (Honig), Thymian, Oregano*

HERSTELLUNG:

Zwiebel und Paprika klein schneiden, die Tomaten und Oliven halbieren, den Käse würfeln, den Salat waschen und alles in eine Schüssel geben. Die Zitrone entsaften, Essig, Senf, Salz, Pfeffer, Thymian, Oregano, Olivenöl, Parakresse und die klein geschnittene Knoblauchzehe vermischen und über den Salat gießen.

Parakresse-Sauce

ZUTATEN:

- *1 EL Parakresse*
- *1 große Zwiebel*
- *1 EL Öl*
- *65 ml Schlagobers (Süßer Rahm)*
- *500 ml Gemüsebrühe*
- *1 EL milder Essig*
- *Etwas Mehl, Salz und Pfeffer*

HERSTELLUNG:

Die Zwiebel und die Parakresse in kleine Stücke schneiden. Die Zwiebelstücke im Fett anrösten, mit dem Mehl vermischen und mit der Gemüsebrühe unter ständigem Rühren aufgießen, den Essig und das Schlagobers hinzugeben und unter weiterem Rühren ziehen lassen, mit Salz und Pfeffer abschmecken und servieren.

Tipp:
Passt sehr gut zu gekochten Kartoffeln, zu gekochtem Rindfleisch, zu gebratenem Gemüse oder zu Gemüselaibchen.

Parakresse-Dip

ZUTATEN:

- *200 g Crème fraîche*
- *150 g Topfen (Quark)*
- *1 EL Senf, 1 TL Parakresse*
- *Saft ½ Zitrone*
- *Zum Würzen Salz, Pfeffer, Basilikum, Oregano*

HERSTELLUNG:

Die Crème fraîche mit dem Topfen zu einer cremigen Masse rühren, Senf, Parakresse, Zitronensaft hinzugeben und mit Salz, Pfeffer, Basilikum und Oregano abschmecken. Diese Dipsauce passt sehr gut zu Grillspeisen, zu Fisch oder Gemüse.

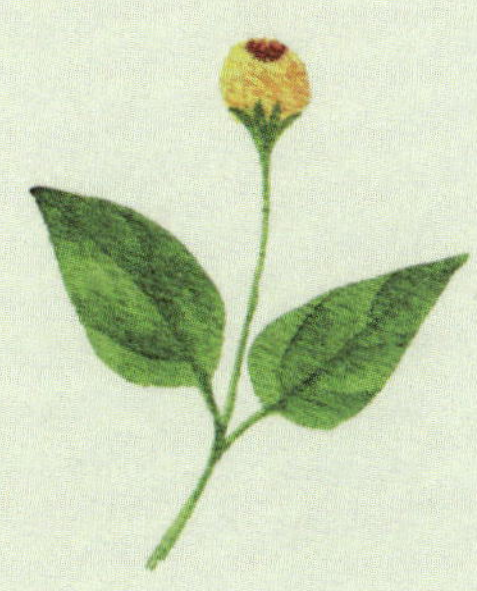

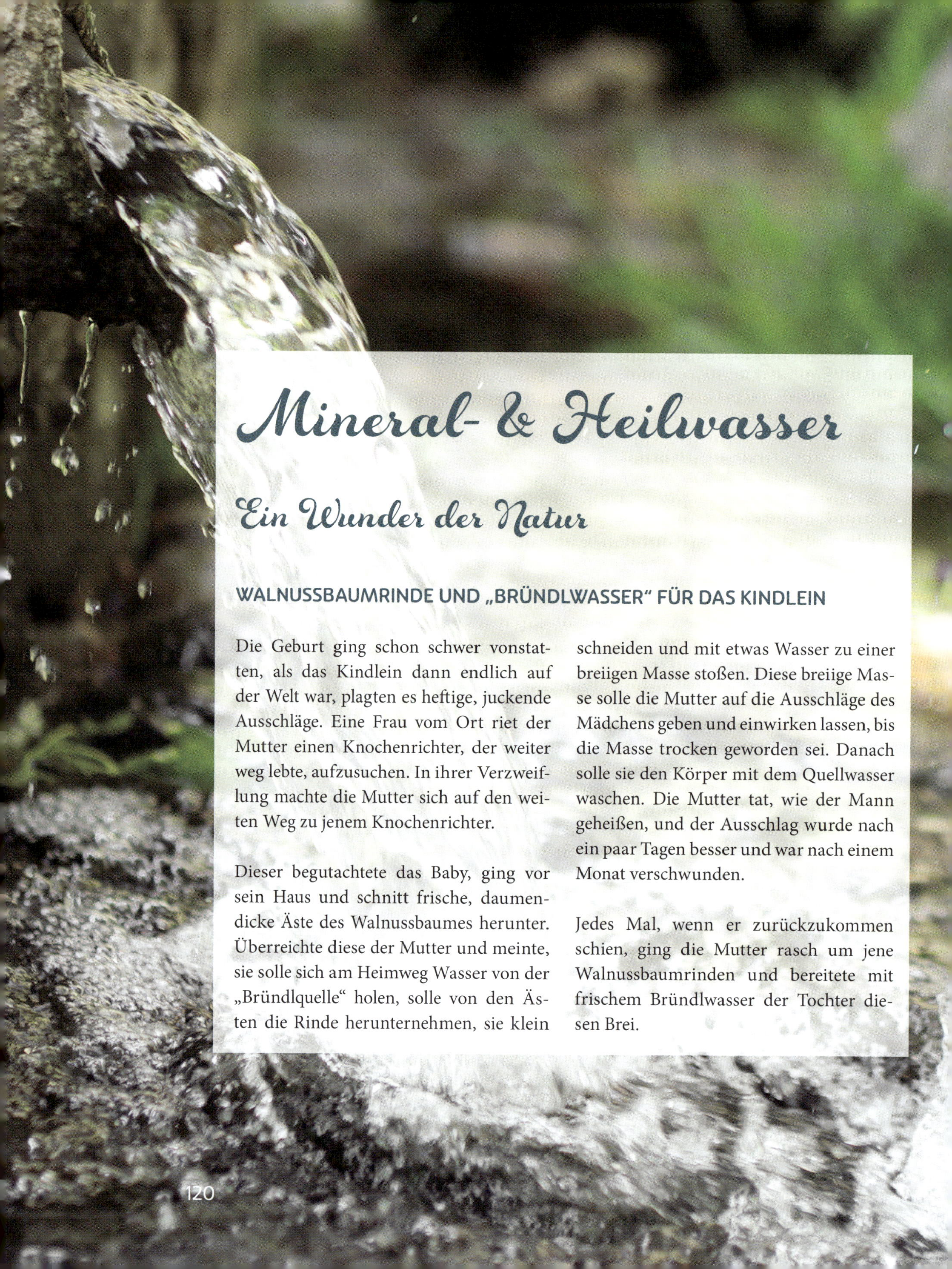

Mineral- & Heilwasser

Ein Wunder der Natur

WALNUSSBAUMRINDE UND „BRÜNDLWASSER“ FÜR DAS KINDLEIN

Die Geburt ging schon schwer vonstatten, als das Kindlein dann endlich auf der Welt war, plagten es heftige, juckende Ausschläge. Eine Frau vom Ort riet der Mutter einen Knochenrichter, der weiter weg lebte, aufzusuchen. In ihrer Verzweiflung machte die Mutter sich auf den weiten Weg zu jenem Knochenrichter.

Dieser begutachtete das Baby, ging vor sein Haus und schnitt frische, daumendicke Äste des Walnussbaumes herunter. Überreichte diese der Mutter und meinte, sie solle sich am Heimweg Wasser von der „Bründlquelle“ holen, solle von den Ästen die Rinde herunternehmen, sie klein schneiden und mit etwas Wasser zu einer breiigen Masse stoßen. Diese breiige Masse solle die Mutter auf die Ausschläge des Mädchens geben und einwirken lassen, bis die Masse trocken geworden sei. Danach solle sie den Körper mit dem Quellwasser waschen. Die Mutter tat, wie der Mann geheißen, und der Ausschlag wurde nach ein paar Tagen besser und war nach einem Monat verschwunden.

Jedes Mal, wenn er zurückzukommen schien, ging die Mutter rasch um jene Walnussbaumrinden und bereitete mit frischem Bründlwasser der Tochter diesen Brei.

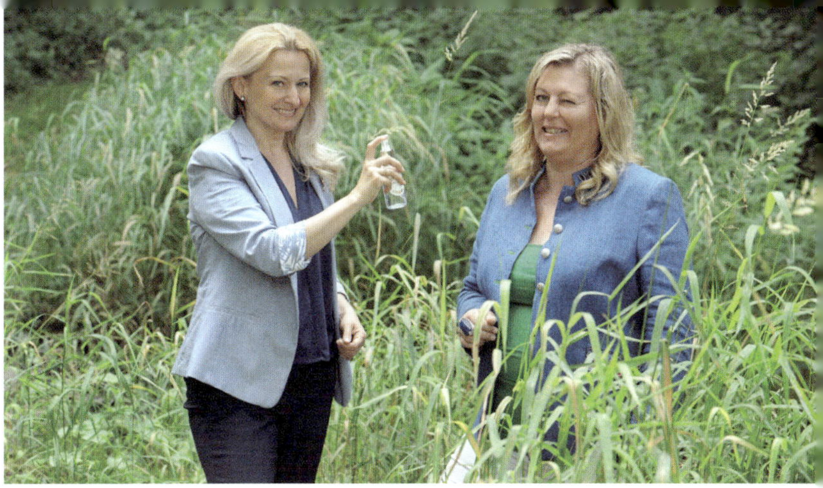

ANTI-AGING-WIRKUNG: WARUM WASSER?

Der Anteil unseres Körpers an Wasser ist beträchtlich. Je nach Alter schwanken wir zwischen 45 und 85 % Körpergewicht. Umso älter wir werden, desto weniger Wasser speichert unser Körper. Wasser beinhaltet für uns Mineralstoffe und Spurenelemente und das Wichtigste dabei ist, dass diese schon in gelöster Form vorhanden sind. Somit können wir z. B. beim Sporteln schnell wichtige Elektrolyte zuführen.

Je nachdem woher und wie lange das Wasser unterwegs ist und durch wie viele Gesteinsschichten es mineralisiert wurde, unterscheiden wir die Qualitäten der Wässer. Die meisten Quellen wurden durch Bohrungen entdeckt. Ursprüngliche Thermalquellen gibt es in Österreich nur in Bad Gastein, Bad Vöslau und Baden.

Sieht man von den Inhaltsstoffen wie Mineralien und Spurenelementen einmal ab, ist noch Radon zu erwähnen, das in Thermalwässern in gelöster Form als auch als Gas zu Tage tritt. Wir kennen die Heilstollen in Bad Gastein, wo Radonbehandlungen und auch Radon-Bäder angeboten werden. Die heilende und regenerierende Wirkung ist bis über die Grenzen bekannt. Radonbäder finden wir sehr stark auf der Linie Bad Zell, Linz, Richtung Passau, in den Alpen, Mayrhofen, Bad Gastein und Salzburg. Eine weitere wichtige Linie der Heilwässer sind die Schwefelbäder, die vor allem eine erholsame Wirkung auf unseren Muskelapparat aufweisen. Wir finden sie zwischen Wien, Baden, Neusiedlersee, Bad Schönau, Bad Tatzmannsdorf bis hinunter nach Lienz verstreut.

Heilwässer werden zum Trinken im Supermarkt (z. B. Sicheldorfer Heilwasser, Long Life aus Bad Radkersburg, Johannisbrunnen aus Bad Gleichenberg u.v.m.) angeboten. Sie alle haben Eigenschaften, die uns helfen bei Magen-Darmbeschwerden wie Sodbrennen, Gastritis, Harnwegsproblemen, Jodmangel und Atemwegserkrankungen. Regelmäßige Trinkkuren sind eine sinnvolle Sache und halten unseren Mineralien- und Spurenelementehaushalt stabil.

Ich trinke regelmäßig 1 Flasche in der Woche, weil es mir auch schmeckt, denn sie haben einen ganz anderen Geschmack als herkömmliche Mineralwässer. Für Kuranwendungen sollte man jedoch einen Arzt zu Rate ziehen.

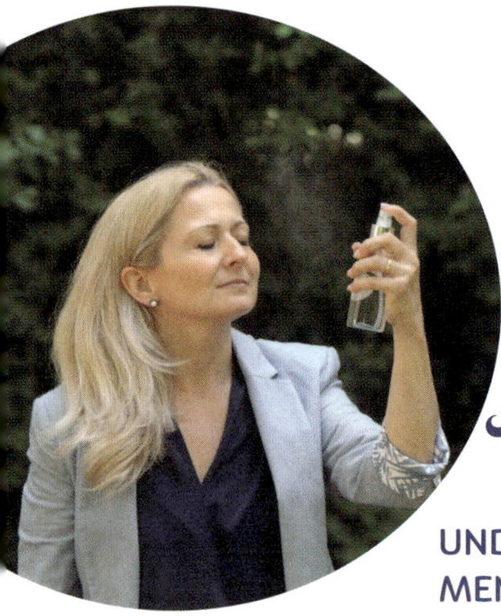

HIER EINE KLEINE ÜBERSICHT DER WICHTIGSTEN STOFFE IN MINERAL- & HEILWÄSSERN:

Mineralstoffe

UND DEREN WIRKUNG AUF DEN MENSCHLICHEN KÖRPER

NATRIUM
Wichtig für unsere Zellen und deren Leitfähigkeit – Mineralwasser mit zu hohem Natriumgehalt meiden.
Natriumbedarf täglich: 2–3 g Erwachsene

KALIUM
Leitfähigkeiten von Zellmembranen, Reizleitungen für Herz, Gefäßkontraktionen

KALZIUM
Knochen- & Zahnbildung

MAGNESIUM
Wichtig für Herz und Nervensystem. Regeneration von Muskulatur, Thrombosegefahr wird reduziert

EISEN
Wichtig zur Bildung von roten Blutkörperchen im menschlichen Knochenmark

WEITERE STOFFE
Mangan, Ammonium, Nitrit, Chlorid, Sulfat, Nitrat, Kieselsäure

*(*siehe Buch: Die Mineral- & Heilwässer Österreichs – Springer Verlag Wien New York)*

Spurenelemente:

UND DEREN WIRKUNG AUF DEN MENSCHLICHEN KÖRPER

LITHIUM
Durch Lithiummangel kann es zu Verhaltensstörungen beim Menschen kommen. Es wurde festgestellt, dass Straftaten und Depressionen zunahmen.*

KUPFER
Spielt eine Rolle bei der Blutbildung im Körper

ZINK
Zur Wundheilung, für ein intaktes Immunsystem, sexuelle Steuerung des Körpers bis hin zur Schilddrüse, Geruch + Sehverhalten

JOD
Reguliert die Schilddrüse, Regeneration der Nerven, Lymphe und Muskulatur

SELEN: Ein Mangel kann zu Herz-Kreislauferkrankungen führen, wird auch in Zusammenhang mit Krebs gebracht, wichtig für ein intaktes Immunsystem.

WEITERE SPURENELEMENTE
Rubidium, Beryllium, Strontium, Barium, Zinn, Kadmium, Uran, Radium, Bor, Aluminium, Blei, Phosphor u.v.m.

INFORMATIONEN ZUR ÄUSSEREN ANWENDUNG:

Deferegger Heilwasser

das älteste Heilwasser Europas [*2]

Es dient ausschließlich der äußeren Anwendung. Es ist ein jodhaltiges Salzwasser das speziell bei Hautkrankheiten eingesetzt wird, aber auch bei Atem- und Gelenkproblemen.

Ca. 2–5 Liter setzt man einem Vollbad an Heilwasser zu, um eine gute Wirkung zu erzielen. Gerade bei schwereren Hautproblemen wie Neurodermitis, aber auch gegen Altersflecken kann man es direkt auf die betroffenen Hautstellen sprühen oder Wickel damit machen.

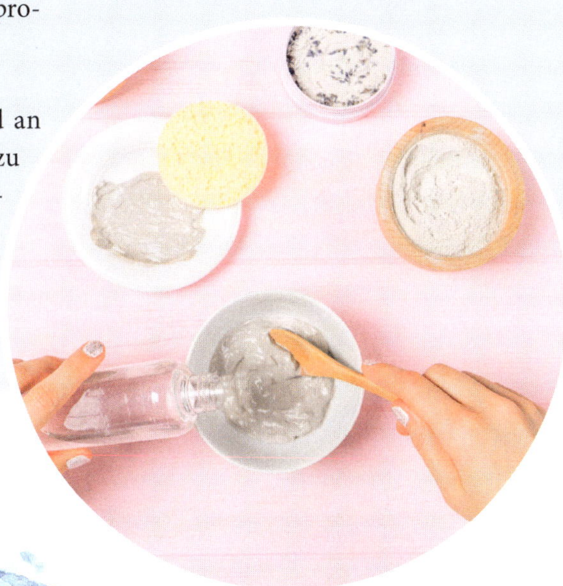

Tipp:
Eiswürfel oder ein Eis am Stiel aus Heilwasser oder Mineralwasser habe ich immer im Gefrierschrank. Langsam damit über das gereinigte Gesicht gleiten. Dies glättet und erfrischt müde Haut schnell und hervorragend!

*[*2] Quellenangabe: Deferegger Heilquelle Infos & Bezugsquelle – heilwasserquelle.at*

REZEPTE ZUR INNEREN ANWENDUNG:

Mineralwasser

Entgiftung und gegen Zellulite

Mineralwasser Ihrer Wahl 15 Minuten kochen lassen. Danach in einer Thermoskanne warm halten und über den Tag verteilt trinken. Sie werden beschenkt mit mehr Lebensenergie, Ihr Geschmackssinn wird gestärkt und das Bindegewebe von Giftstoffen befreit.

Bitte nur Mineralwasser verwenden, kein Heilwasser. Dieses verändert sich beim Kochen und schmeckt schlecht.

Detox-Rezept

1 Liter Mineralwasser oder Heilwasser verwenden und damit Obst & Gemüse Ihrer Wahl, z. B. Gurken-, Ingwer- und Zitronenscheiben übergießen und eine Nacht im Kühlschrank kalt stehen lassen. Abfiltern und über den Tag verteilt trinken.

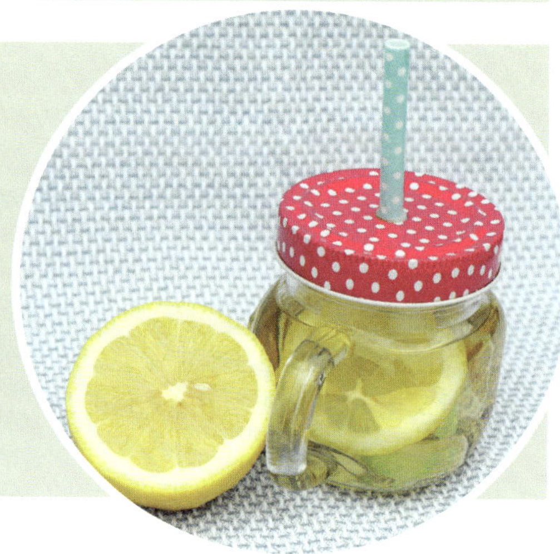

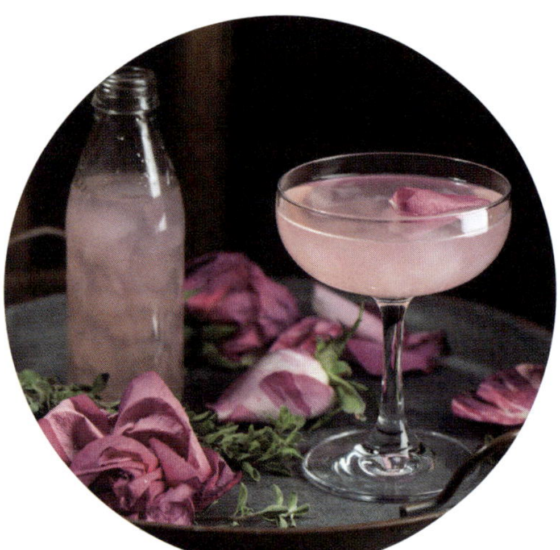

Rosen-Detox

HERSTELLUNG:

Rosenblätter mit 1 l Mineral- oder Heilwasser übergießen, ein wenig Zitronensaft dazugeben (sonst wird's nix mit der schönen Farbe) und eine Nacht im Kühlschrank stehen lassen.

Abfiltern und einen Tropfen ätherisches Rosenöl zuführen und genießen.

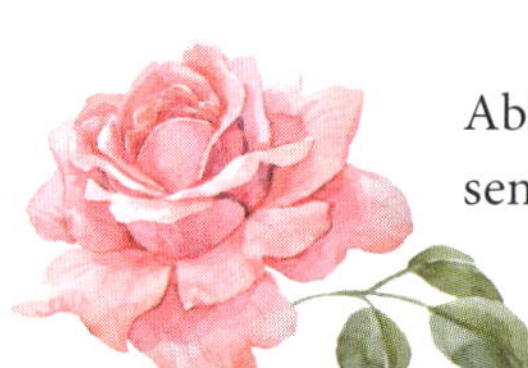

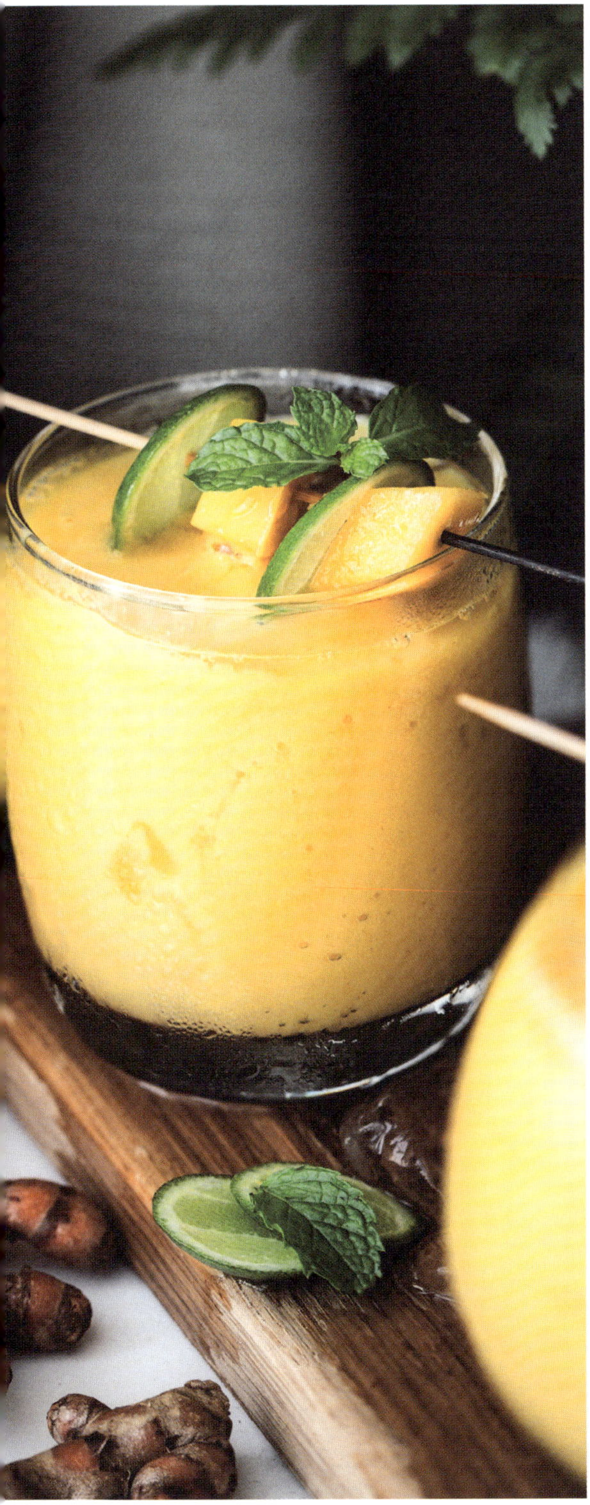

Lassi mit Mineralwasser

Lassi ist ein kühlendes Sommergetränk!

GRUNDREZEPT:
250 g BIO-Joghurt mit Mineralwasser mit Kohlensäure mischen, bis sich eine leichte, dünne Flüssigkeit ergibt.

Sie können den Handschneebesen dafür benutzen! Es versorgt den Körper mit den nötigen Mineralien und Vitaminen.

Mischen Sie Ihr Lassi mit etwas Honig, Kurkuma, Rosenwasser, Kokosmilch, Triphala-Gewürz, ätherischen Ölen, Orange, Rose, Pfefferminze oder geriebenen Früchten wie Zitronenschale, Orangenschale, Pfefferminzblättern, Obstpulver und Obstmark, z. B. Mango, Himbeeren oder Erdbeeren – finden Sie Ihre Mischung, die Ihnen persönlich guttut.

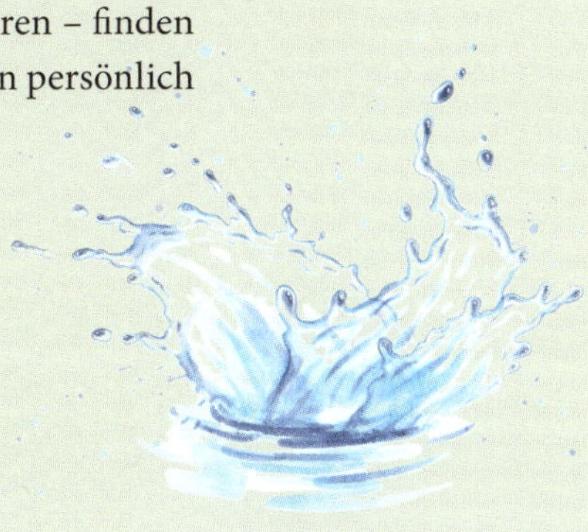

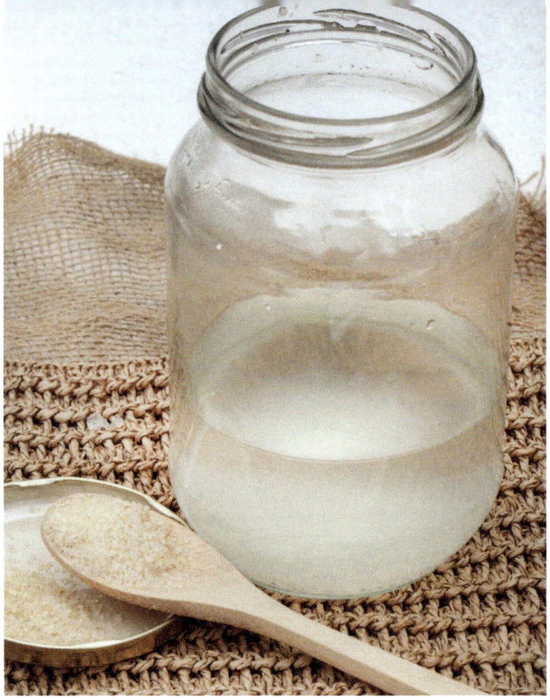

Heilwasser-Kefir

Wasserkefir ist eine großartige Sache, um unseren Darm mit lebendigen und gesunden Bakterien zu versorgen.

Kefirstarterkulturen bekommen Sie in Drogerien und Reformhäusern zu kaufen – oder aber Sie kennen jemanden, der schon einen Überschuss an diesen wunderbaren Kulturen hat.

Sie erzeugen ein köstliches Getränk, das die Magenwände und Darmflora regeneriert und so auch indirekt unserer Haut dienlich sein kann. Die Haut wird von innen genährt und kann sich so besser gegen äußere Angriffe zur Wehr setzen.

Um Kefir trocken zu aktivieren, wird dieser in einer Zuckerlösung für ein paar Tage angesetzt. Meistens finden Sie dazu Angaben auf den Packungen, um die Kulturen (Zuckeranteil je nach Menge) zu aktivieren. Danach wird er abgespült und ist startklar für Ihren ersten Wasserkefirdrink.

Wichtig ist, dass die Gefäße vorab immer heiß abgespült werden. Sehr sauber arbeiten. Verwenden Sie keine Metalllöffel, sondern Holzkochlöffel zum Umrühren und ein Plastiksieb zum Abseihen der Flüssigkeit. Kefirkulturen vertragen sich nicht mit Metall.

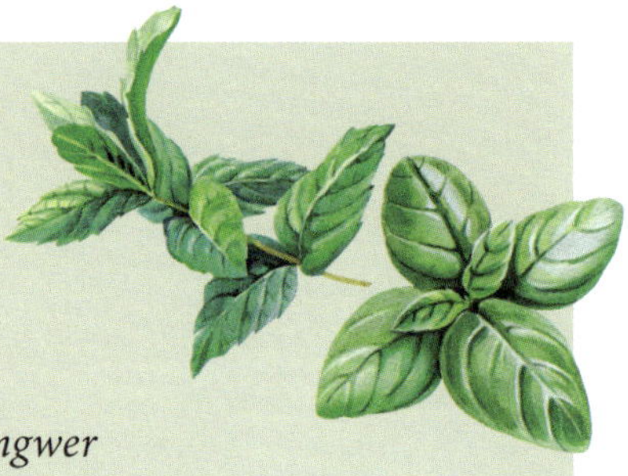

BASISREZEPT HEILWASSER-KEFIR

- *1 l Heilwasser oder selbst zubereiteter Tee*
- *mit Heilwasser aktivierter Kefir*
- *80 g Zucker oder 6 EL Rohrzucker*
- *2 Scheiben Zitrone oder 1 EL Zitronensaft oder Limettensaft oder Grapefruit*
- *einige Blätter frischer Kräuter z. B. Minze, Basilikum, Hollerblüten*
- *1 Scheibe Ingwer*
- *2–3 getrocknete Früchte z. B. Pflaumen, Datteln, Feigen, Aroniabeeren, Preiselbeeren u.v.m.*
- *1–2 kleine Stücke frisches Obst*

FERMENTATION

Zucker im Heilwasser/Tee auflösen und alle weiteren Zutaten hinzufügen. Deckel nur leicht schließen, damit etwas Luft dazukann. Ich stelle das Glasgefäß auf meine schattige Fensterbank und rühre jeden Tag 1–2 Mal um und koste ihn.

Nach 2–3 Tagen ist der Wasserkefir trinkfertig. Je länger er reifen darf, desto saurer wird er. Der Alkoholgehalt ist minimal durch die Vergärung. Mit einem Plastiksieb abgießen und in Flaschen füllen. Kühl genießen!

Wenn Sie möchten, dass Ihr Kefir etwas spritziger ist und auch etwas mehr Alkohol enthält, können Sie diesen nach der ersten Fermentation nochmals 2 Tage in Flaschen bei Zimmertemperatur reifen lassen.

Doch Vorsicht! 2 Mal pro Tag muss die Flasche geöffnet werden, um den Druck zu minimieren. Ich hebe mir immer von den Sturmflaschen im Herbst die Schraubverschlüsse auf und verwende diese dann auch danach im Kühlschrank. Diese Verschlüsse haben ein eingebautes Ventil, wo die Kohlensäure entweichen kann. Sobald der Kefir gekühlt wird, kann nicht mehr viel passieren – aber sicher ist sicher. (Der Alkoholgehalt liegt bei ca. 2–3 %).

Eine gesunde und tolle Erfrischung!

LIEBLINGSREZEPT

Ich liebe Bergtee (siehe Kapitel Bergtee) und in fermentierter Version ist er ein Erlebnis für sich!

- *1 l fertig zubereiteter und abgekühlter Bergtee*
- *aktivierter Kefir*
- *80 g Zucker oder 6 EL Rohrzucker*
- *2 Scheiben Limetten*
- *2 Stück getrocknete Mango*
- *2–3 Stück frische Apfelscheiben*

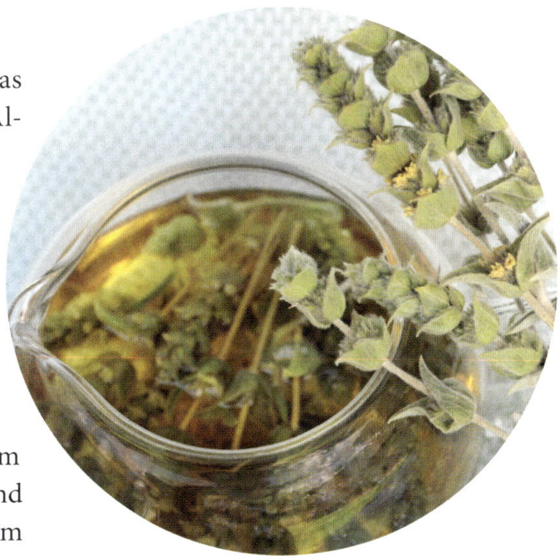

Wichtig zu wissen:
Wasserkefir verträgt kein Metall! Also Glas, Plastik und Holzlöffel verwenden!

TIPP:
Ich verwende auch gerne getrocknetes Früchtepulver zum Ansetzen, z. B. von Johannisbeeren oder Himbeeren. Dazu mische ich das Pulver vorab mit dem Wasser und seihe ab, bevor ich den Kefir dazugebe, um Kerne und Beerenreste zu entfernen. Auch Sirupe sind bestens geeignet, um Kefir anzusetzen, dann braucht man nur noch die Hälfte des Zuckers zum Mischen, z. B. beim Hollersirup.

**3 Alle Informationen zu Wässern, Mineralien & Spurenelementen finden Sie im Buch: Die Mineral- & Heilwässer Österreichs – Springer Verlag Wien New York*

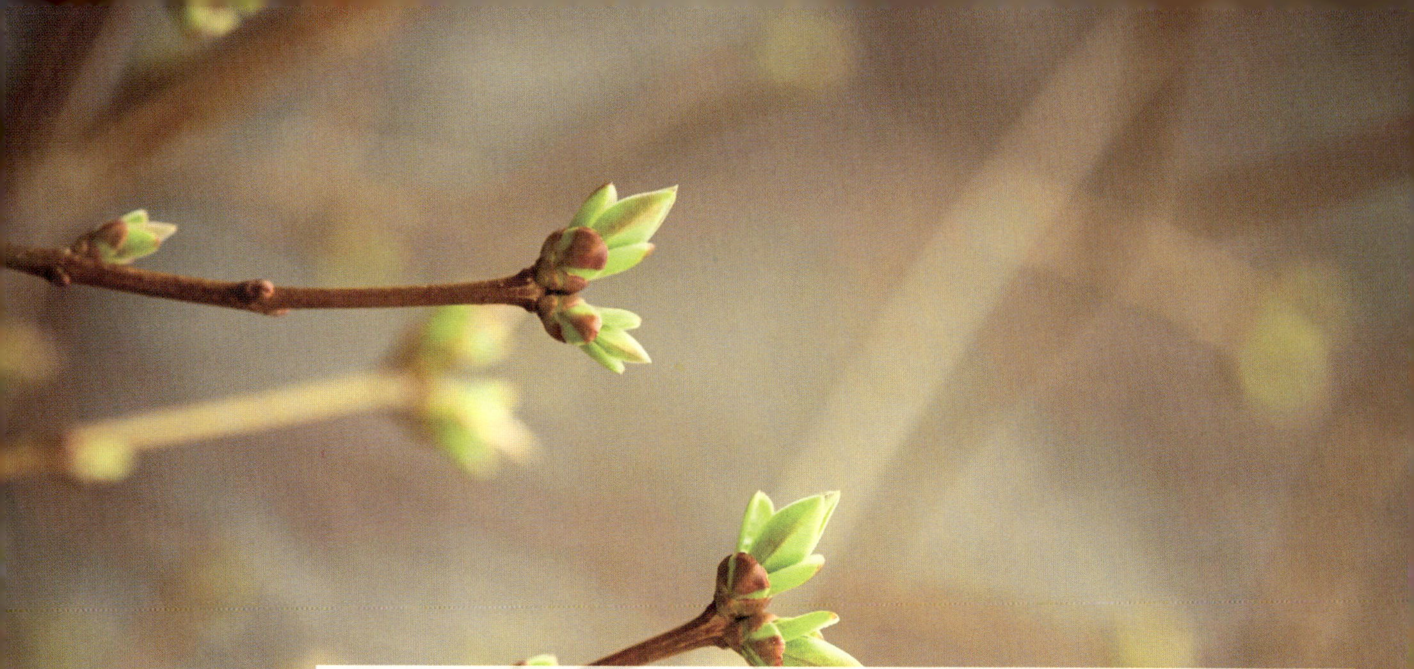

Knospen

Geballte Kraft

EICHENKNOSPEN ALS HAARWUCHSTONIKUM

Eine Frau erinnert sich an die Dorfhebamme, welche nicht nur zur Geburt, sondern auch bei allen möglichen Leiden aufgesucht wurde. Sie hatte zwei Kinder, das Jüngste davon ein Mädchen, das selbst im Alter von 2,5 Jahren noch nicht mehr als einen „Flaum" als Haare auf dem Haupt hatte. Da wurde sie als Mutter etwas besorgt, dass ihrem Mädchen keine Haare wachsen würden. So suchte sie mit dem Kindlein die Dorfhebamme auf, welche ihr Eichenknospen vermahlte und in erwärmtes Schweineschmalz rührte. Davon sollte sie ihrer Tochter täglich ganz wenig in die Kopfhaut einmassieren. Des Weiteren solle sie aus Eichenknospen einen Tee zubereiten und dem Mädchen diesen, wenn er auf Zimmertemperatur abgekühlt sei, über das Köpfchen gießen. Die Mutter tat, wie die erfahrene Frau ihr geraten hatte, und siehe da, nach einigen Wochen Anwendung zeigte sich bei dem kleinen Mädchen ein schöner dunkler Haarwuchs.

WELCHE KNOSPEN VERWENDEN WIR:

- **HIMBEERE – RUBUS IDAEUS**
  Wechseljahre gut überstehen
- **BROMBEERE – RUBUS SECT, RUBUS**
  Schutz gegen Osteoporose
- **ROSMARIN – SALVIA ROSMARINUS**
  Demenzerkrankungen
- **WACHOLDER – JUNIPERUS COMMUNIS**
  Entgiftungsmittel
- **LINDE – TILIA**
  Beruhigungsmittel, bindet Körperschleime, reguliert Feuchtigkeitshaushalt
- **SCHWARZPAPPEL – POPULUS NIGRA**
  Gefäßstärkung im Alter
- **SCHWARZE JOHANNISBEERE – RIBES NIGRUM**
  Natürliches Cortison für Atemwege und Hautprobleme
- **HECKENROSE – RUBUS CANINA, RUBUS CANIUS**
  Stärkung des Immunsystems, Migräne- und Schmerzmittel
- **ROSSKASTANIE – AESCULUS HIPPOCASTANUM**
  Venenstärkung
- **APFELBAUM – MALUS**
  hautpflegend, hautberuhigend
- **WEIDE – SALIX**
  entzündungshemmend, schmerzstillend

- Sammelzeitpunkt: Frühjahr – kurz bevor die Knospen sich öffnen

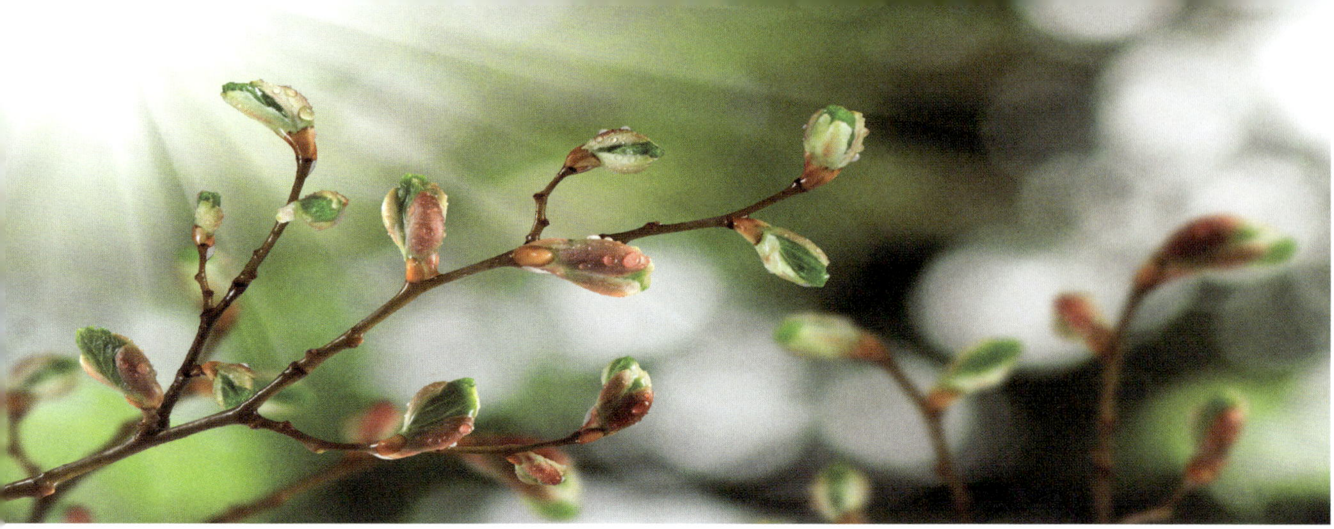

ANTI-AGING-WIRKUNG:

Das Baum- und Strauchjahr beginnt bereits, während wir noch den Hochsommer genießen, im August. Hier ziehen die Bäume und Sträucher ihre Kräfte zu den Wurzeln zurück, die Versorgung wird langsam immer weiter eingestellt und die Blätter beginnen abzusterben. Doch wenn wir die Zweige genau ansehen, finden wir unter den abfallenden Blättern bereits die Blattknospe für das nächste Frühjahr. Noch ehe die Bäume und Sträucher die Wasserversorgung drosseln, haben sie die Blätter für das nächste Jahr gebildet, „zusammengefaltet" und in Warteposition gebracht.

Um Maria-Lichtmess-Vollmond beginnen die Bäume und Sträucher langsam wieder Wasser hochzupumpen und die Knospen mit Wasser und Nährstoffen zu versorgen. Gehen wir spazieren, können wir beobachten, dass die Blattknospen langsam an Volumen zunehmen. Die Blattknospe ist das embryonale Blatt, sie enthält alle Inhaltsstoffe des Blattes in für uns einfach verdaulicher Form.

Die Knospen enthalten Pflanzenhormone, den Grünfarbstoff, welcher zellschützend und immunstärkend ist, feuchtigkeitsregulierende Schleimstoffe, entzündungshemmende Flavonoide, gewebestraffende Gerbsäuren, zellschützende Carotinoide und Vitamin C sowie Auxin, welches für die Zellelastizität zuständig ist und vor Bakterien und Pilzen schützt.

So wie diese Inhaltsstoffe dafür sorgen, dass die Knospen den ganzen Winter gut überstehen, um letztendlich ein gesundes Blatt zu werden, versorgen sie auch unseren Körper mit ihren wichtigen Nährstoffen, indem wir sie zu uns nehmen. Auch als Therapieform werden Gemmotinkturen sehr vielfältig verwendet. Sie können gegen Stress, Allergien und Hautprobleme eingesetzt werden. Im Anti-Aging-Bereich bedienen wir uns innerer und äußerlicher Anwendungen zur Stärkung unseres Wohlbefindens und um unserer Haut ein strafferes, glatteres und vor allem gesundes Erscheinungsbild zu verleihen.

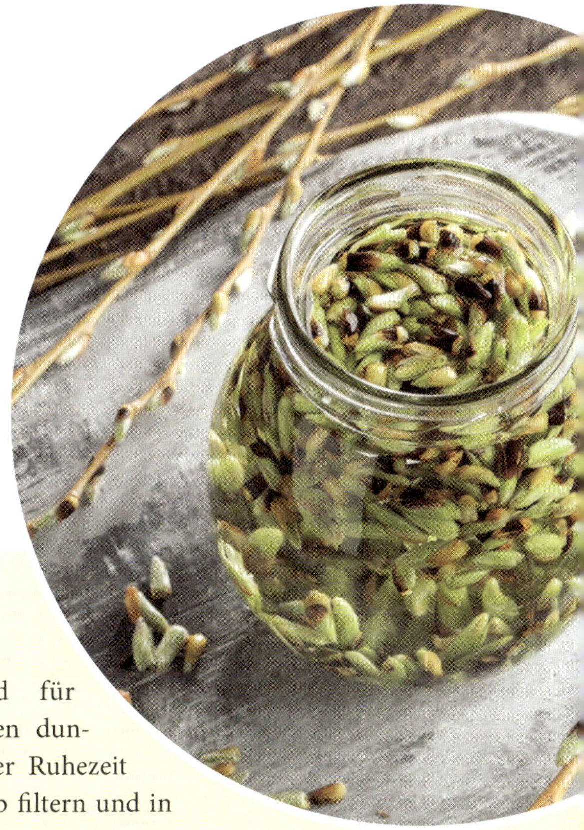

GRUNDREZEPT ZUR HERSTELLUNG VON GEMMOTINKTUREN:

MÖGLICHKEITEN VON AUSZUGSVERFAHREN, UM PFLANZENINHALTSSTOFFE OPTIMAL ZU NUTZEN.

Von einer Gemmotinktur oder einem Gemmoansatz spricht man, wenn zur Herstellung lediglich junges, teilungsfähiges Gewebe, wie es in Knospen, jungen Trieben oder jungen Wurzelspitzen zu finden ist, verwendet wird.

Gemmotinktur

ZUTATEN:

- *20 g abgekochtes Wasser*
- *20 g 90 %iges Ethanol / Weingeist*
- *20 g Glycerin*
- *2 g Knospen*

HERSTELLUNG:

Die Knospen möglichst fein zerkleinern, in ein verschließbares Glas geben, das Ethanol, das Glycerin und das Wasser darübergießen und für 28 Tage verschlossen dunkel stellen. Nach der Ruhezeit durch ein feines Sieb filtern und in ein Fläschchen füllen.

Je nach Bedarf nimmt man davon ein bis mehrmals täglich 1–3 Tropfen in Wasser aufgelöst ein. Dieser Auszug kann auch zur Herstellung von Körperpflegemitteln verwendet werden.

Knospentinktur

ZUTATEN:

- *20 g 40 %iger Alkohol*
- *20 g Glycerin*
- *20 g abgekochtes kühles Wasser*
- *2 g Knospen*

HERSTELLUNG:

Die Knospen klein schneiden, in ein verschließbares Gefäß geben, mit dem Alkohol, dem Glycerin und dem Wasser übergießen, verschließen, gut schütteln und für 28 Tage reifen lassen, danach abseihen und in Flaschen füllen. Diese Tinktur kann zur Herstellung von Salben und Cremen verwendet werden oder zur innerlichen Einnahme. 2–3 Tropfen auf 125 ml Wasser geben und mindestens 30 Minuten vor oder nach einer Mahlzeit einnehmen.

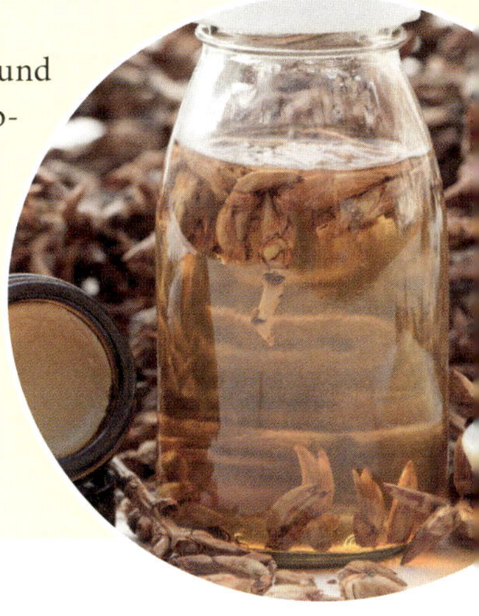

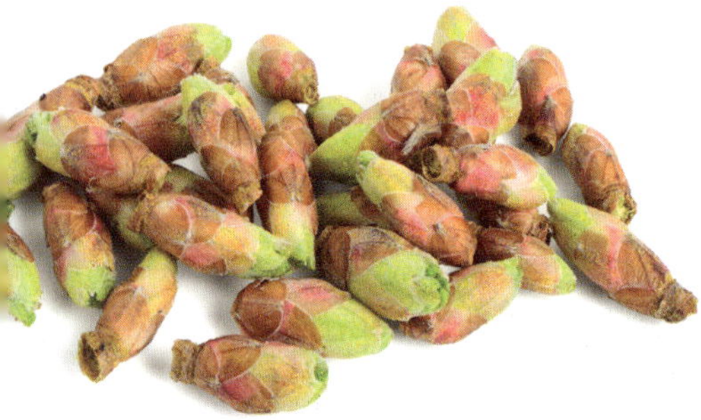

REZEPTE ZUR ÄUSSEREN ANWENDUNG:

BASIS-EMULSIONEN FÜR KNOSPENTINKTUREN:

Diese Emulsionen sind genau darauf abgestimmt, Extrakte gut zu binden und ein angenehmes kühlendes Hautgefühl zu hinterlassen. Sie können aber natürlich auch die Extrakte aus den anderen Kapiteln dafür benutzen, wenn Ihnen die Basiscreme zusagt.

Lanolincremen oder Emulsionen sind gerade für reife und trockene Haut sehr gut verträglich. Nur bitte Vorsicht bei Menschen mit Wollwachs-Allergien! Dazu gibt es aber einen Alternativ-Emulgator, der 1:1 gegen Lanolin anhydrid/Wollwachs ausgetauscht werden kann, – INCI: Phytosteryl Macadamiate. Er hinterlässt ein ganz tolles Hautgefühl und schützt die Zellmembran. Ein sehr angenehmer Emulgator, der tolle und schnell einziehende Emulsionen schafft. Emulsion nach der Reinigung sehr dünn auftragen!

Tipp:
Diese Emulsion ist sehr leicht, darum empfehle ich die Creme immer wieder mal mit einem Spatel durchzurühren. Versuchen Sie auch eine venenstärkende Emulsion mit Rosskastanienknospen!

Bodyemulsion mit Apfelknospen

ZUTATEN:

FETTPHASE:

- *4 g Bienenwachs*
- *8 g Lanolin anhydrid oder Phytosteryl Macadamiate*
- *10 g Babassuöl*
- *20 g Mandelöl*
- *26 g Jojobaöl*

WASSERPHASE:

- *80 g Rosenhydrolat oder Rosenwasser*

WIRKSTOFFPHASE:

- *10 g Apfelknospentinktur*
- *0,6 g Magnolienextrakt*

HERSTELLUNG:

Fettphase zusammen abwiegen und auf ca. 65 Grad erwärmen. Wasserphase ebenfalls auf 65 Grad erwärmen. Mit einem Pürierstab die Fettphase zu mixen beginnen und langsam die Wasserphase zugeben. Im kalten Wasserbad die Creme so lange mixen, bis sie fester wird (wie Pudding) und danach mit einem Spatel weiterrühren. Lange rühren damit sich die Inhaltsstoffe gut verbinden, sonst kann sich die Emulsion nach ein paar Tagen wieder trennen!

Magnolienextrakt dient uns als Konservierungsmittel und wird vorab in die fertige Knospentinktur eingerührt. Danach zügig in die lauwarme Emulsion einrühren. Nochmals mit dem Pürierstab die Emulsion gut durchrühren und in desinfizierte Cremetiegel füllen. Haltbarkeit mindestens 3 Monate.

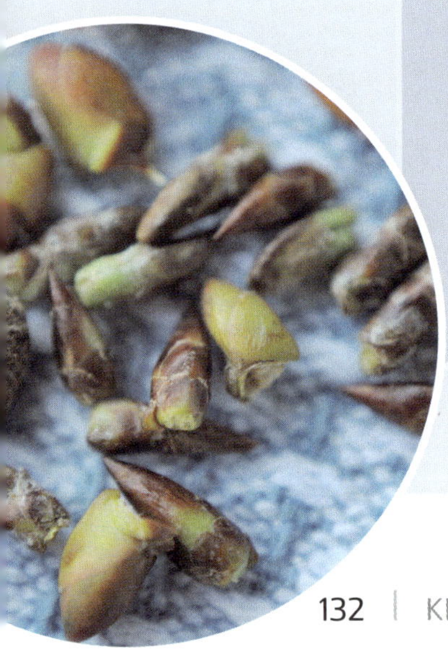

Reichhaltige Gesichtscreme

mit Himbeerknospen

ZUTATEN:

FETTPHASE:

- *4 g Lanolin anhydrid oder Phytosteryl Macadamiate*
- *14 g Jojobaöl*
- *4 g Bienenwachs*
- *4 g Cupuacubutter oder Olivenbutter*
- *25 g Mandelöl*

WASSERPHASE:

- *20 g Rosenhydrolat*

WIRKSTOFFPHASE:

- *5 g Himbeersamenöl*

HERSTELLUNG:

Fettphase zusammen abwiegen und auf ca. 65 Grad erwärmen. Wasserphase ebenfalls auf 65 Grad erwärmen. Mit einem Pürierstab die Fettphase zu mixen beginnen und langsam die Wasserphase zugeben. Im kalten Wasserbad die Creme so lange mixen, bis sie fester wird (wie Pudding), und danach mit einem Spatel weiterrühren. Pentylene Glycol und Magnolienextrakt dienen uns als Konservierungsmittel und werden vorab mit der Knospentinktur verrührt und erst dann in die lauwarme Emulsion eingerührt. Danach mixe ich nochmals mit dem Pürierstab die Emulsion gut durch und fülle sie in desinfizierte Cremetiegel. Haltbarkeit mindestens 3 Monate.

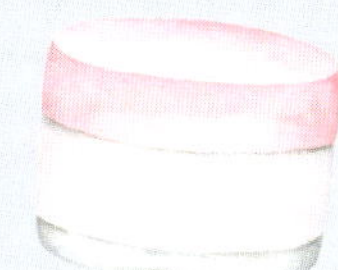

Tipp:
Bei Hautproblemen Himbeerknospentinktur durch Schwarze-Johannisbeerknospentinktur ersetzen!

Gesichtstonic Schwarze Johannisbeere

bei Hautproblemen

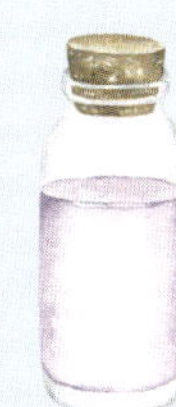

ZUTATEN:

- *50 g Rosmarinwasser*
- *40 g Aloe-Vera-Gel*
- *20 Tr. Gurken-Extrakt (siehe Kapitel Karotte)*
- *30 Tr. Schwarze-Johannisbeeren-knospen-Tinktur*
- *2 g Nicotinamid*
- *10 Tr. D-Panthenol*
- *3 g Pentylene Glycol (Konservierung)*

HERSTELLUNG:

Alle Zutaten gut miteinander vermischen. In eine sterile Flasche füllen. Da die einzelnen Tinkturen auch Alkohol beinhalten, hat Pentylene Glycol nicht nur die Eigenschaft das Tonic zu konservieren, sondern dient auch als Feuchtigkeitsspender. Das Tonic ist mindestens 4 Monate lang haltbar.

Tipp:
Knospentinkturen eignen sich auch sehr gut, um Schüttelbalsame herzustellen. Siehe Rezept Kapitel Parakresse.

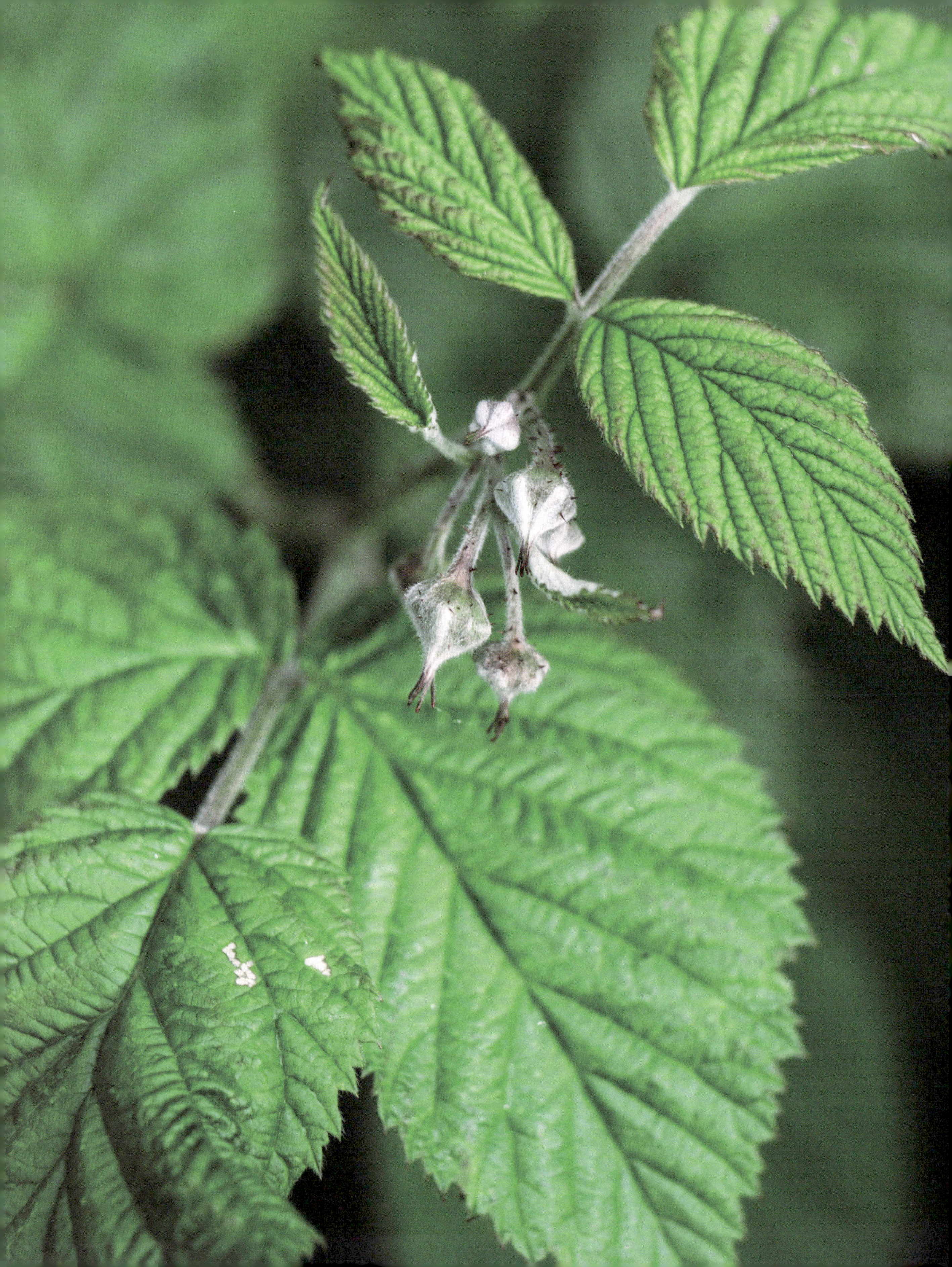

REZEPTE ZUR INNEREN ANWENDUNG:

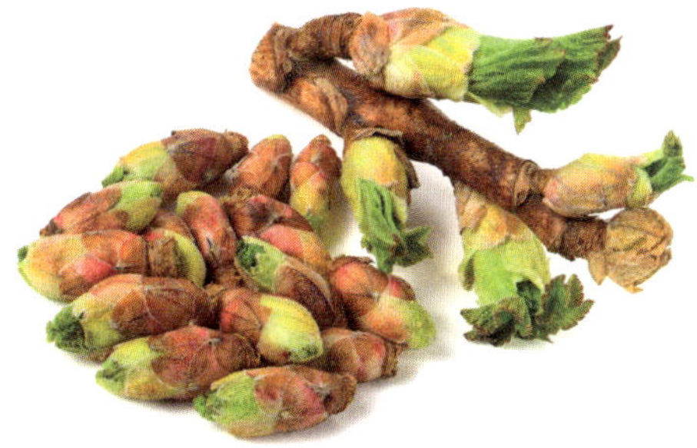

Eingelegte Weidenknospen

Antipasti

ZUTATEN:

- *200 g Weidenknospen*
- *500 g weißer Balsamico*
- *250 g Wasser*
- *1 TL Honig*
- *1 Stk. Lorbeerblatt*
- *Etwas Salz und Pfeffer*

HERSTELLUNG:

Die Knospen waschen, mit einem Tuch trocknen und in kleine Gläser geben, sodass noch 1 cm bis zur Glasgrenze frei bleibt. Wasser, Essig und Gewürze am Herd aufkochen und noch heiß über die Knospen gießen. Rasch verschließen und die Gläser über Nacht auf dem Kopf stehen lassen. Danach 3 Wochen rasten lassen, dann können die Knospen genossen werden.

Nudeln mit Knospenmix

ZUTATEN:

- *400 g Knospen (Linde, Weide, Birke, Rose, Johannisbeere)*
- *1 große Zwiebel*
- *1 Zehe Knoblauch*
- *50 g Parmesan*
- *2 EL Olivenöl*
- *125 ml Schlagobers*
- *500 g Nudeln*
- *Etwas Salz, Pfeffer, Majoran, Oregano*

HERSTELLUNG:

Die Nudeln in Salzwasser kochen. Währenddessen die Zwiebel und den geschälten Knoblauch klein schneiden und im Olivenöl anschwitzen lassen. Die Knospen dazugeben, mit dem Schlagobers übergießen, den Parmesan reiben und zugeben und mit den Gewürzen abschmecken. Diese Sauce über die gekochten Nudeln gießen und servieren.

Karamellisierte Knospen

ZUTATEN:

- *2 EL Knospen*
- *75 ml Wasser*
- *125 g Zucker*

HERSTELLUNG:

Das Wasser am Herd zum Kochen bringen, den Zucker und gleich darauf die Knospen zugeben und unter ständigem Rühren karamellisieren.

Knospen-Oxymel

ZUTATEN:

- *4 EL Knospen nach Wahl*
- *80 ml Apfelessig*
- *250 g Honig*

HERSTELLUNG:

Die Knospen in der Mitte durchschneiden. Den Honig mit dem Essig in eine Schüssel geben und so lange rühren, bis sich der Honig im Essig zur Gänze aufgelöst hat.

Die Knospenstücke in ein verschließbares Glas geben, den Essighonig darübergießen und das Glas verschließen, 3–4 Wochen reifen lassen. Während der Reifezeit das Glas öfter schütteln, damit sich der Honig nicht absetzt. Nach der Reifezeit abseihen und in Flaschen füllen. Zum Trinken gibt man 2–3 Esslöffel davon in ein Glas und gießt mit 250 ml Wasser auf. Teeliebhaber können auch 1 EL davon in 250 ml Tee geben.

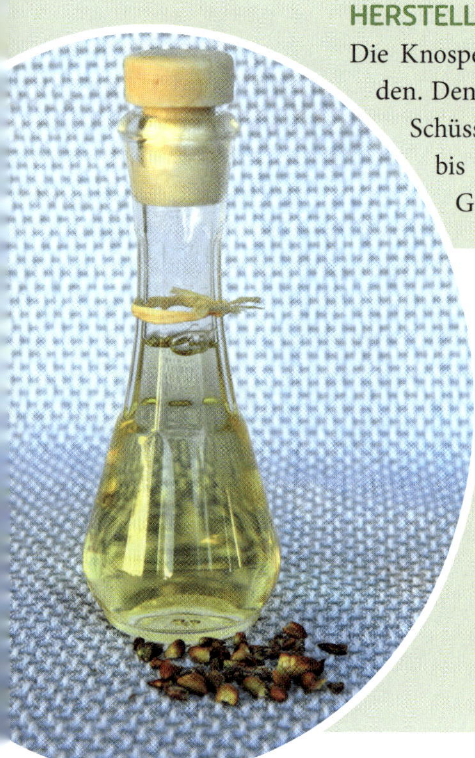

Knospenwasser

ZUTATEN:

- *1 EL Knospen*
- *1 l Wasser*
- *Saft einer halben Zitrone*

HERSTELLUNG:

Die Knospen mit dem Mörser quetschen, in einen Krug geben und mit dem Zitronensaft und dem Wasser übergießen, über Nacht ziehen lassen und am folgenden Tag trinken.

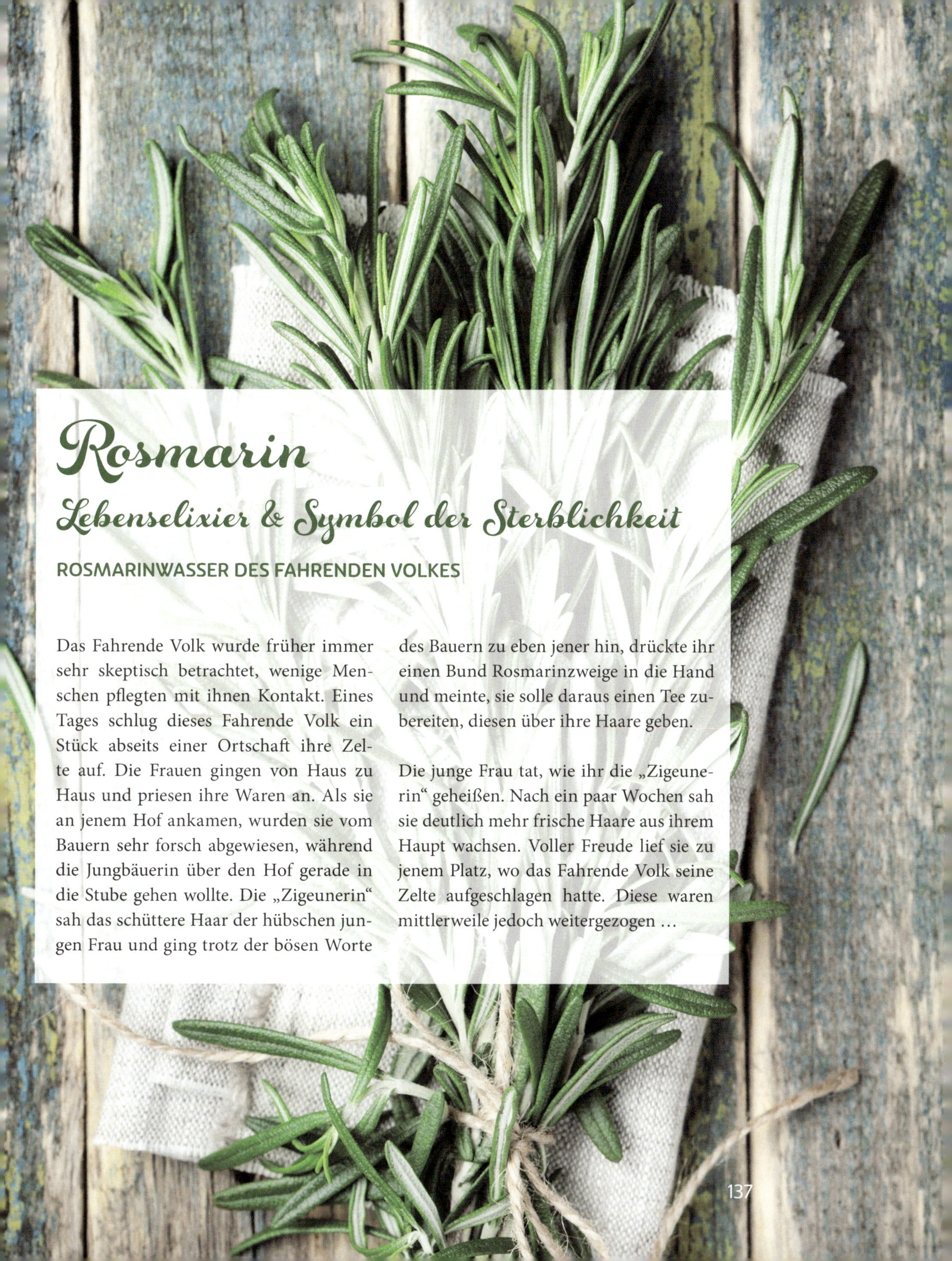

Rosmarin

Lebenselixier & Symbol der Sterblichkeit

ROSMARINWASSER DES FAHRENDEN VOLKES

Das Fahrende Volk wurde früher immer sehr skeptisch betrachtet, wenige Menschen pflegten mit ihnen Kontakt. Eines Tages schlug dieses Fahrende Volk ein Stück abseits einer Ortschaft ihre Zelte auf. Die Frauen gingen von Haus zu Haus und priesen ihre Waren an. Als sie an jenem Hof ankamen, wurden sie vom Bauern sehr forsch abgewiesen, während die Jungbäuerin über den Hof gerade in die Stube gehen wollte. Die „Zigeunerin“ sah das schüttere Haar der hübschen jungen Frau und ging trotz der bösen Worte des Bauern zu eben jener hin, drückte ihr einen Bund Rosmarinzweige in die Hand und meinte, sie solle daraus einen Tee zubereiten, diesen über ihre Haare geben.

Die junge Frau tat, wie ihr die „Zigeunerin“ geheißen. Nach ein paar Wochen sah sie deutlich mehr frische Haare aus ihrem Haupt wachsen. Voller Freude lief sie zu jenem Platz, wo das Fahrende Volk seine Zelte aufgeschlagen hatte. Diese waren mittlerweile jedoch weitergezogen …

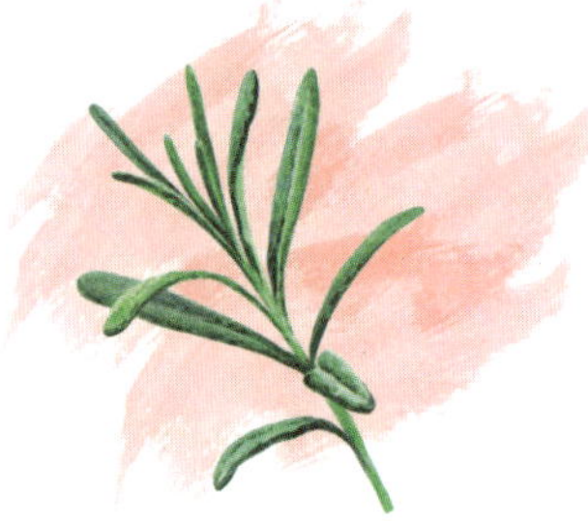

ROSMARIN

SALVIA ROSMARINUS

- **Sammelzeitpunkt:** Mai bis Oktober
- **Gesammelt werden:** Blätter & Blüten
- **Wirkstoffe:** ätherisches Öl, Bitterstoffe, Flavonoide, Saponine, Campher, Rosmarinsäure, Borneol, Cineol
- **Vorkommen:** ursprünglich aus dem Mittelmeergebiet, heute auf der ganzen Welt als Kulturpflanze verbreitet

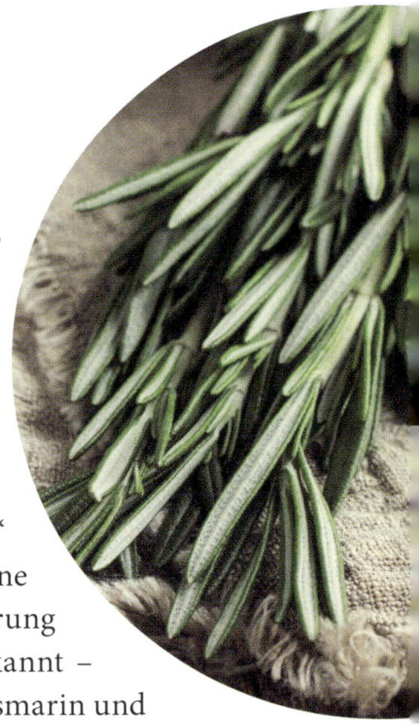

ANTI-AGING-WIRKUNG:

Rosmarin ist eine Pflanze, von der es viele Geschichten zu erzählen gibt. Er beinhaltet in sich Schatten und Licht und ist uns treuer Begleiter auf unserem Lebensweg, und das schon seit Jahrhunderten.

Als Beigabe zum Schutz, um gut ins Totenreich zu gelangen, wurde Rosmarin schon in Gräbern der Ägypter in Händen von Mumien gefunden. Als Räucherwerk bei Verbrennungsritualen wird er bis heute sehr geschätzt. Er ist eine großartige Schutzpflanze!

In 14. Jahrhundert – so erzählt die Legende des „Aqua Reginae Hungaricae" auch „Ungarisch Wassers" genannt – soll sich einst die Königin Elisabeth täglich in „Pflanzenwasser" gebadet haben. Sie litt an Gicht und Rheumatismus. Selbst im Alter von über 70 Jahren soll sie noch von solch jugendlicher und anmutiger Schönheit gewesen sein, dass sie dem damals jungen König von Polen dermaßen den Kopf verdrehte, dass dieser um ihre Hand anhielt.

Daraufhin wurde das „Ungarische Wasser" weltberühmt. Eine genaue Überlieferung ist uns nicht bekannt – jedoch waren Rosmarin und Rosen darin.

In der Zeit, als die Pest als schwere Krankheit uns Menschen heimsuchte und viele Häuser als nicht betretbar gekennzeichnet wurden, da die Menschen darin gestorben waren, trug es sich zu, dass vier Diebe ohne Angst in diese Häuser einbrachen und sich an den verbliebenen Schätzen bereicherten. Das blieb natürlich nicht unbemerkt. Die Diebe wurden gefasst und mussten alsbald ihr Geheim-

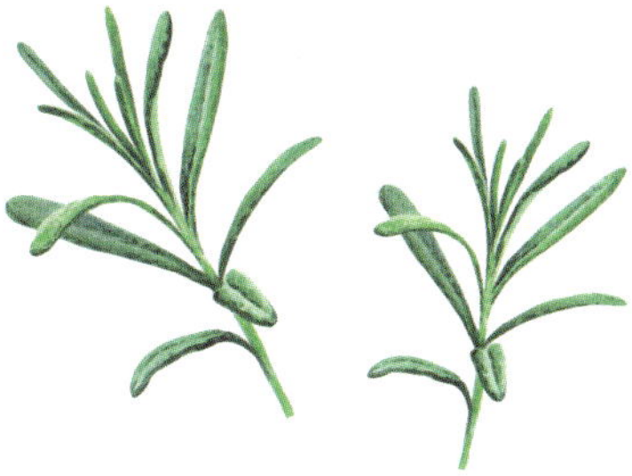

nis, gesund geblieben zu sein, preisgeben: Jedes Mal, wenn sie ein Haus ausraubten, wuschen sie sich mit einem speziellen Essig den Körper ab. Dieser bestand aus vier verschiedenen Kräutern: Salbei, Lavendel, Thymian und Rosmarin.

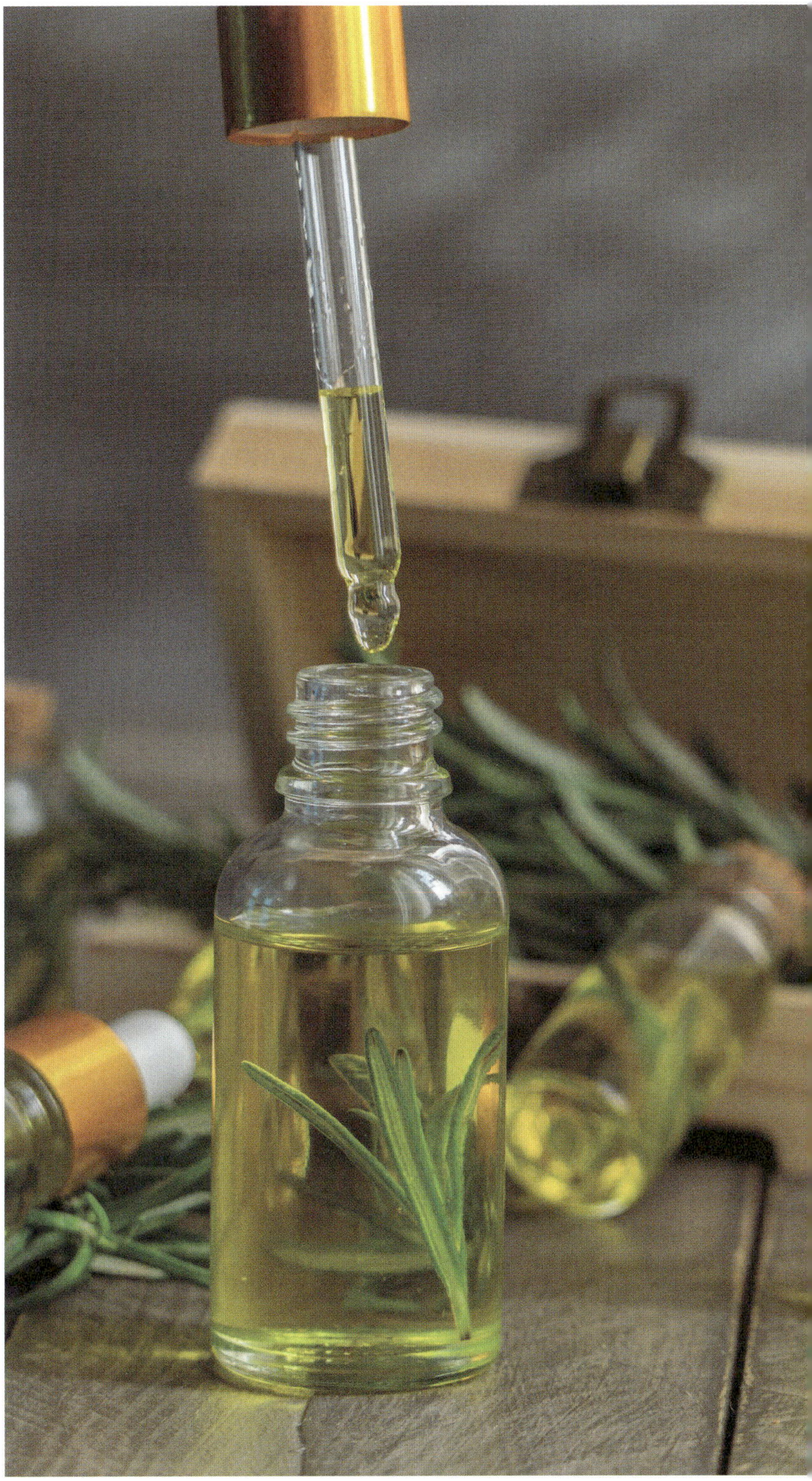

Die Eigenschaften von Rosmarin erstrecken sich über eine desinfizierende, zusammenziehende bis zu einer hautklärenden Wirkung.

Er hilft bei großen Poren, unreiner Gesichtshaut, chronischer Fetthaut, aber auch bei empfindlicher Haut und alternder Haut. Gerade im Alter kann Rosmarin unterstützend eingesetzt werden bei Kreislaufproblemen, Verdauungsstörungen, Darmentzündungen, zur Cholesterin- und Blutfettsenkung und gegen Arteriosklerose.

In vielen Rezepten wird Rosmarin zusammen mit Wacholder und Lavendel für das Haarwachstum eingesetzt. Aber auch für fettiges Haar und Schuppen.

Innerlich wirkend als Adaptogen, wird er seit jeher für das Ausleiten von Körpergiften, als Fastentee und bei Verkühlungszuständen eingesetzt. Zusätzlich hat er eine belebende Wirkung auf unseren Geist, ist krampflösend und nervenstärkend. Als ätherisches Öl in Luftdiffusern hat er eine sehr belebende Wirkung.

WELCHE GRUNDPRODUKTE KÖNNEN WIR ZUR WEITEREN VERWENDUNG HERSTELLEN:

MÖGLICHKEITEN VON AUSZUGSVERFAHREN, UM PFLANZENINHALTSSTOFFE OPTIMAL ZU NUTZEN.

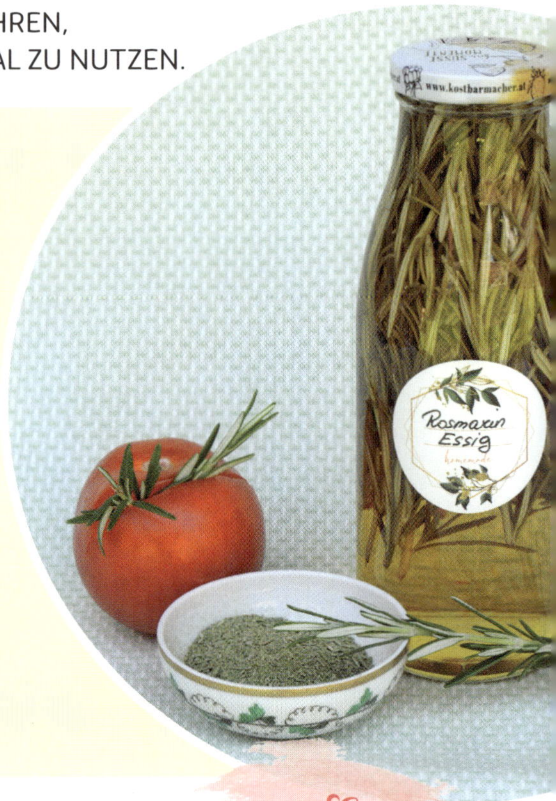

Rosmarinessig

Zur Weiterverwendung in Salaten, Sauren Rinsen, als Haarspülung & Gesichtswasser

Frische Rosmarinstängel werden in eine Flasche mit größerer Öffnung gesteckt. Mit Apfelessig oder Weinessig übergossen und 14 Tage lang auf der halbschattigen Fensterbank ausgezogen. Nach ca. 14 Tagen sind die Inhaltsstoffe in den Essig übergegangen und man kann ihn abfiltern, verschließen und dunkel aufbewahren. Mind. 1 Jahr haltbar.

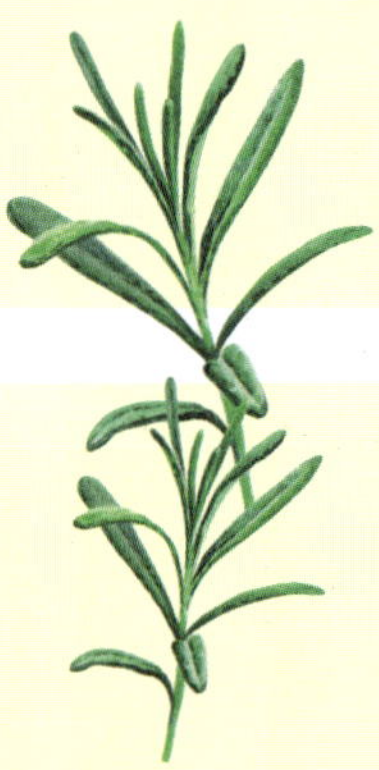

Ein natürliches Antibiotikum

Der Essig der vier Diebe!

Eine Variante des bekannten Essigs

ZUTATEN:

- *1 Stängel Rosmarin*
- *5 Blätter Salbei*
- *5 Stängel Thymian*
- *3 Stängel Lavendel*
- *1 Knoblauchzehe zerkleinert*
- *2 Wacholderbeeren*
- *1 Scheibe Ingwer*
- *1 kleine Wurzel Kurkuma*

HERSTELLUNG:

Den Essig wie im Grundrezept ansetzen, aber 3–4 Wochen stehen lassen! Im Herbst bereite ich aus meinem gesammelten Bestand an Pflanzen den Essig zu und im Winter verwende ich dann diesen für meine Salate und füge Leinöl, etwas Senf, Hanfsamen und Honig zu. Verkühlungen haben da wenig Chance!

Rosmarin-Extrakt – für fettige Hauttypen

Zur Weiterverarbeitung in Cremen, Mizellenwasser, Tonics u.v.m.

Extrakte sind Alkohol-Wasser-Auszüge aus Pflanzen, um diese zur Weiterverarbeitung in Cremen, Mizellenwasser, Tonics u.v.m. verwenden zu können. Glycerin ist ein toller Alkohol für unsere Haut und trocknet sie nicht aus.

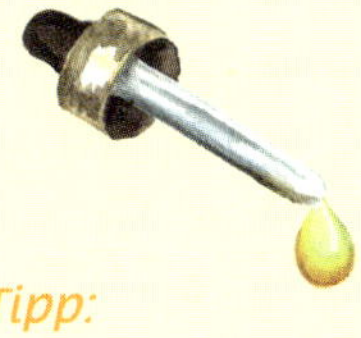

HERSTELLUNG:

Die gesammelten und leicht angetrockneten Pflanzenteile werden mit 25–30 % (30 ml) abgekochtem Wasser übergossen. 65–70 % (70 ml) Glycerin wird dazugemischt und 10 Tage am schattigen Fensterbrett ausgezogen. **Faustregel:** Je feuchter die Pflanzen sind, desto weniger Wasser und desto mehr Glycerin.

Jeden Tag schütteln, damit die Flüssigkeit die Wirkstoffe gut lösen kann. Danach filtern wir die Lösung zwei Mal durch einen Papierteefilter ab, um alle Rückstände und Schwebstoffe zu entfernen. Desinfizieren Sie Ihr Glas und füllen Sie die Flüssigkeit ein. Das Extrakt ist mindestens 1 Jahr haltbar.

Tipp:
Pipettenfläschchen sind ideal!

Heißauszug für die Küche

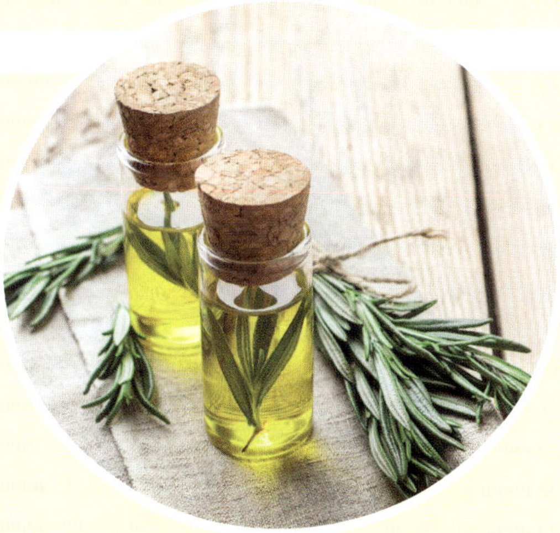

Heißauszüge sind eine tolle Variante, um gutes Gewürzfett in der Küche zu haben. Gerade für einfache Ölspaghetti oder Salatmarinaden sind sie sehr gut geeignet.

HERSTELLUNG:

Ghee oder Sonnenblumenöl in einen Topf geben und erhitzen. Danach gebe ich 3 Rosmarin-Stängel, 1 Chili klein, 2 Knoblauchzehen geteilt und etwas Zitronenschale dazu. Es zischt sehr stark auf und ich gebe den Deckel auf den Topf, dann entferne ich den Topf von der Herdplatte und lasse alles ca. 1 Stunde abkühlen. Danach filtere ich das Öl durch ein feines Teesieb ab und fülle es in ein kleines Gläschen.
Kühl und trocken gelagert hält sich das Öl ca. 6 Monate.

Rosmarin-Öl – Mazerat

Zur Weiterverwendung als Gesichtsöl, als Wirkstofföl in Hautcremen und zur innerlichen Einnahme für mediterrane Speisen

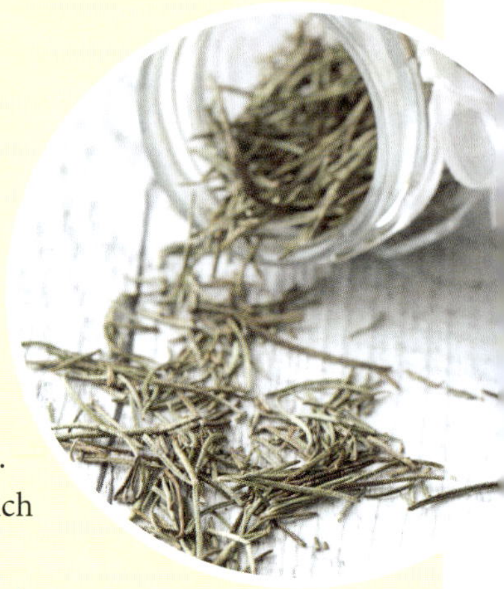

HERSTELLUNG:

Ein Glas zur Hälfte mit angetrocknetem oder trockenem Rosmarin vollfüllen und mit einem guten Öl Ihrer Wahl übergießen, bis alle Teile bedeckt sind. Wichtig ist, dass bei frischen Pflanzen kein Blatt aus dem Öl ragt, damit das Öl nicht ranzig wird oder sogar schimmelt.

Das Glas verschließen und den Inhalt 4–6 Wochen auf einem halbschattigen Fensterbrett ausziehen. Danach durch einen Teefilter abfiltern und in kleine Gläschen, die ich vorab mit Alkohol auswische, abfüllen. Das Öl hält sich einige Monate. Sollten nach einiger Zeit Schlieren zu sehen sein, ist das Öl nicht mehr in Ordnung und muss entsorgt werden. Daher immer kleine Mengen herstellen und nur Öle verwenden, bei denen Sie sicher sind, dass sie noch gut sind.

Warmauszug – meine Lieblingsvariante

HERSTELLUNG:

2–3 Stängel Rosmarin mit 250 ml Öl Ihrer Wahl übergießen und langsam am Herd erwärmen. Nicht zu heiß werden lassen (80 Grad). Wir wollen die Pflanzen nicht frittieren. Über Nacht zugedeckt stehen lassen. Am nächsten Tag nochmals erwärmen und abfiltern.

In eine Flasche füllen und kühl aufbewahren. Es hat sich bewährt keine dunklen Gläser zu verwenden, da man nicht sieht, ob ein Öl nicht schon Schlieren angesetzt hat. Ich verwende durchsichtige Gläser und stelle sie dunkel in einen Kasten

VARIANTEN:
FÜR DIE HAUTPFLEGE VERWENDEN WIR:

- Jojobaöl
- Mandelöl
- Distelölauszüge

FÜR DIE INNERLICHE EINNAHME:

- Sonnenblumenöl
- Olivenöl
- Distelölauszüge

Rosmarinwasser

Zur Weiterverwendung in Hautcremen, Gesichtswasser und Speisen

HERSTELLUNG:

Den Rosmarin in einen Dampfeinsatz (Kartoffelsieb) geben. In die Mitte ein Feuerglas stellen, um ca. 250 ml Rosmarinwasser zu gewinnen. In den unteren Topf füllen wir einen halben Liter Wasser und bringen diesen zum Kochen. Setzen Sie nun den Dampfeinsatz mit den Blüten und dem Feuerglas ein und legen Sie einen Deckel darauf, jedoch mit dem Knauf nach unten. Einen Eisbeutel darauflegen, damit die Abkühlung gut funktioniert.

Der Dampf wird somit am Deckel abgekühlt und rinnt in das Feuerglas. Kochendes Wasser gut kontrollieren und eventuell etwas Flüssigkeit nachgießen. Dies ist eine echte Alternative und eine wesentlich preiswertere Methode Pflanzenwässer zu gewinnen.

Kräuter durch eine Espressomaschine zu verdampfen und auszuziehen ist eine schnelle Methode, wenn man die Flüssigkeit gleich verarbeiten will. Grundsätzlich aber brauchen Pflanzen Zeit ihre Inhaltsstoffe preiszugeben.

Durch die Dampfherstellung hat man sehr lange Freude an diesen Wässerchen. Sie halten 6 Monate – bei kühler und dunkler Lagerung (nicht im Kühlschrank).

Verwendet man die Espressomethode, werden viele Teilchen der Pflanze in die Flüssigkeit gespült und die Haltbarkeit um Wesentliches herabgesetzt.

Tipp:

Zur Herstellung von hochwertigen reinen Hydrolaten und ätherischen Ölen sollten Sie sich jedoch eine Glas- oder Kupferdestille zulegen. Dies ist aber mit erhöhten Kosten verbunden. Alternativ können Sie Hydrolate auch käuflich erwerben!

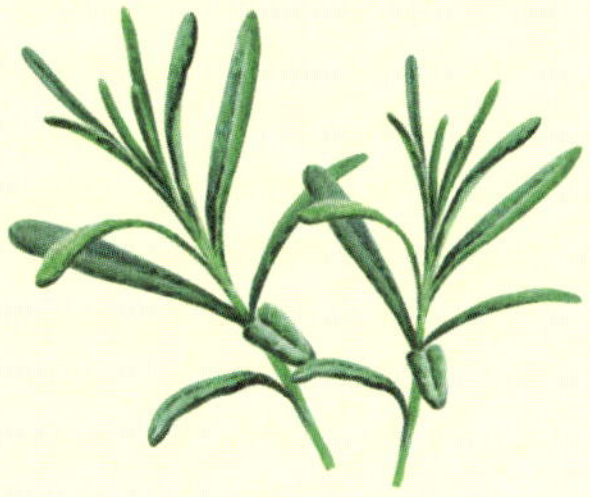

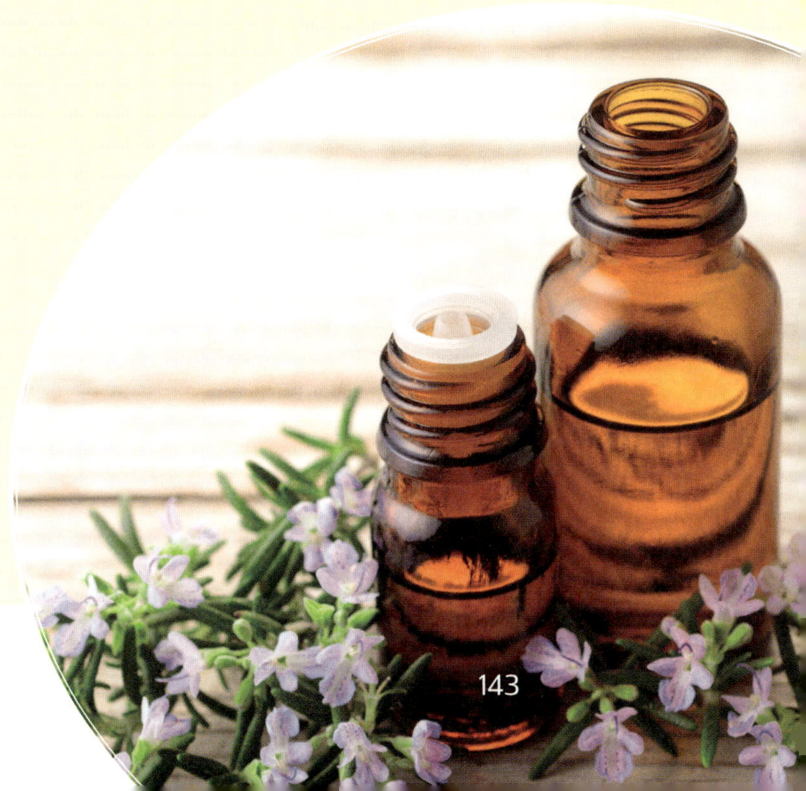

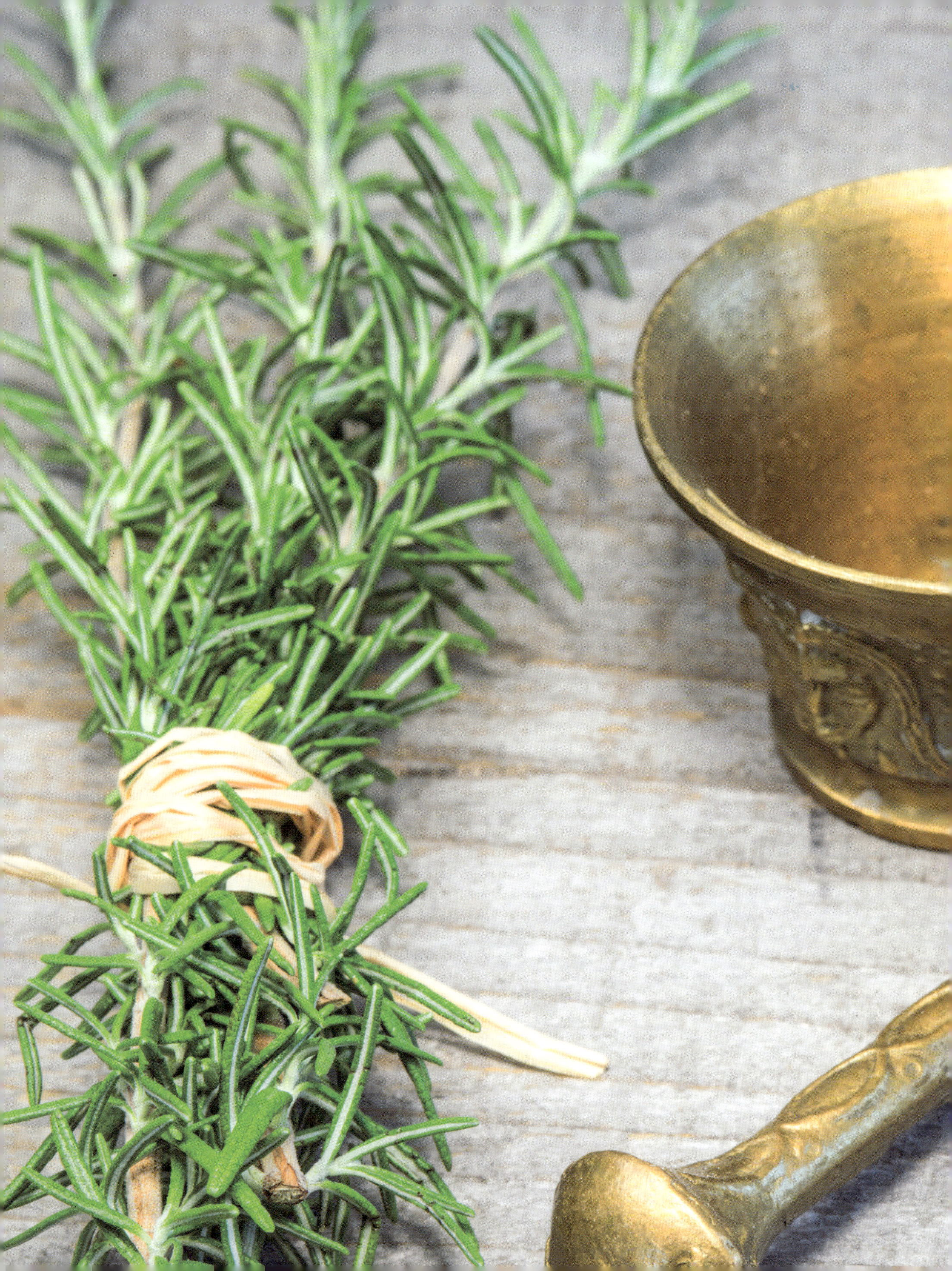

REZEPTE ZUR ÄUSSEREN ANWENDUNG:

Haarshampoo gegen Schuppen

ZUTATEN:

- *300 g Rosmarinwasser oder -hydrolat*
- *3 g Solagum™ AX*
- *12 g Amlaöl oder Arganöl*
- *80 g Waschbasis Ihrer Wahl – (Cocos-Glycosid)*
- *40 Tr. Rosmarin-Extrakt*
- *10 Tr. ätherisches Rosmarinöl*
- *10 Tr. ätherisches Wacholderöl*
- *10 Tr. ätherisches Salbeiöl*
- *Rosmarinessig, um den pH-Wert zu kontrollieren*
- *4 g Biokons Neo zum Konservieren*

HERSTELLUNG:

Geben Sie das Solagum™ AX in das Rosmarinhydrolat und rühren Sie es mit dem Handschneebesen gut durch. Es entsteht eine gelige Masse. Danach alle weiteren Zutaten unterrühren und den pH-Wert mit Apfelessig auf 5,5 einstellen. Danach mit 4 g Biokons Neo konservieren.

Sollten Sie lieber Pentylene Glycol verwenden, müssen Sie 20 g verwenden. Danach das Gel in Flaschen abfüllen und beschriften. Mit Biokons Neo ist das Produkt 3 Monate haltbar und mit Pentylene Glycol 4 Monate.

Tipp:
Haarshampoo mit Haarwurzel anregender Wirkung. Dazu rühre ich in die Wasserphase 2 g Koffeinpulver in das Rosmarinhydrolat ein.

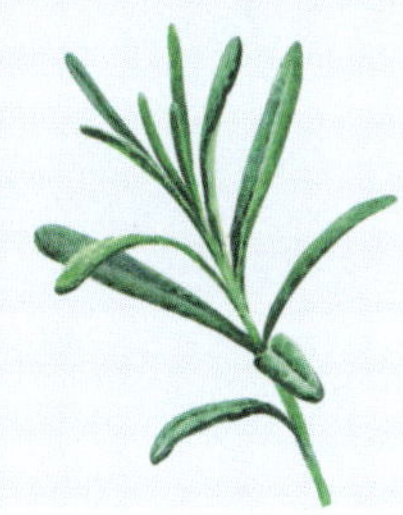

Variante 2 – für empfindliche Kopfhaut

ZUTATEN:

- *35 g Rosmarinwasser oder -hydrolat*
- *1 g Solagum™ AX*
- *30 g fertige Waschbasis oder Betain*
- *2 EL Meersalz*
- *40 Tr. Rosmarin-Extrakt*
- *2 g Nicotinamid (B Vitamin)*
- *10 Tr. ätherisches Rosmarinöl*
- *10 Tr. ätherisches Lavendelöl*
- *1 g Biokons Neo*

HERSTELLUNG:

Lösen Sie das Meersalz sowie das Nicotinamid im Hydrolat vorab auf. Danach das Solagum™AX im Rosmarinhydrolat mit dem Handschneebesen gut verrühren. Es entsteht eine Gelmasse.

Nun fügen Sie alle weiteren Zutaten hinzu und setzen Sie den pH-Wert mit Rosmarinessig auf 5,5 herab. Danach mit Biokons Neo (ca. 1 g) konservieren. Das Shampoo hält 3 Monate.

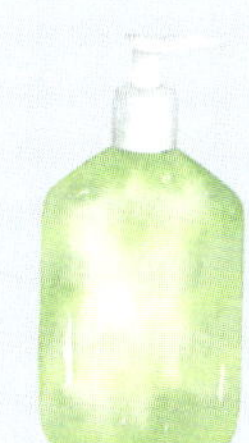

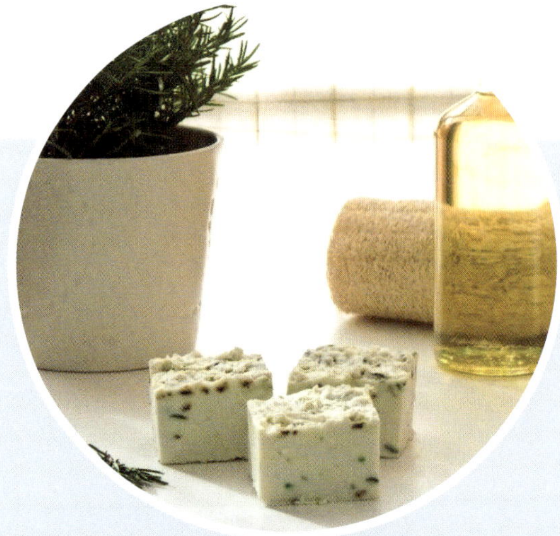

Stärkender, fester Haarbalsam

für trockenes & glanzloses Haar

Tipp: *Natürlich können Sie auch ein anderes ätherisches Öl benutzen, z. B. Rose.*

1. Variante

ZUTATEN:

- *20 g Abyssinianöl*
- *15 g Brokkolisamenöl*
- *20 g Mandelbutter*
- *35 g Amid S18 Emulgator*
- *15g Cethylalkohol*
- *15 Tr. ätherisches Rosmarinöl*

HERSTELLUNG:

Wiegen Sie alle Zutaten in einem Feuerglas ab und schmelzen Sie diese auf der Herdplatte. Füllen Sie danach die Flüssigkeit in kleine Formen und geben Sie erst jetzt das ätherische Rosmarinöl dazu. Pro Form 5 Tropfen!

Nach dem Erkalten sind die Coditioner-Bars sofort einsetzbar. Verleiht Ihrem Haar seidigen Glanz und Weichheit!

2. Variante

ZUTATEN:

- *25 g Aloe-Vera-Öl*
- *20 g Mandelöl*
- *10 g Kakaobutter*
- *25 g Amid S18 Emulgator*
- *20 g Cethylalkohol*
- *15 Tr. ätherisches Rosmarinöl*

HERSTELLUNG:

Wiegen Sie alle Zutaten in einem Feuerglas ab und schmelzen Sie dies auf der Herdplatte. Füllen Sie danach die Flüssigkeit in kleine Formen und geben Sie erst jetzt das ätherische Rosmarinöl dazu. Pro Form 5 Tropfen!

Nach dem Erkalten sind die Coditioner-Bars sofort einsetzbar.

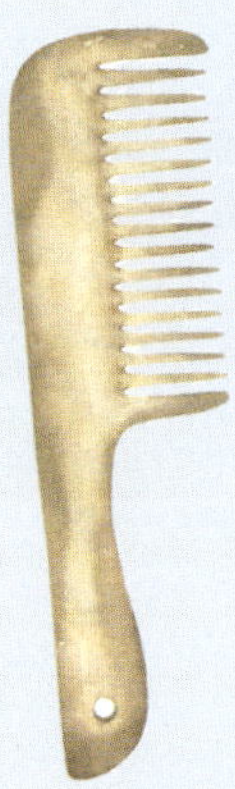

ANWENDUNG:

Nach der Haarwäsche in das feuchte Haar einmassieren und kurz einwirken lassen. Mit Wasser ausspülen.

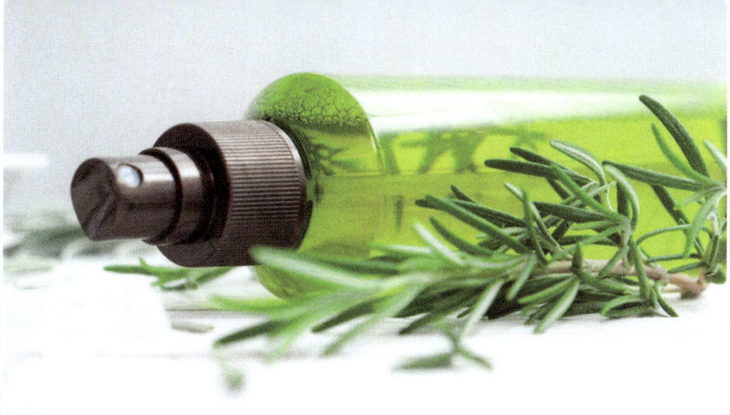

Kopfhautspray

fördert das Haarwachstum

ZUTATEN:

- *150 ml Rosmarinwasser oder -hydrolat*
- *4 g Brokkolisamenöl oder Amlaöl*
- *10 Tr. D-Panthenol*
- *5 Tr. Seidenprotein*
- *40 Tr. Rosmarin-Extrakt*
- *10 g Pentylene Glycol*

HERSTELLUNG:

Alle Zutaten miteinander vermengen und in eine Sprühflasche füllen. Mit 10 g Pentylene Glycol konservieren. (4 Monate lang haltbar).

Am Abend in die Kopfhaut einmassieren, aber auch nach der Haarwäsche im feuchten Haar zu benutzen. Vorab immer gut schütteln. 4 Monate lang haltbar.

Gesichtswasser

gegen fettige Haut

ZUTATEN:

- *50 g Fruchtsaft (Apfel, Granatapfel z. B.)*
- *100 g Rosmarinwasser oder -hydrolat*
- *1 ½ TL Rosmarinessig*
- *0,5 g Allantoin*
- *4 g Nicotinamid*
- *20 Tr. Rosmarin-Extrakt*
- *10 Tr. ätherisches Rosmarinöl*
- *8,5 g Pentylene Glycol*

HERSTELLUNG:

Nicotinamid und Allantoin im Hydrolat auflösen und alle weiteren Inhaltsstoffe gut vermischen. Wir belassen den pH-Wert im sauren Bereich und konservieren mit Pentylene Glycol. Die Haltbarkeit ist 4 Monate.

ANWENDUNG:

Reinigen Sie vorab Ihr Gesicht. Tragen Sie die Flüssigkeit mit einem feuchten Tuch oder einem Wattebausch auf das Gesicht und Dekolleté auf. Kurz einziehen lassen! Das Gesicht wird tonisiert, gestrafft, die Poren werden verfeinert und Augenringe abgeschwollen. Ideale Pflege vor der Hautcreme, aber auch zur Erfrischung der Haut zwischendurch!

Tipp:

Wenn Sie zu fettiger Haut neigen, dann verwenden Sie keine Hautcremen und stellen Sie sich wie im Kapitel Rose beschrieben ein Hyalurongel her mit Rosmarinextrakt!

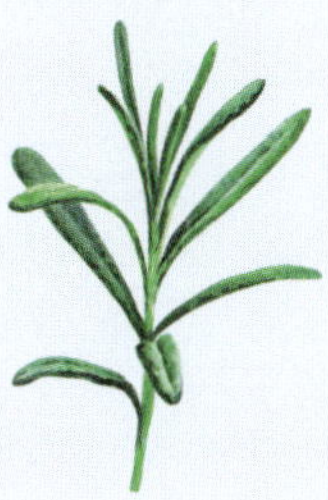

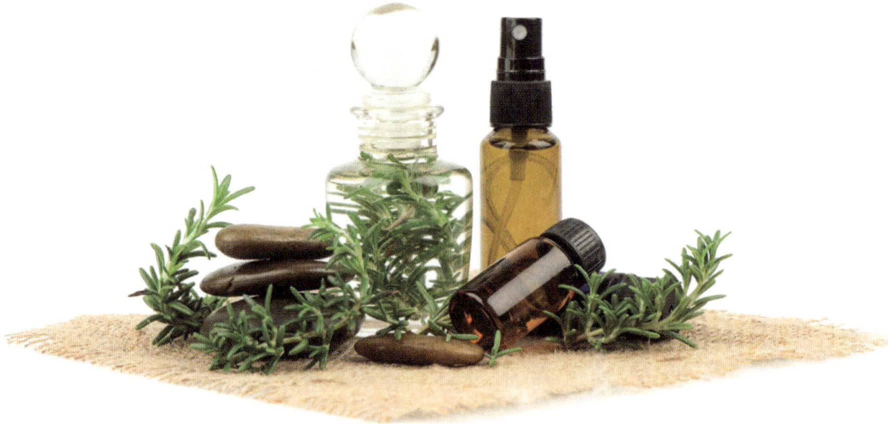

Rosmarin-Bäder

Rosmarin ist ein wertvoller Badezusatz, der die Müdigkeit vertreibt, entschlackend wirkt und die Zellerneuerung anregt. Rosmarinbäder sollten durch ihre belebende Wirkung nicht direkt vor dem Schlafen genommen werden.

ES GIBT VERSCHIEDENE ARTEN EIN ROSMARINBAD ZU GENIESSEN:

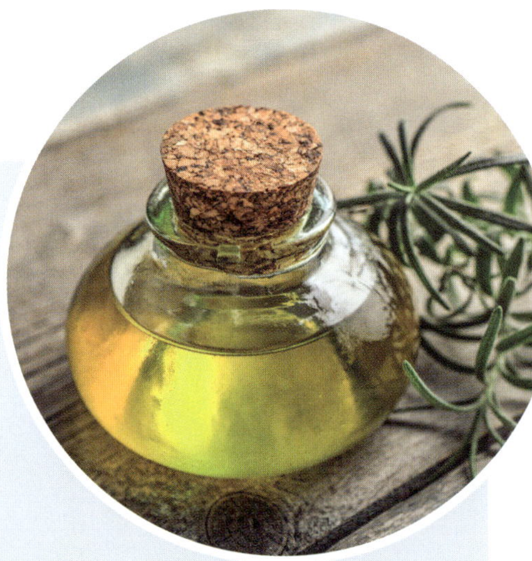

Rosmarin-Badeöl

ZUTATEN:

- *1 Zweig Rosmarin*
- *250 ml Öl – Olivenöl oder Mandelöl*

HERSTELLUNG:
Den Rosmarin an einem trockenen, sonnigen Tag ernten und in mittelgroße Stücke schneiden, in ein Glas geben, mit dem Öl übergießen, verschlossen für 3–4 Wochen reifen lassen, danach durch ein feines Sieb seihen und in eine Flasche füllen.

ANWENDUNG:
Für ein Bad 2–3 Esslöffel davon dem Badewasser zugeben.

Damit das Öl besser von der Haut aufgenommen werden kann, empfiehlt es sich, dem Badewasser auch etwas Milch hinzuzugeben.

Rosmarin-Badesalz

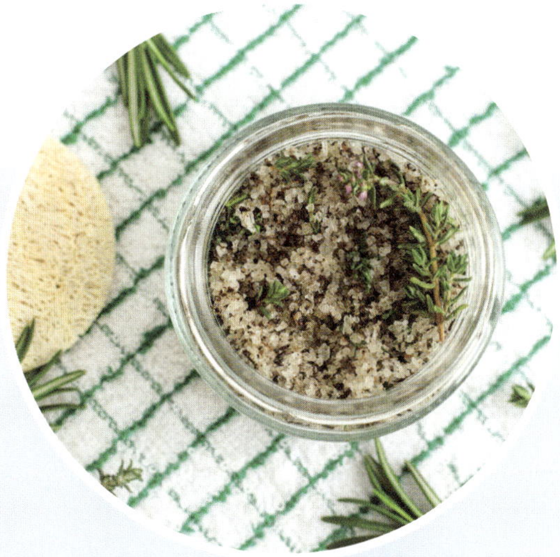

ZUTATEN:
- *3 Zweige Rosmarin*
- *250 g grobes Meersalz*

HERSTELLUNG:
Die Blätter von den Zweigen herunternehmen, ein paar Stunden trocknen lassen, klein schneiden und in ein verschließbares Glas geben. Das Salz darüberleeren, alles gut durchmischen und verschlossen für 2–3 Wochen reifen lassen.

ANWENDUNG:
Für ein Vollbad 2 Esslöffel dieses Rosmarinsalzes in das Badewasser geben – wer nicht möchte, dass die kleinen Rosmarinstücke in dem Badewasser schwimmen, der gibt das Badesalz in einen Papierteefilter oder in eine Nylonstrumpfhose, bindet diese zu und legt diesen Teefilter mit dem Rosmarinbadesalz in das Badewasser. Das Salz und die Inhaltsstoffe des Rosmarins lösen sich trotzdem sehr gut heraus.

Rosmarinbad-Warmauszug

ZUTATEN:
- *1 TL Rosmarinblätter*
- *250 ml Wasser*

HERSTELLUNG:
Das Wasser mit dem Rosmarinblättern zum Kochen bringen und am Herd für ca. 10 Minuten kochen lassen, danach abseihen und dem Badewasser zugeben.

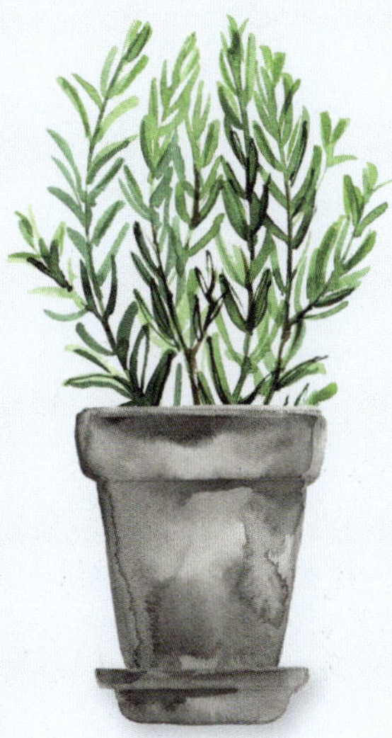

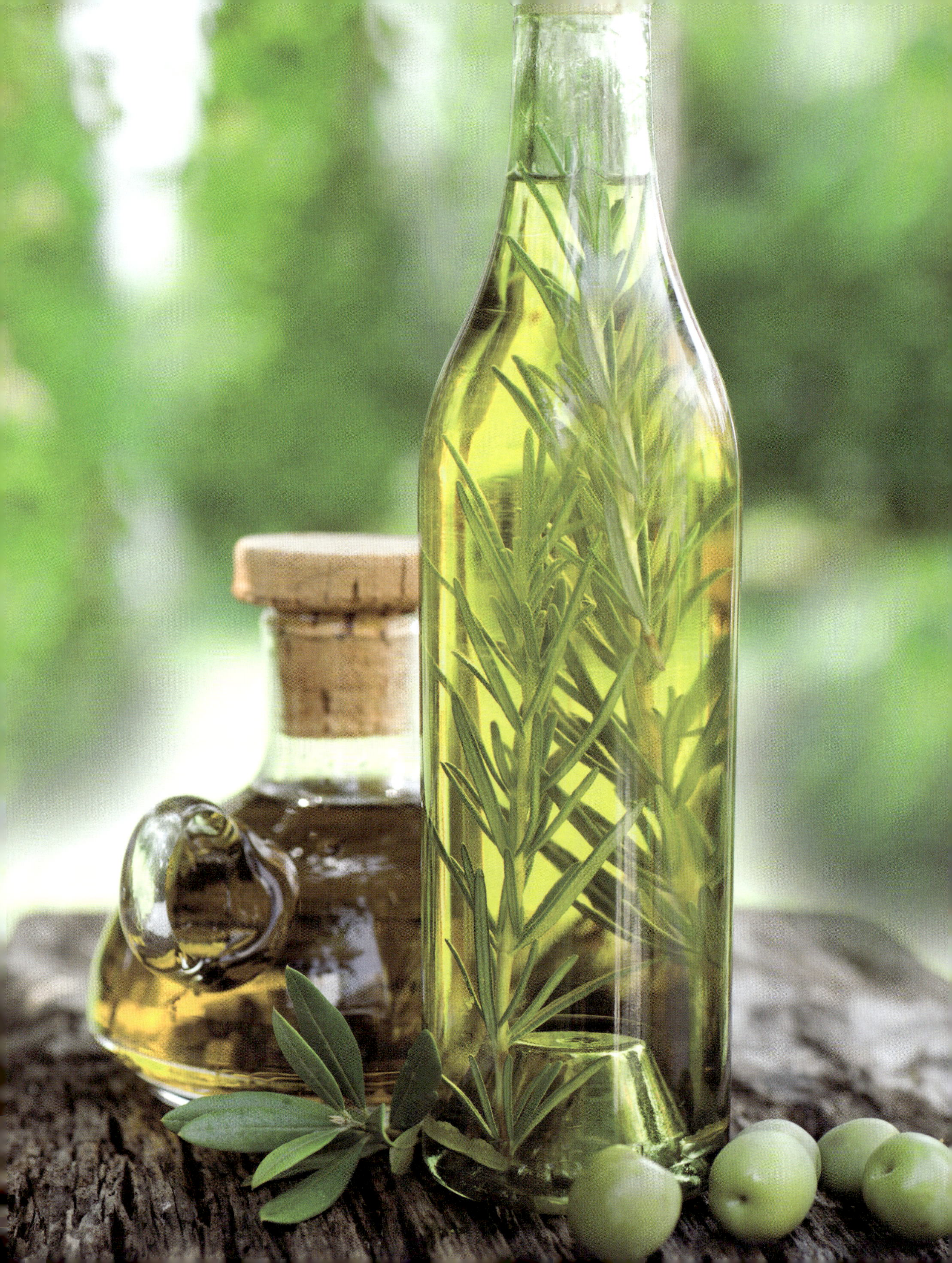

REZEPTE ZUR INNEREN ANWENDUNG:

Rosmarin-Salat mit Tomaten und Malven

ZUTATEN:

- *1 EL Rosmarinblätter*
- *1 Handvoll Salat, Feldsalat, Rucola*
- *2 Stk. Fleischtomaten*
- *2 EL Malvenblüten (Blüten der wilden Käsepappel „Malva sylvestris“)*
- *Etwas Essig, Öl und Salz*
- *250 ml Wasser*

HERSTELLUNG:

Die Tomaten würfelig schneiden und den Salat waschen. Die Malvenblüten klein schneiden und mit einem Schuss Essig, Öl, einer Prise Salz und dem Wasser gut zu einer Marinade verrühren. Den Salat in eine Schüssel geben, die Tomaten und die Rosmarinblätter hinzugeben und die Marinade darübergießen – fertig ist der hauterfrischende Sommersalat.

Wissenswert:
Rosmarin verwenden wir heutzutage eigentlich eher als Gewürz. Doch früher war er viel mehr – er war eine wertvolle Heilpflanze.

Rosmarin-Gewürzöl

ZUTATEN:

- *1 Zweig Rosmarin*
- *250 ml Öl – Olivenöl oder Sonnenblumenöl*
- *1 Zehe Knoblauch*

HERSTELLUNG:

Den Rosmarinzweig an einem trockenen, sonnigen Tag ernten, es sollte auch am Vortag nicht geregnet haben, und in eine hohe Flasche geben. Die Knoblauchzehe von der Schale befreien und hinzugeben. Das Öl darübergießen, es sollen alle Pflanzenteile vollständig mit Öl bedeckt sein, und verschlossen mindestens 4 Wochen reifen lassen. Die Flasche in den ersten Tagen mehrmals schütteln. Nach der Reifezeit abseihen.

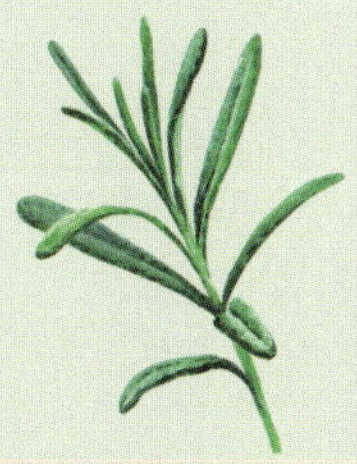

Tipp:
Zum Würzen von Salaten, Aufstrichen oder Käse verwenden.

Tee

ZUTATEN:

- *1 TL Rosmarinblätter*
- *250 ml Wasser*

HERSTELLUNG:

Die Rosmarinblätter können getrocknet oder auch frisch verwendet werden. Das Wasser zum Kochen bringen und über die Rosmarinblätter gießen, 4–5 Minuten zugedeckt ziehen lassen, danach abseihen und schluckweise trinken.

Wissenswert:
Rosmarintee fördert die Durchblutung, löst Schleime, wirkt entwässernd und unterstützt die Gedächtnisleistung.

Rosmarin-Kartoffeln

ZUTATEN:

- *2 EL Rosmarinblätter*
- *3–4 mittelgroße Kartoffeln*
- *1 EL Olivenöl*
- *Etwas Salz*

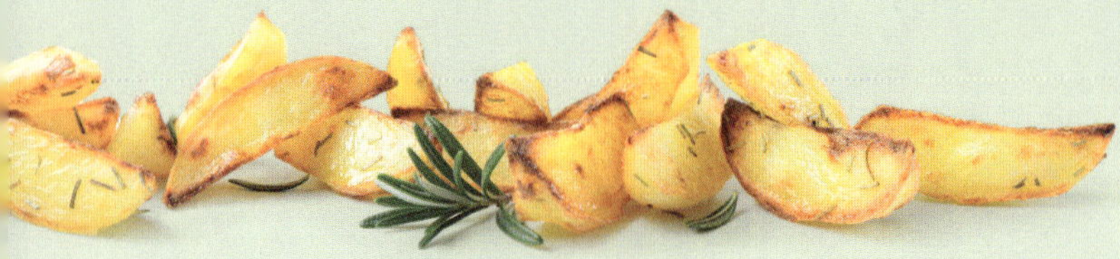

HERSTELLUNG:

Das Backrohr auf 200 Grad vorheizen. Die Kartoffeln waschen, vierteln und in einer Schüssel mit dem Öl übergießen, gut durchmischen, mit Salz und den Rosmarinzweigen würzen, danach auf das Backblech legen und für ca. 30 Minuten im Rohr unter mehrmaligem Wenden garen lassen. Die letzten 5 Minuten die Temperatur im Backrohr auf 250 Grad erhöhen, danach die fertigen Rosmarinkartoffeln aus dem Backrohr nehmen und frisch servieren.

Rosmarin-Oxymel

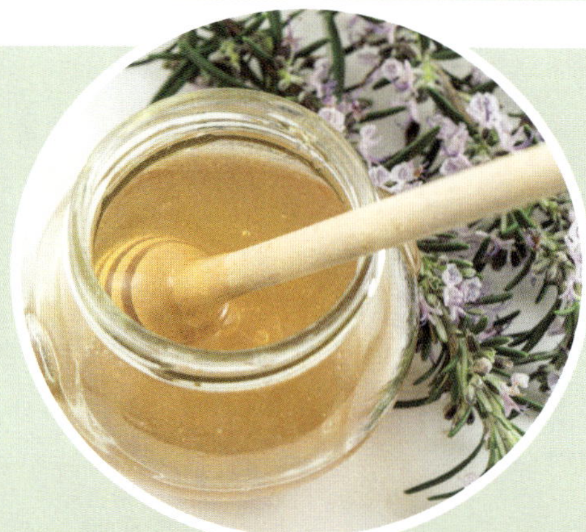

ZUTATEN:

- *1 Zweig Rosmarin*
- *80 ml Apfelessig*
- *250 g Honig*

HERSTELLUNG:

Den Rosmarinzweig in mittelgroße Stücke schneiden. Den Honig mit dem Essig in eine Schüssel geben und so lange rühren, bis sich der Honig im Essig zur Gänze aufgelöst hat.

Die Rosmarinstücke in ein verschließbares Glas geben, den Essighonig darübergießen, das Glas verschließen und 3–4 Wochen reifen lassen. Während der Reifezeit das Glas öfter schütteln, damit sich der Honig nicht absetzt. Nach der Reifezeit abseihen und in Flaschen füllen.

Zum Trinken gibt man 2–3 Esslöffel davon in ein Glas und gießt mit 250 ml Wasser auf. Teeliebhaber können auch 1 EL davon einem 250 ml Tee hinzugeben.

Rosmarin-Oxymel unterstützt unsere Ausdauer, unsere Regeneration in körperlich anstrengenden Zeiten.

Chaga-Pilz

Höchste Konzentration an antioxidativen Stoffen

Der Buchautor und Nobelpreisträger Alexander Solschenizyn erzählt in seinem halbautobiografischen Werk „Krebsstation" seinen Heilungsweg mit Hilfe des Chaga-Pilzes. Als er an Krebs erkrankt, begibt er sich auf die Spuren der alten Volksmedizin in die Birkenwälder und widmet sich seiner Heilung und den Anwendungen des Chaga-Pilzes.

In seinem Buch schreibt er: „Er konnte sich nichts Schöneres vorstellen, als sich monatelang im Wald aufzuhalten, den Chaga herunterzubrechen, ihn zu zerbröseln, über einem Lagerfeuer zu kochen, zu trinken und wie ein Tier zu genesen." Mit Hilfe dieses Pilzes und dem alten Volkswissen konnte er seine Gesundheit wiedererlangen …

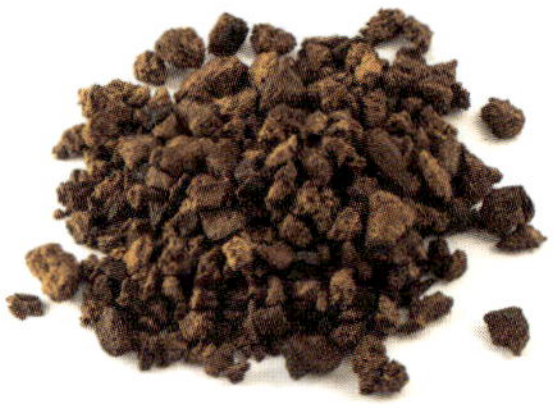

CHAGA-PILZ (SCHIEFER SCHILLERPORLING)

INONOTUS OBLIQUUS

- Vorkommen & Sammelort: Finnland (Lappland), Russland (Sibirien), Mittel- & Nordeuropa
- Gesammelt werden: Pilz in Birkenwäldern ab einem Meter Höhe
- Wirkstoffe: Melanine, Polyphenole, Flavonoide, Polysaccharide, Betulinsäure, Vitamine, Mineralstoffe

ANTI-AGING-WIRKUNG:

Chaga-Pilze sind die Radikalefänger der Natur! Sie stehen für mich an erster Stelle, wenn es darum geht unseren Körper vor schlechten Umwelteinflüssen zu schützen. Chaga-Pilze sehen nicht aus wie Pilze, sondern ähneln eher Rinde oder Kork. Sie wachsen auf Birken, die mindestens 30 Jahre alt sein sollten, bevor die Pilze im Wildwuchs geerntet werden dürfen. Er wächst auch im europäischen Raum, jedoch soll der Wirkstoffgehalt geringer ausfallen. In Finnland gibt es riesige Birkenwälder, unberührte Natur, wo der Pilz geerntet werden darf. Dort ist der Chaga-Pilz sehr bekannt und wird seit Hunderten von Jahren als Tee getrunken.

Er beinhaltet so viele antioxidative Stoffe, Vitamine und Mineralien, dass er sogar bei verschiedenen Krebstherapien eingesetzt wird. Bei Bluthochdruck, Diabetes, viralen Erkrankungen und Magen-Darm-Problemen kann er seine Wirkung zeigen. Jedoch möchte ich darauf hinweisen, dass zur unterstützenden Therapie von Krankheiten unbedingt vorab ein Arzt zu Rate gezogen werden sollte, da es zu Wechselwirkungen kommen kann. Chaga-Pilze sind stark in ihrer Wirkung und wir sollten sie mit Bedacht einsetzen. Wichtig: Nur Chaga-Brocken aus finnischem Wildwuchs oder Chaga-Pilzextrakt als Kapseln in der Apotheke kaufen.

Empfehlenswert sind Kuren, 4–6 Wochen lang und dies zwei Mal im Jahr. In Finnland jedoch wird Chagatee jeden Tag getrunken.

Die Zubereitung ist einfach und lässt sich gut im Alltag mit einbinden. Das körperliche Wohlbefinden wird damit gesteigert und Hautprobleme werden gemindert. Ihre Haut erstrahlt von innen rosig und schön. Tinkturen äußerlich angewendet können diesen Effekt noch mehr unterstützen.

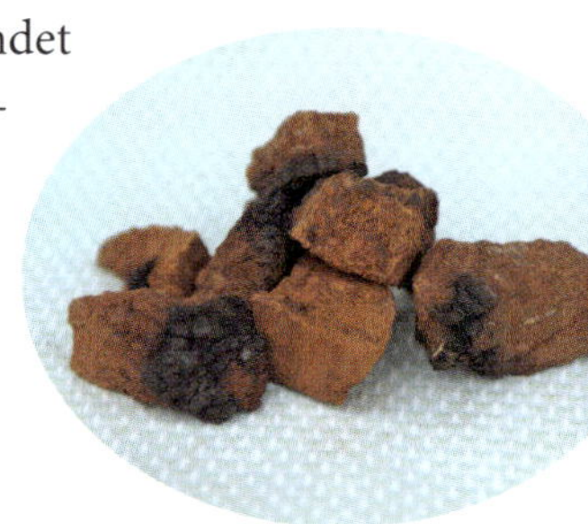

REZEPTE ZUR ÄUSSEREN ANWENDUNG:

Chaga-Pilz-Tinktur

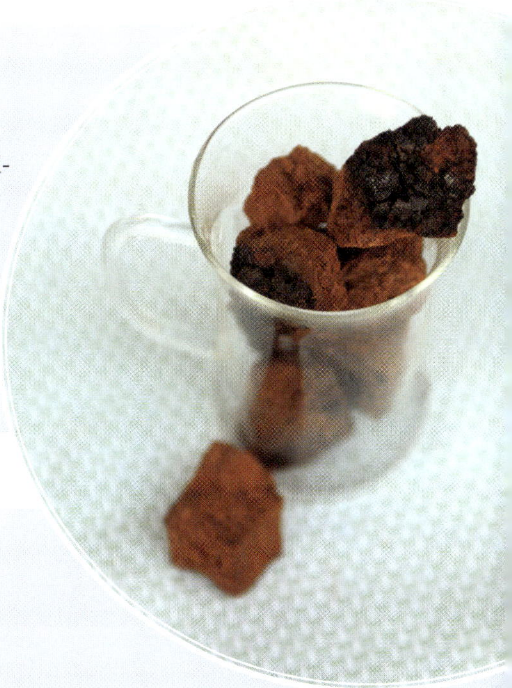

Den Chaga-Pilz zuerst mit dem Messer klein schneiden und dann in einem Mörser verreiben. Das Pulver in ein Glas geben und mit 300 ml Wodka (mindestens 50 % Alkoholgehalt) aufgießen. Die Flüssigkeit lässt man nun an einem dunklen Ort 6–8 Wochen ziehen.

Alle paar Tage das Glas schütteln, um die Inhaltsstoffe besser zu lösen. Danach die Flüssigkeit durch einen Teefilter abseihen und in Pipettenfläschchen füllen.

Dampfbäder gegen von Akne geplagte Haut

beruhigend

Geben Sie in einen Topf mit heißem Wasser 30 Tropfen von der Tinktur. Der Alkohol verdampft recht schnell. Das Gesicht 15 Minuten damit bedampfen. Danach kann man das Gesicht reinigen und Mitesser behandeln.

Gegen schlecht heilende Wunden und Neurodermitis

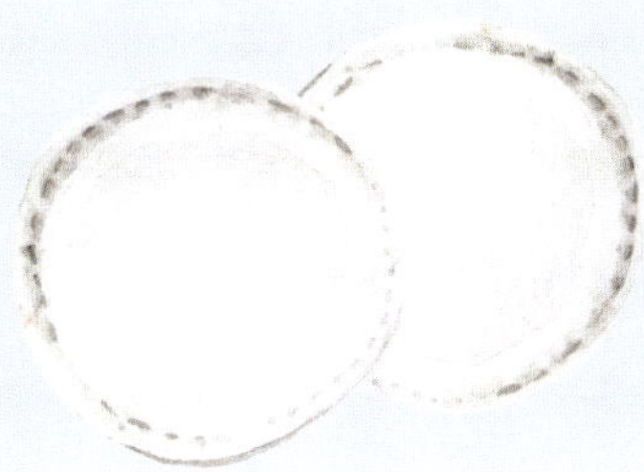

Einen Wattepad nassmachen und ein paar Tropfen der Tinktur darauftropfen. Die betroffenen Stellen damit abtupfen.

REZEPTE ZUR INNEREN ANWENDUNG:

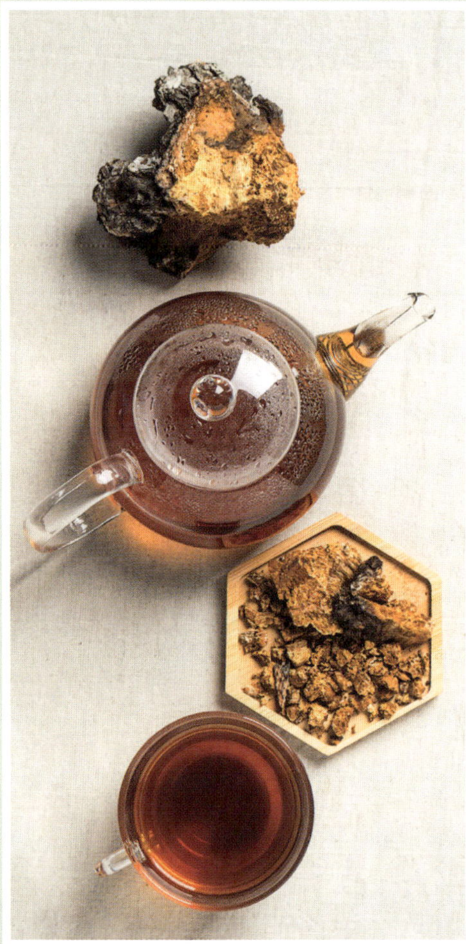

Traditioneller Tee

HERSTELLUNG: 3 Stücke (ca. 10–12 g) Chaga-Pilz in einen Topf geben und mit einem halben Liter Wasser übergießen. Den Pilz zugedeckt darin ca. 10 Minuten kochen lassen. Durch ein feines Sieb abseihen und genießen.

Normalerweise wird der Tee am Morgen vor dem Frühstück getrunken, um die Inhaltsstoffe besser aufnehmen zu können, sowie ca. 20 Minuten vor dem Abendessen.

Sie können den Pilz sicher 20 Mal wiederverwenden, indem sie ihn abwaschen und mit 300 ml frischem Wasser übergießen und bis zur nächste Anwendung so in den Kühlschrank stellen. Sie können das Wasser dann gleich wieder verwenden, um den nächsten Tee zuzubereiten.

Ca. 1 Woche kann man so den Pilz nutzen. Je öfter ein Pilz verwendet wurde, desto länger sollte er jedoch auskochen, um alle Inhaltsstoffe herauszulösen.

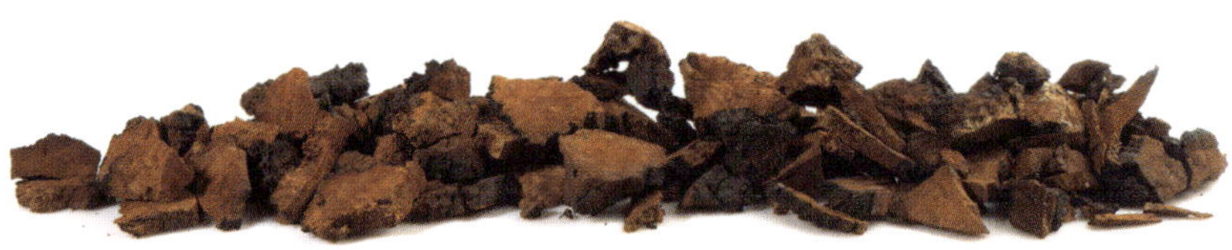

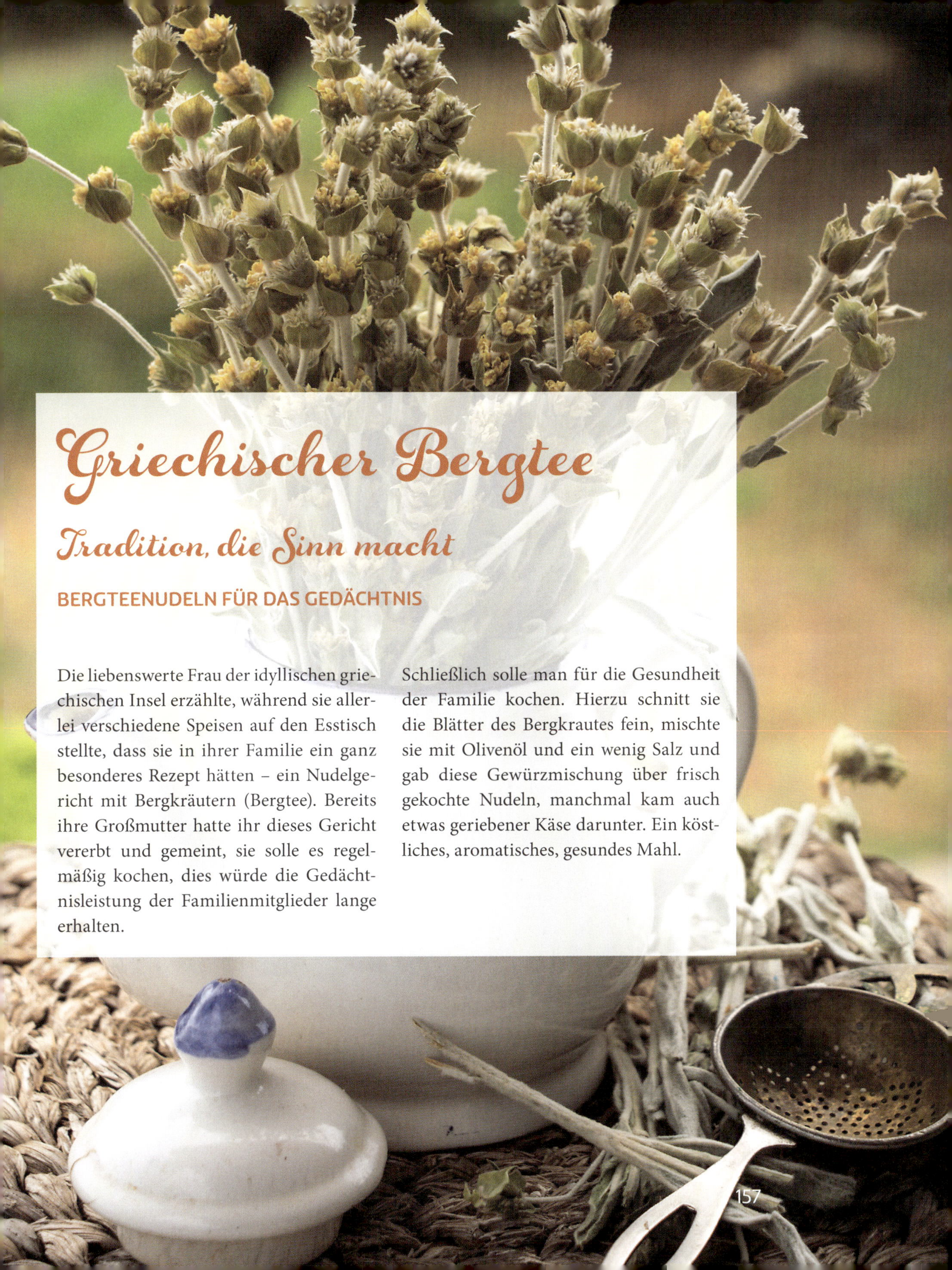

Griechischer Bergtee

Tradition, die Sinn macht

BERGTEENUDELN FÜR DAS GEDÄCHTNIS

Die liebenswerte Frau der idyllischen griechischen Insel erzählte, während sie allerlei verschiedene Speisen auf den Esstisch stellte, dass sie in ihrer Familie ein ganz besonderes Rezept hätten – ein Nudelgericht mit Bergkräutern (Bergtee). Bereits ihre Großmutter hatte ihr dieses Gericht vererbt und gemeint, sie solle es regelmäßig kochen, dies würde die Gedächtnisleistung der Familienmitglieder lange erhalten. Schließlich solle man für die Gesundheit der Familie kochen. Hierzu schnitt sie die Blätter des Bergkrautes fein, mischte sie mit Olivenöl und ein wenig Salz und gab diese Gewürzmischung über frisch gekochte Nudeln, manchmal kam auch etwas geriebener Käse darunter. Ein köstliches, aromatisches, gesundes Mahl.

GRIECHISCHER BERGTEE

SIDERITIS SCARDICA

- Sammelzeitpunkt: Juli /August
- Gesammelt werden: Kraut und Stängel
- Wirkstoffe: Polyphenole, Phenolsäure, ätherische Öle, Flavonoide, Antioxidantien, Gerbstoffe, Mineralstoffe
- Vorkommen: 1200–1800 m Seehöhe, Griechenland (Titangebirge), Bulgarien, Albanien

ANTI-AGING-WIRKUNG:

Bergtee (Eisenkraut) ist für mich ein großes Geschenk der Natur an uns Menschen. Er ist zu meinem absoluten Lieblingstee geworden, da er allein ohne weitere Zutaten hervorragend schmeckt. Bergtee wächst in Griechenland, Albanien und Bulgarien auf hohen Bergwiesen. Schon vor Jahrhunderten wurde dieser angewendet und bei der Arbeit von Schafhirten getrunken. Heute wird er kultiviert, da er frei schon teilweise als geschützte Pflanzenart gilt. Bergtee ist bei uns noch nicht allzu lange bekannt. Er hat einen außergewöhnlichen Duft und schmeckt großartig!

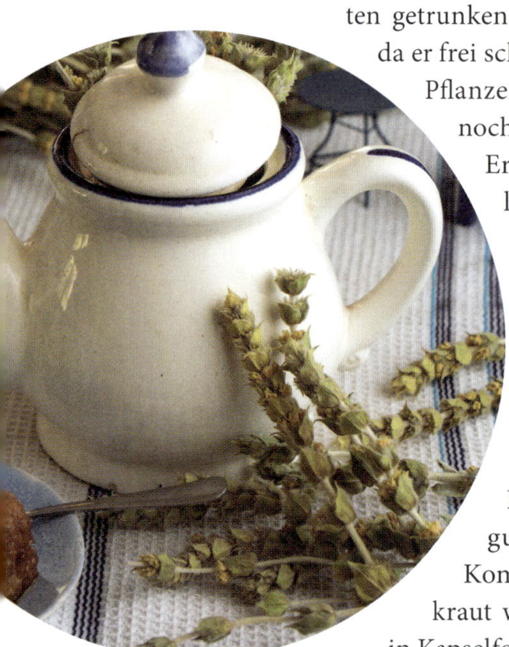

Bekannt wurde Bergtee auch durch Prof. Dr. Dr. Jens Pahnke. Er hat in Versuchen mit Mäusen herausgefunden, dass Bergtee gegen Alzheimer gute Wirkungen zeigt. In Kombination mit Johanniskraut wird das Kraut als Extrakt in Kapselform angeboten.

Ich beschränke mich aber hier auf die Möglichkeiten der Teezubereitung, informiere Sie aber über den Link zu Herrn Prof. Dr. Dr. Phanke*.

Wegen seines hohen Gehaltes an Antioxidantien dient der Tee uns als Prophylaxe, um Krankheiten vorzubeugen und unser Wohlbefinden zu steigern. Sie finden hier traditionelle Anwendungsmöglichkeiten aus Griechenland. Bergtee beinhaltet viele Adaptogene, das heißt, eine Vielzahl an Stoffen, die unserem Körper helfen, sich erhöhten körperlichen und emotionalen Stresssituationen anzupassen.

Ich habe das Glück Bergtee direkt aus Griechenland zu bekommen, aber man kann ihn auch sehr gut in Bio-Qualität hier kaufen. Als Kübelpflanze oder an geschützten Stellen im Garten kann auch versucht werden ihn hier zu kultivieren.

** Infos zu Prof. Dr. Dr. Pahnke: https://de.sideritis.info/griechischer-bergtee/*

REZEPTE ZUR ÄUSSEREN ANWENDUNG:

Bergtee-Wickel gegen überhitzte Haut

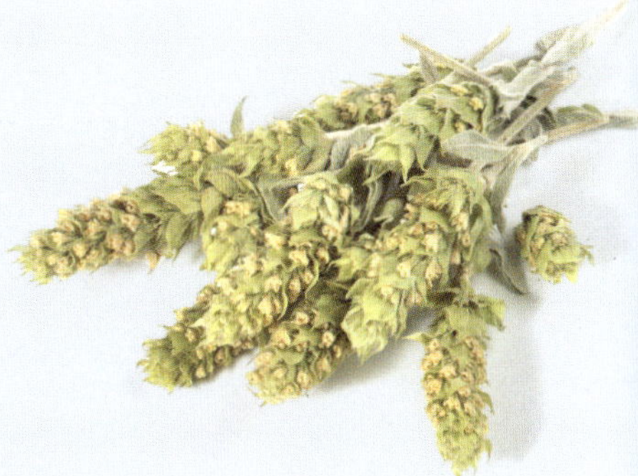

ZUTATEN:
- *1 EL Bergtee*
- *250 ml Wasser*

HERSTELLUNG:

Die Bergteeblätter mit dem heißen Wasser übergießen und für 10 Minuten ziehen lassen, danach abseihen und abkühlen lassen. Ein Tuch in den abgekühlten Bergtee eintauchen, auspressen und auf die Haut auflegen.

An heißen, trockenen Tagen kühlt es die Haut gut ab und versorgt sie mit Feuchtigkeit. Dieser Wickel ist auch zur Hautberuhigung nach einem Sonnenbrand hilfreich.

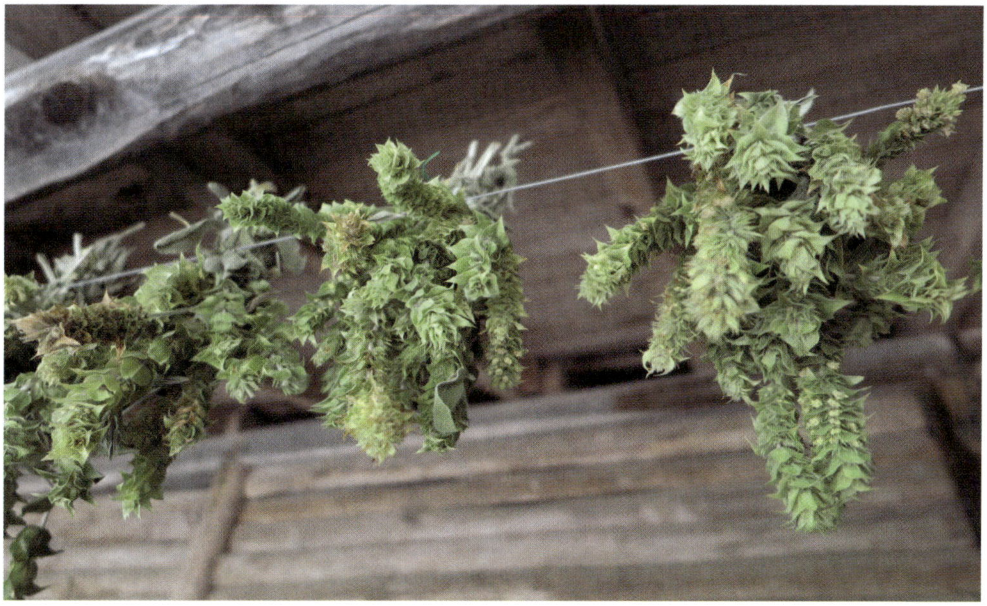

REZEPTE ZUR INNEREN ANWENDUNG:

HERSTELLUNG:

VARIANTEN HEISS:

3–4 Stängel + Blüten mit 500 ml Wasser 10–15 Minuten ziehen lassen und genießen.
3–4 Stängel + Blüten 3 Minuten kochen lassen, dann 5 Minuten ziehen.

VARIANTE KALT:

3–4 Stängel + Blüten mit kaltem Wasser übergießen, über Nacht in den Kühlschrank stellen und am nächsten Tag genießen.

TRADITIONELLES REZEPT AUS GRIECHENLAND

Eistee-Sommergetränk für heiße Tage

Tipp: für den Winter: Teekombinationen mit Bergtee + Johanniskraut wirken stimmungsaufhellend!

Bergtee in eine Kanne geben (1 Liter ca. 6 Stängel + Blüten), mit heißem Wasser übergießen und 10–15 Minuten ziehen lassen.

Bergtee wieder entfernen und Zitronenscheiben, Pfirsichscheiben oder Marillen in den Aufguss geben und kalt werden lassen. Abseihen und im Kühlschrank erkalten lassen. Toller Eistee!

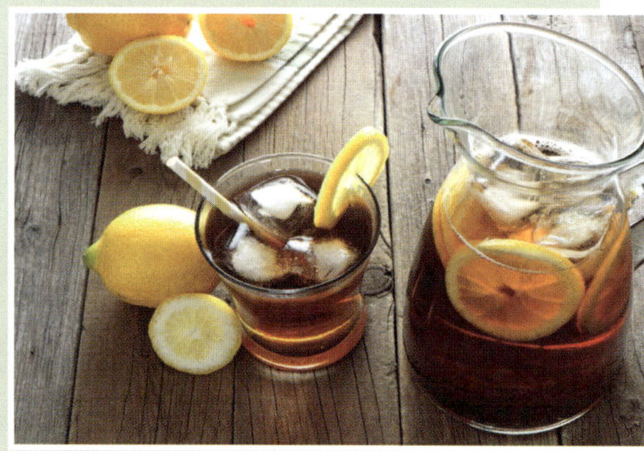

Wasserkefir mit Bergtee

Unglaublich tolles Getränk, das unserem Körper zu neuem Wohlbefinden verhilft! Rezept finden Sie im Kapitel: Mineral- & Heilwässer

Löwenzahnpesto mit Bergtee und Schwarzer Johannisbeere

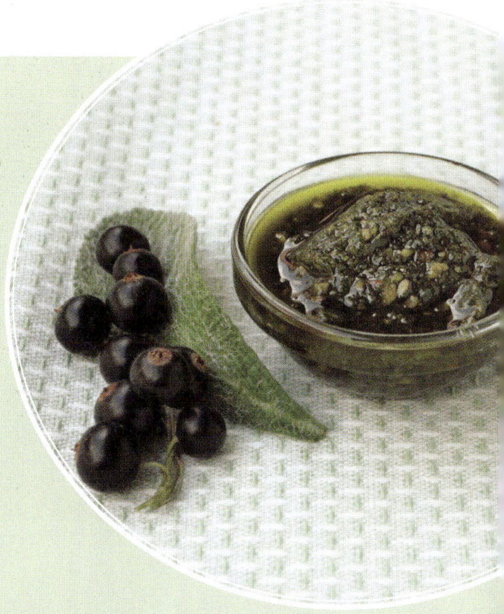

ZUTATEN:

- *1 Handvoll frische, junge Löwenzahnblätter*
- *2 EL Schwarze Johannisbeere*
- *1 TL Griechischer Bergtee*
- *2 EL Pinienkerne*
- *2 EL Parmesan*
- *Olivenöl*

HERSTELLUNG:

Die Löwenzahnblätter, die Johannisbeeren, den Bergtee möglichst fein schneiden. Die Pinienkerne in grobe Stücke zerkleinern und den Parmesan fein reiben. Alle Zutaten gut miteinander verrühren und das Olivenöl darübergießen – es sollen alle Zutaten gut damit getränkt sein.

Dieses Pesto eignet sich hervorragend über Pastagerichte, über Salate, in Saucen, über Kartoffeln oder zum Würzen von Fischgerichten.

Die Löwenzahnblätter regen die Körperentschlackung und die Leber/Gallentätigkeit an, weiters wirken sie entwässernd. Die Schwarze Johannisbeere war stets Medizin und die Rote Johannisbeere galt als Nahrung. Das kommt daher, dass die Schwarze Johannisbeere Cortison enthält – ein entzündungshemmender Inhaltsstoff. Die Schwarze Johannisbeere unterstützt unseren Körper gegen entzündliche Prozesse.

Bergtee-Eiswürfel

ZUTATEN:

- *1 EL Bergtee*
- *250 ml Wasser*

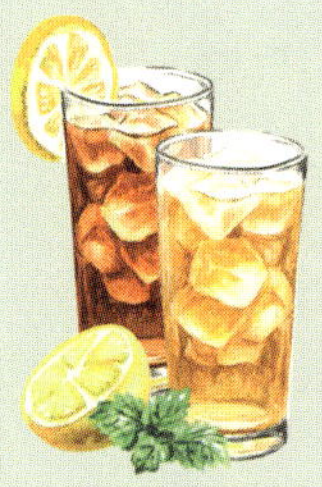

HERSTELLUNG:

Die Bergteeblätter mit dem heißen Wasser übergießen und für 10 Minuten ziehen lassen, danach abseihen und abkühlen lassen. Den abgekühlten Bergtee nun in Eiswürfelbehälter gießen und in die Gefrierlade geben. Diese Eiswürfel als kühlendes, erfrischendes Sommergetränk einfach in Wasser, Weißwein oder Cocktails geben.

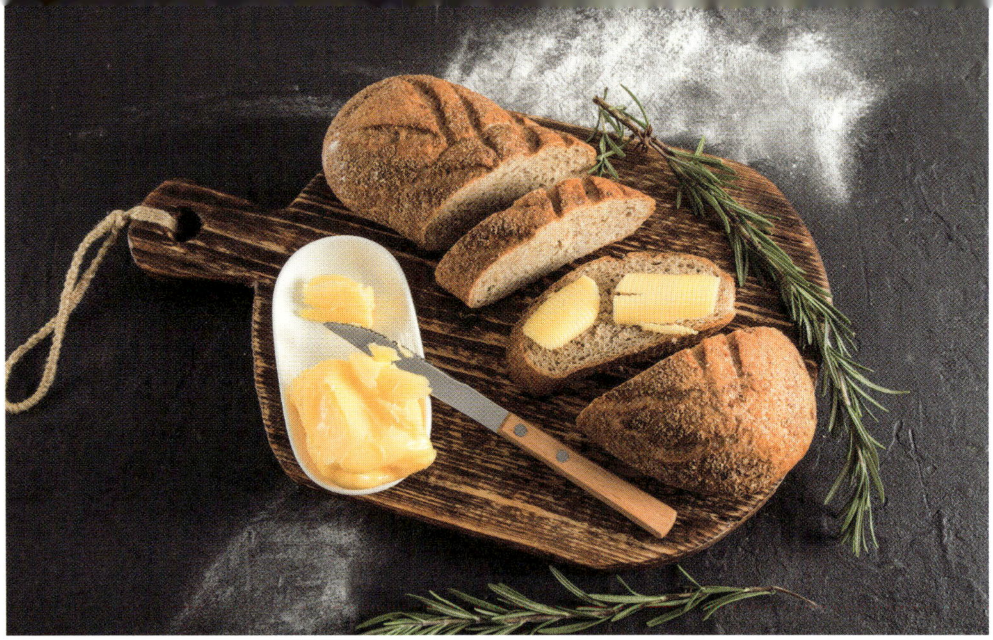

Bergtee-Rosmarin-Brot

ZUTATEN:

- *1 kg Mehl*
- *20 g Salz*
- *500 ml Wasser*
- *2 EL Bergteeblätter*
- *2 EL Rosmarinblätter*
- *1 EL Honig*
- *3 Pkg. Trockenhefe*
- *4 EL Olivenöl*
- *3 Stk. Zwiebel*
- *1 Prise Zucker*

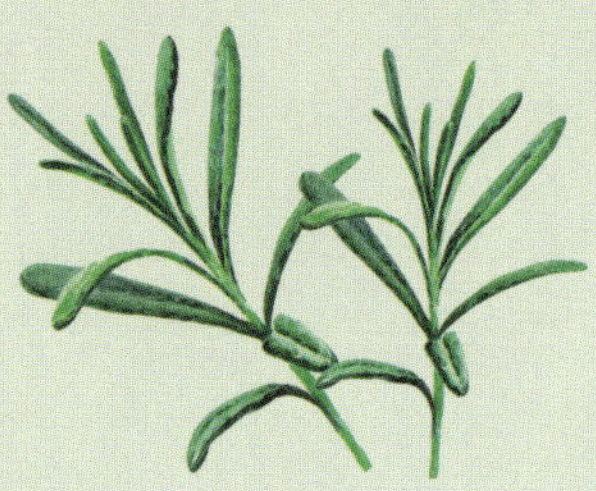

HERSTELLUNG:

Das Wasser am Herd zum Kochen bringen und über die Bergteeblätter und die Rosmarinblätter gießen, 10 Minuten ziehen lassen, danach abseihen. Sobald der Tee auf Raumtemperatur abgekühlt ist, den Honig und die Hefe darin auflösen. Die Zwiebel klein schneiden und in etwas Butter mit dem Zucker anrösten, abkühlen lassen. Das Mehl und Salz durchmischen, die gerösteten Zwiebelstücke, den abgekühlten Tee hinzugeben und gut durchkneten. Den Teig an einem warmen Ort gehen lassen, einmal durchrühren und erneut gehen lassen. Danach den Teig in eine Form geben, erneut gehen lassen und im Anschluss bei 200 °C im Backrohr für 50–60 Minuten backen.

Efeu

Ewige Jugend

DAS ALTE WASCHMITTEL

Was für uns heute das Waschmittel zum Wäschewaschen aus dem Supermarkt ist, waren früher Efeublätter und Kastanien.

Eine heitere, freundliche ältere Dame aus dem Pflegeheim erinnert sich an ihre Kindheit, dass ihre Mutter Efeublätter mit dem Messer schnitt, mit Wasser vermischte und als „Weißwaschmittel“ in einen Holzbottich (Holzfass) zur Kochwäsche gab.

Natürliche Waschmittel, ohne chemische Zusatzstoffe und Weichmacher, sind für unsere Haut viel verträglicher, reizen und strapazieren sie nicht. Somit ist das Hautbild gesünder und ausgeglichener.

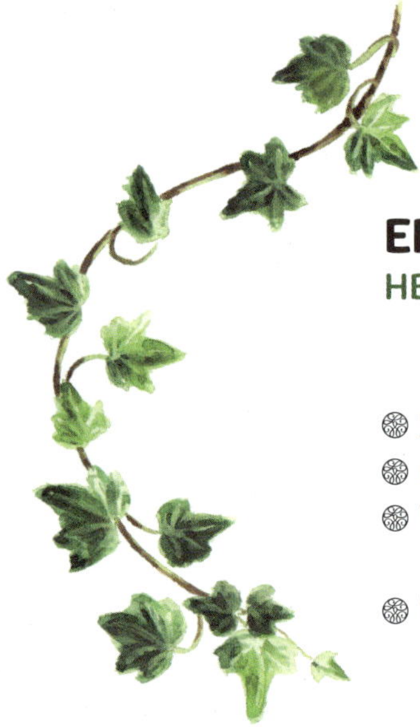

EFEU

HEDERA HELIX

- **Sammelzeitpunkt:** das ganze Jahr
- **Gesammelt werden:** Blätter
- **Wirkstoffe:** Saponine, Hederasaponin, Glycoside, Phenolcarbonsäuren, Jod, Kaffeesäure, Chlorogensäure, Mineralien
- **Vorkommen:** In Europa sowie Südwestasien

ANTI-AGING-WIRKUNG: MÖGLICHKEITEN ZUR BEHANDLUNG VON ZELLULITE

Schon Maurice Mességué, ein sehr bekannter Naturheiler in Frankreich in den 1950er Jahren, schrieb in seinem Buch Heilkräuterlexikon: Efeu ist nicht nur das Symbol der treuen Herzen, sondern er verschönt auch die Frauen! In Breiumschlägen lässt er überflüssiges Fett dahinschwinden und entfernt Zellulitis.

Grundsätzlich ist Efeu eine Giftpflanze und wir sollten ihr mit dem nötigen Respekt begegnen. Die Beeren enthalten die meisten Giftstoffe und sind nicht zum Verzehr geeignet. Doch die frischen jungen Blätter können wir das ganze Jahr über ernten. Jeweils ein bis zwei Handvoll Blätter ernten und immer frisch verwenden. Efeu wird in der Medizin auch in kleinen Dosen innerlich angewendet. Gegen jegliche Arten von Bronchialerkrankungen, Zahnschmerzen und Menstruationsbeschwerden.

Äußerlich hilft er bei Schmerzen wie Rheumatismus und Gicht, Parasiten und Läusen sowie Geschwüren. Auch zum Waschen von Wäsche wird Efeu gerade wieder entdeckt, durch seine waschaktiven Inhaltsstoffe (Saponine) bietet er eine natürliche Alternative zu synthetisch aufbereiteten Waschmitteln.

Im Anti-Aging-Bereich interessiert uns die äußere Anwendung: Wickel, Kompressen und Wirkungsöle, die unsere Haut erweichen und so den Abtransport von Fett und Giftstoffen positiv beeinflussen. Dies ist auch die wesentliche Wirkung, die Efeu auf der Haut auslöst. Er ist gewebeerweichend, und dies können wir in Kombinationen mit anderen Wirkstoffen sehr gut zur Verbesserung und Regeneration unserer Haut nutzen.

Zusätzlich sei hier erwähnt, dass ich in meinen Rezepturen gegen Zellulite auch Süßholzwurzel-Mazerate einsetze. Süßholzwurzel beinhaltet den Stoff Glycyrrhetinsäure (Lakritze), welche die Eigenschaft aufweist, Fettgewebe abzubauen. Somit ergeben Mischungen aus erweichendem Efeu und Fettgewebe abbauender Süßholzwurzel perfekte Symbiosen zur Bekämpfung lästiger Dellen.

Ätherisches Zypressenöl darf in den Formulierungen nicht fehlen, da es die Durchblutung fördert. Es gibt also viele Möglichkeiten an das Problem Zellulite heranzugehen und ich glaube, je mehr wir innerlich und äußerlich unseren Körper unterstützen, desto mehr werden wir auf Dauer hier gute Ergebnisse erzielen. Jedoch sind Zellulitebehandlungen immer langwierig. Erfolge dauern! Zu den Rezepten sind Saunagänge, wie schon erwähnt, Infrarot-Behandlungen, Kneippkuren, Meerwasserbäder, Massagen und Schröpfgläser-Anwendungen sehr zu empfehlen. Sie fördern die Durchblutung und Wirkstoffe können so tiefer in die Haut eindringen. Sportarten wie Yoga, Bikram-yoga sowie Radfahren sind wahre Zellulitefresser!

In diesem Kapitel möchten wir aber nicht nur auf den Efeu hinweisen, sondern auch die Möglichkeiten der inneren Einnahme von Kräutern, Gemüse und Obst in Hinblick auf die Verbesserung des Hautbildes aufzeigen. Alle harntreibenden Obst- und Gemüsesorten sollten Sie verwenden, damit Zellulite erst gar nicht entsteht!

Möglichkeiten: Brennnessel, Oregano, Birkenblätter und -knospen, Kerbel, Basilikum, Artischocken, Löwenzahn, Kressesorten, Lauch, Gurke, Rettichsorten, Salate, Fenchel, Spargel, Orangen, Zitronen, Birnen, Äpfel, Ananas, Erdbeeren, Pfirsich, Wassermelonen, Granatapfel ...

INFO: Warum bekommen Männer keine Zellulite? Männerhaut ist viel dicker, die Bindegewebsfasern sind fester und der Kollagenanteil ist höher als bei Frauen.

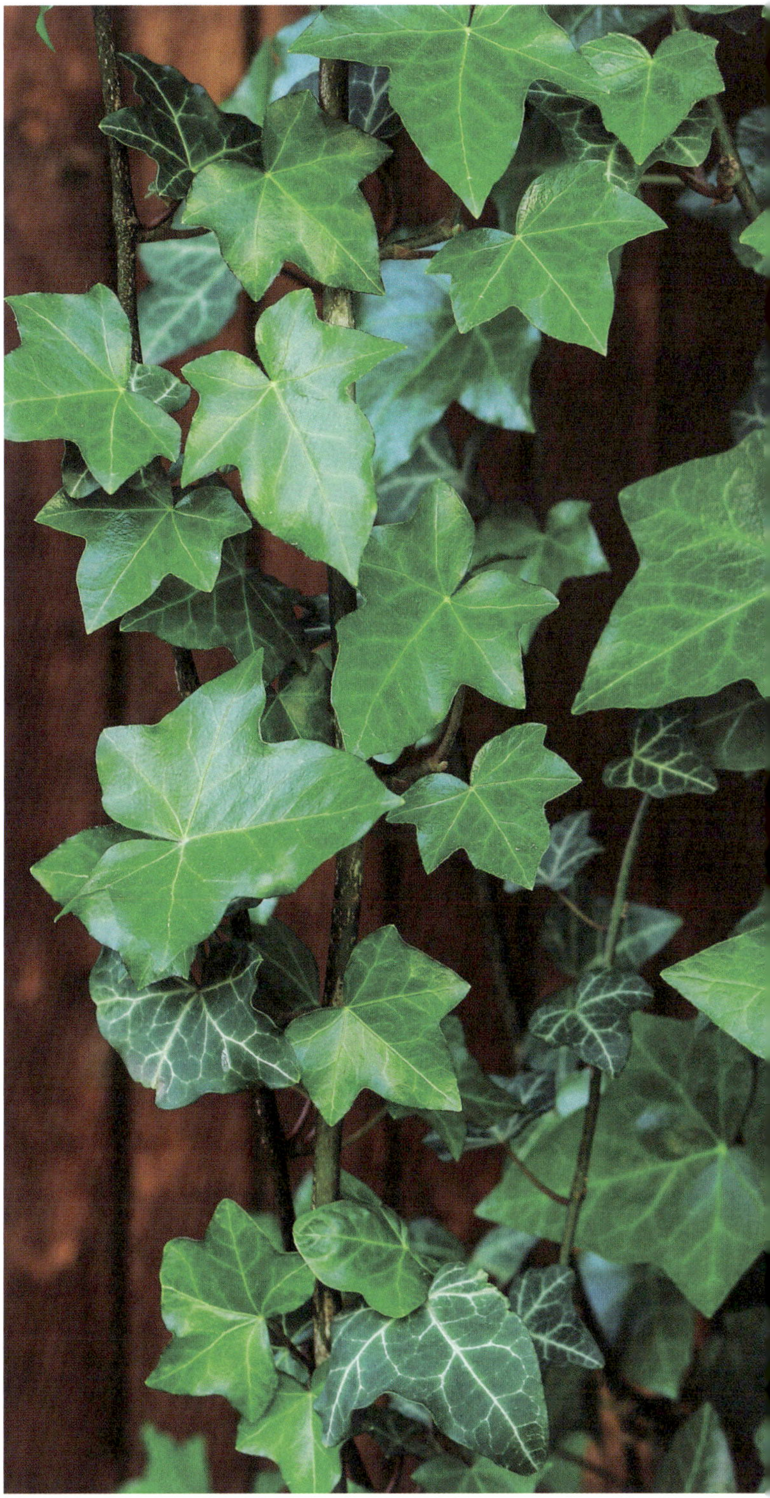

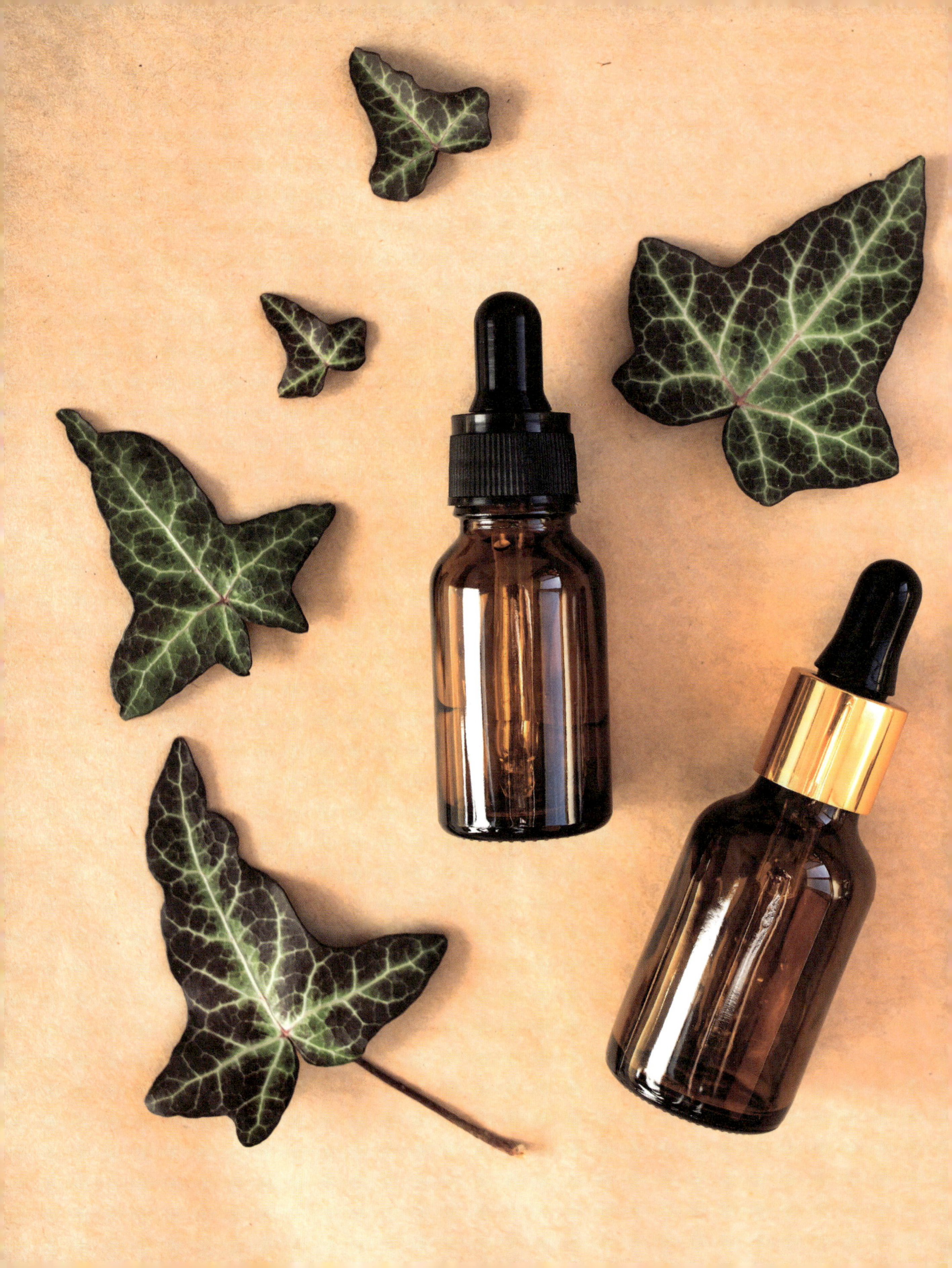

HERSTELLUNG VON GRUNDPRODUKTEN:

MÖGLICHKEITEN VON AUSZUGSVERFAHREN, UM PFLANZENINHALTSSTOFFE OPTIMAL ZU NUTZEN.

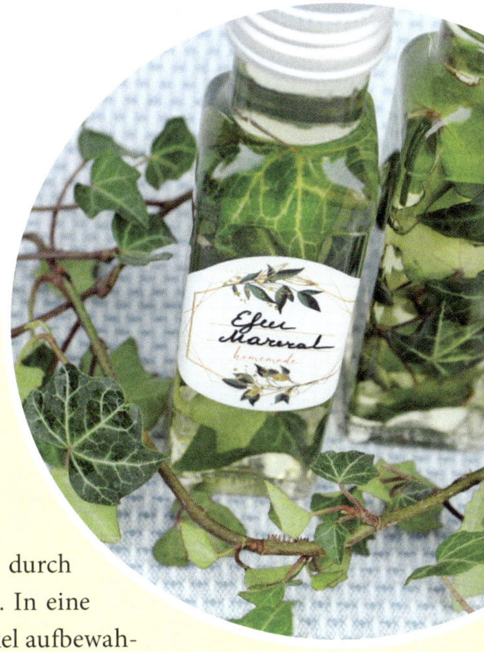

Efeu – Ölauszug | Mazerat

Zur Weiterverwendung als Körperöl
Faustregel: ⅓ Pflanzen, ⅔ Öl

VARIANTE: WARMAUSZUG

Die jungen Blätter des Efeus sammeln, waschen und klein schneiden. Danach mit 250 ml Öl (Sesamöl) übergießen und eventuell mit getrockneten Süßholzwurzeln langsam am Herd erwärmen (80 Grad). Nicht zu heiß werden lassen. Wir wollen den Efeu nicht frittieren. 2–3 Stunden so die Wärme halten. (Kontrollieren Sie die Temperatur mit einem Thermometer.)

Danach können Sie das Öl durch einen Papierteefilter abseihen. In eine Flasche füllen, kühl und dunkel aufbewahren. Es hat sich bewährt keine dunklen Gläser zu verwenden, da man nicht sieht, ob ein Öl nicht schon Schlieren angesetzt hat oder ranzig ist.

Ich verwende durchsichtige Gläser und stelle sie in einen Kasten.

Tipp:
Kombinationen aus Efeu und Süßholzwurzel sind sehr zu empfehlen!

Efeu-Extrakt

Zur Weiterverarbeitung in Cremen und Gelen.

Extrakte sind Alkohol-Wasser-Auszüge aus Pflanzen, um diese zur Weiterverarbeitung in Cremen, Mizellenwasser, Tonics u.v.m. verwenden zu können. Glycerin ist ein toller Alkohol für unsere Haut und trocknet sie nicht aus.

HERSTELLUNG:

Die leicht angetrockneten Blätter werden mit 25–30 % (30 ml) abgekochtem Wasser übergossen, 65–70 % (70 ml) Glycerin wird dazugemischt und der Inhalt 10 Tage am schattigen Fensterbrett ausgezogen.

Faustregel: Je feuchter die Pflanzen sind, desto weniger Wasser und desto mehr Glycerin dazugeben. Jeden Tag schütteln, damit die Flüssigkeit die Wirkstoffe gut lösen kann.

Danach filtern wir die Lösung 2 Mal durch einen Papierteefilter ab, um alle Rückstände und Schwebstoffe zu entfernen.

Desinfizieren Sie Ihr Glas und füllen Sie die Flüssigkeit ab. Das Extrakt ist mindestens 1 Jahr haltbar.

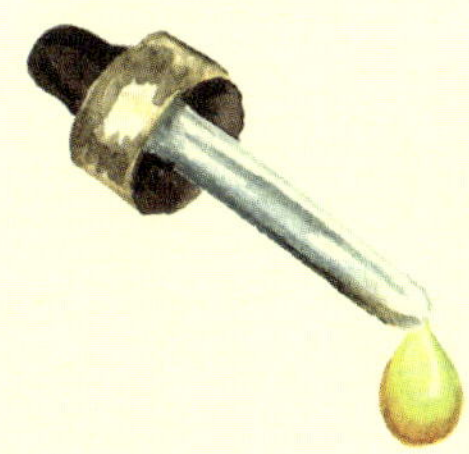

Tipp:
Pipettenfläschchen sind ideal!

Kompressen gegen Zellulite

ZUTATEN:

- *2 Handvoll Efeu*
- *500 ml Wasser*

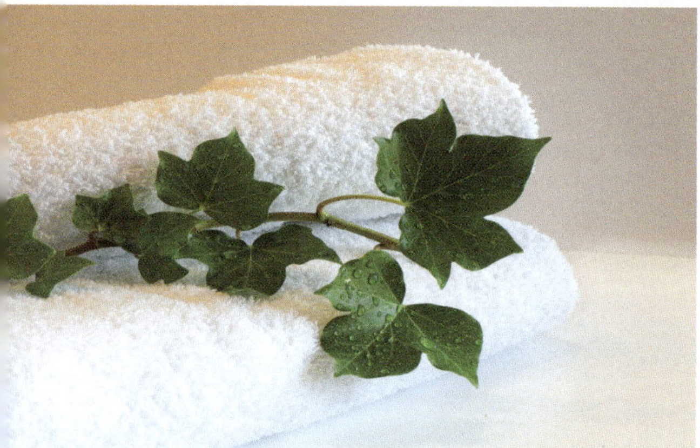

HERSTELLUNG:

Zwei Handvoll junge frische Efeublätter in einen Topf geben und mit 500 ml kaltem Wasser übergießen. Aufkochen lassen und die Flüssigkeit abseihen. Nehmen Sie am besten eine Baumwollwindel, tränken Sie diese mit der Flüssigkeit und wickeln Sie damit die betroffenen Hautstellen ein. Mindestens 15 Minuten einwirken lassen. Nochmals wiederholen.

Efeu-Salbe mit Efeu-Extrakt

Tipp: Regelmäßig für Massagen verwenden!

ZUTATEN:

- *250 g Efeu-Mazerat mit Süßholzwurzel in Macadamianussöl*
- *30 g Lanolin anhydrid*
- *10 g Bienenwachs*
- *35 Tr. Efeu-Extrakt*
- *30 Tr. ätherisches Zypressenöl*
- *3 g Lipodermin-Konzentrat*

Der Vorteil von Efeu-Tinktur-Salben ist, dass diese einerseits mit weniger Inhaltsstoffen auskommen und die Tinktur, einmal gemacht, jederzeit für Cremen zur Verfügung steht.

Bienenwachs, Lanolin, im Efeu-Mazerat aufschmelzen, Lipodermin-Konzentrat einrühren und danach das Zypressenöl eintropfen und abfüllen.
Mindestens 3 Monate haltbar.

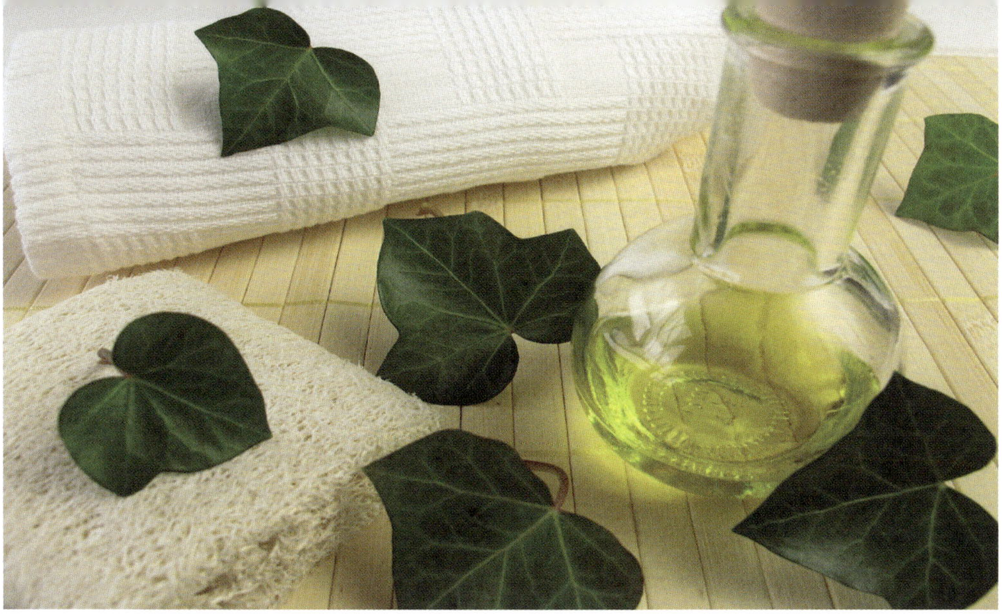

Efeu-Massageöl

vor dem Bad oder der Dusche

ZUTATEN:

- *180 ml Efeu-Mazerat in Sesamöl mit Süßholzwurzel*
- *20 ml Aloe-Vera-Öl*
- *6 g Lipodermin-Konzentrat*
- *20 Tr. ätherisches Öl Zypresse*
- *10 Tr. ätherisches Öl Wacholder*
- *10 Tr. ätherisches Öl Orange*
- *10 Tr. ätherisches Öl Rosmarin*
- *10 Tr. Vitamin E*

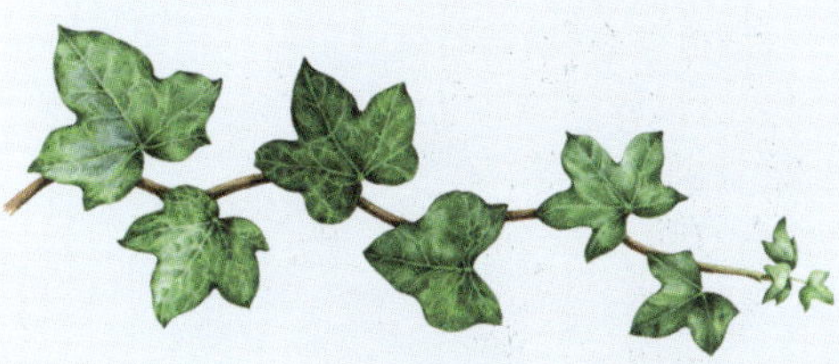

HERSTELLUNG:

Efeu-Mazerat immer frisch herstellen, Lipodermin darin leicht schmelzen und danach alle weiteren Wirkstoffe und Öle untermischen.

ANWENDUNG:

Vor dem Baden oder Duschen tragen Sie das Öl auf Bauch, Bein, Po und Oberarme auf. Verwenden Sie einen Schröpfsauger in verschiedenen Größen und behandeln Sie damit in kreisenden Bewegungen die gewünschten Hautzonen. So schleusen Sie die Wirkstoffe des Öls tiefer in die Haut hinein. Ein Abtransport von Giftstoffen wird ebenso leichter gewährleistet. Danach eine Dusche oder ein Vollbad nehmen. Auch Behandlungen nach einem Infrarotsaunagang sind zu empfehlen.

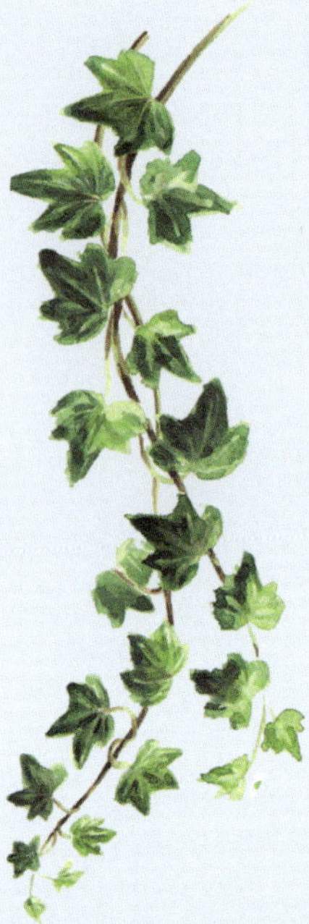

Fester Bodybar

1 Bar

ZUTATEN:
- *40 g Efeu- + Süßholzwurzel-Mazerat*
- *20 g Sheabutter oder Cupuacabutter*
- *20 g Kaffeebutter (hohe antioxidative Wirkung und straffend)*
- *25 g Bienenwachs*
- *3 g Lipodermin-Konzentrat*
- *10 Tr. Vitamin E*
- *20–30 Tr. ätherische Ölmischung nach Wahl: Zypresse, Orange, Wacholder, Rosmarin, Weihrauch, Fenchel, Grapefruit, Zitrone, Zimt, Geranie*

HERSTELLUNG:
Bienenwachs im Öl-Mazerat schmelzen. Darin die Sheabutter und Kaffeebutter schmelzen lassen. Das Lipodermin-Konzentrat sanft einrühren und immer wieder kurz auf die Herdplatte stellen, damit die Öle gut aufschmelzen. Dann die ätherischen Öle und Vitamin E hinzugeben. Nun die Masse in Silikonformen gießen. Eine halbe Stunde im Kühlschrank aushärten lassen. Aus den Formen drücken und nochmals für eine Woche an einem kühlen Ort aushärten lassen.

Nach dem Duschen herrlich, besonders in der Winterzeit. Immer auf die noch feuchte Haut auftragen.

Es können weitere Wirkstoffe, wie z. B. D-Panthenol oder Nachtkerzenöl, untergemischt werden.

Kaffeepeeling mit Efeu

1 Bar

Tipp:
Im Kapitel Rose finden Sie zusätzlich noch das Rezept: Kaffeepeeling Bar: gegen Zellulite.

HERSTELLUNG:
1 Handvoll Kaffee oder Kaffeesud mit 2–3 Blättern Efeu in einer Kaffeemühle verreiben. 10 Tr. Zypressenöl und 1 EL Efeu-Mazerat hinzurühren und ab in die Dusche.

Betroffene Körperstellen damit gut abreiben und abspülen.

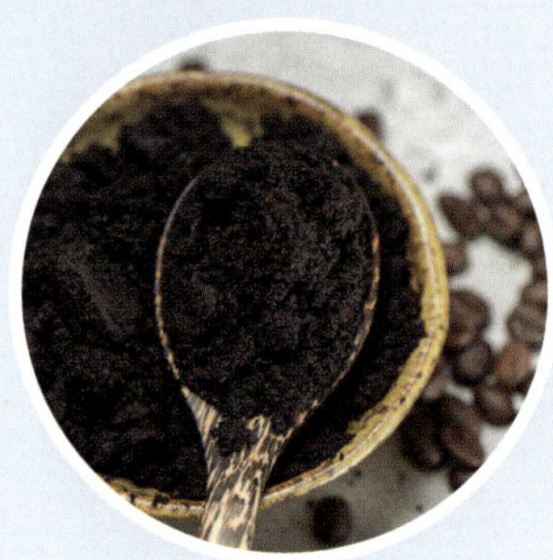

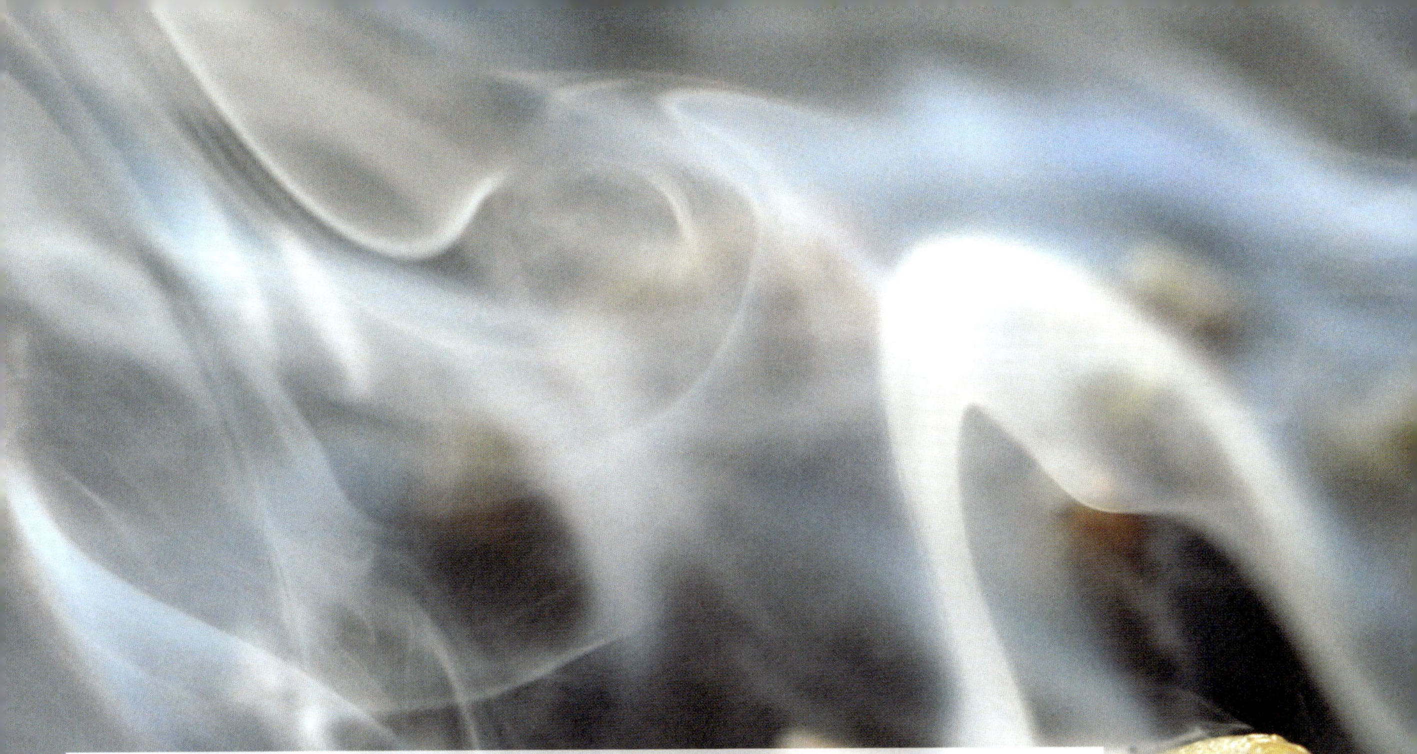

Weihrauch

Rundumerneuerung für Körper, Geist und Seele

WEIHRAUCH FÜR DIE FRAUEN IM ORIENT

Im Orient, genaugenommen im Sudan, ist es bei Frauen Brauch durch eine spezielle Räucherzeremonie den Körper zu reinigen. Weihrauch wird unter Gebeten mit Kräutern vermischt, danach auf eine glühende Kohle in einem Behälter am Boden gestellt. Die Frauen stellen sich mit ihren bodenlangen, weiten Röcken direkt über die Räucherschüssel und lassen den Rauch zur Reinigung unter ihrem Rock über ihre Füße, den Unterkörper entlang den ganzen Körper hinaufziehen – die desinfizierenden ätherischen Öle des Rauches wirken gegen Pilzinfektionen und Hauterkrankungen.

WEIHRAUCH

BOSWELLIA CARTERII

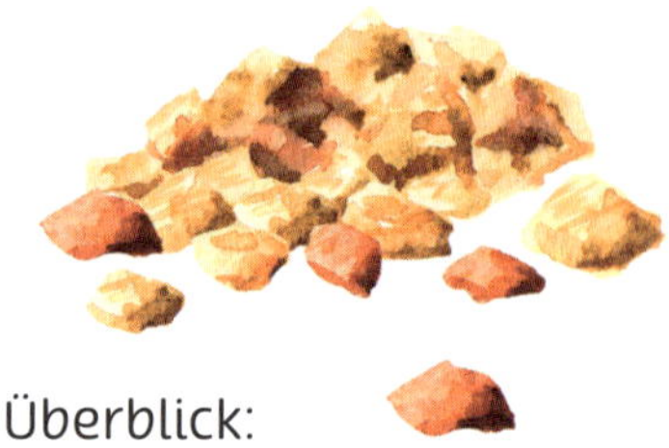

Weihrauchsorten gibt es sehr viele. Hier nur ein kleiner Überblick:

BOSWELLIA SACRA	Arabien
BOSWELLIA SERRATA	Indien (auch für medizinische Zwecke)
BOSWELLIA CARTERI	Somalia (stark zitronige Weihrauchsorten)
BOSWELLIA PAPYRIFERA	Athiopien (süßer Weihrauch)
BOWSWELLIA SARA	Oman (grüner, silberner, amberfarbener Weihrauch)
BOSWELLIA FREREANA	Somalia (lang anhaltender Duft)

Sammelzeitpunkt:	mehrere Monate ab März
Gesammelt werden:	austretende Harztropfen
Wirkstoffe:	ätherische Öle, Terpene – Boswellia-Säure, Polysaccharide, Pinen, Phellandren, Camphen, Limonen, Eucalyptol, Terpineol u.v.m.
Vorkommen:	Arabische Länder, Afrika, Indien

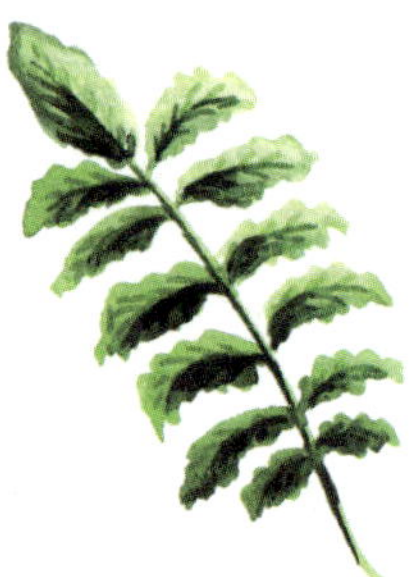

ANTI-AGING-WIRKUNG: DER SCHWEISS DER GÖTTER

Weihrauch ist so alt wie die Menschheit selbst! Nicht umsonst gehörte die sogenannte Weihrauchstraße, die von Arabien über Ägypten bis ins Mittelmeer reicht, zu den ältesten Handelsstraßen auf der Welt. Schon 14 v. Christus und später ab dem römischen Reich waren die physischen und psychischen Wirkungen von Weihrauch längst bekannt. Viele Rezepte wurden uns überliefert. Wir alle kennen die Geschichte der drei heiligen Könige, die dem Jesuskind Weihrauch & Myrrhe (beides Harze) und Gold als Gaben mitgebracht haben. Drei Könige? Ich glaube, der Begriff drei Weisen oder drei Alchemisten würde besser passen. Sie wussten um die große Bedeutung der Stoffe.

Auch Hildegard von Bingen setzte Weihrauch für Leib & Seele ein. Warum diese damalige Verherrlichung, die heute kaum mehr spürbar ist? Wir kennen Weihrauch hauptsächlich als Räucherwerk. Kaufen ihn im Reformhaus oder am Christkindlmarkt und verwenden ihn in Räucherschalen zu Weihnachten. Jedoch gibt es gerade beim Weihrauch eine Artenvielfalt, die ihresgleichen sucht. Nicht nur in der Qualität gibt es große Unterschiede, sondern auch in Farbe und Geruch. Nur wenige Menschen wissen noch, dass Weihrauch auch innerlich eingenommen werden kann und uns in Schmerzcremen gute Dienste leistet. Die Anwendungsgebiete sind enorm breit.

Innerlich eingenommen kann Weihrauch als Ersatz für Cortison verwendet werden, er hilft bei Rheuma, bei Entzündungen des Gelenks- & Bewegungsapparates, bei Neurodermitis und bei Atemwegserkrankungen, wie z. B. Asthma. Er regeneriert Magen- und Darmerkrankungen und hat positive Eigenschaften zur Reduktion von Tumoren und Krebszellen. Weihrauch ist ein natürliches Antibiotikum. Auch in Kombinationen mit Kurkuma und Myrrhe wird Weihrauch in Kapselform angeboten und hoch gelobt. Ich selbst nehme Weihrauch in Kapselform ein, um meine Entzündungsherde im Körper bezüglich Gelenkschmerzen zu verringern. Klären Sie diese Behandlungen aber immer vorab mit einem Arzt ab. Dazu sollte man wissen, dass nicht jeder Weihrauch für die innerliche Einnahme geeignet ist. Hauptsächlich wird der indische Weihrauch dafür verwendet: *Boswellia serrata* in seiner reinsten Form.

Wenn Sie sich nicht sicher sind, wo Sie Weihrauch beziehen können, dann fragen Sie in Ihrer Apotheke nach. Man kann sich dort auch Weihrauch-Kapseln anfertigen lassen (400 mg /Kapsel – 2 Mal tägl. 2 Kapseln). Ist der Darm saniert, freut sich auch unsere Haut und wir können auch von außen helfen. Weihrauchsalben sind leicht selber herzustellen und dienen uns bei Schmerzzuständen der Gelenke. Weihrauch wirkt zellerneuernd, desinfizierend und regenerierend auf unsere Hautzellen. Die milchige Flüssigkeit, die vom Weihrauchbaum durch Abtragung der Rinde herausrinnt, beinhaltet eine Harzsäure, die sogenannte Boswellia-Säure. Sie ist für die positive Wirkung hauptsächlich verantwortlich.

Auch durch das Verbrennen oder Räuchern dieser Harze wurde festgestellt, dass Aggressionszustände verringert werden, die Umgebung wird harmonisiert sowie die Lebenserwartung gesteigert.

Beim Räuchern gibt es eine viel größere Anzahl an Sorten und Möglichkeiten als bei der inneren Einnahme sowie in der Naturkosmetik. Hier stehen Ihnen wie anfänglich aufgelistet aus vielen Ländern ganz unterschiedliche Harze zur Verfügung. Zitronig-duftende Varianten, herbe Varianten, auch Mischungen mit ätherische Ölen, wie z. B. Rosenweihrauch, der mit ätherischem Damaszena-Rosenöl gemischt wird. Je reiner ein Harz ist, desto heller ist es und auch desto teurer, denn erst bei der zweiten und dritten Ernte läuft die Wundflüssigkeit als solch reines Harz aus den Bäumen. Nicht umsonst heißt Weihrauch auch der Schweiß der Götter!

Tipp: Ich möchte darauf hinweisen, dass nur Weihrauch diese besondere Säure beinhaltet, aber Kombinationen mit Mastixharzen oder Myrrhe sind auch sehr gut für Salben verwendbar. In Europa gibt es Harze, die wir für das Räuchern verwenden können, z. B. Zirbenharz und das traditionelle Fichtenharz können für Wundsalben genutzt werden. Man nennt solche Salben Pechsalben. Das Harz wird in heißem Schmalz geschmolzen und bei eiternden Wunden eingesetzt. Die Salbe hat eine desinfizierende und wundschließende Wirkung.

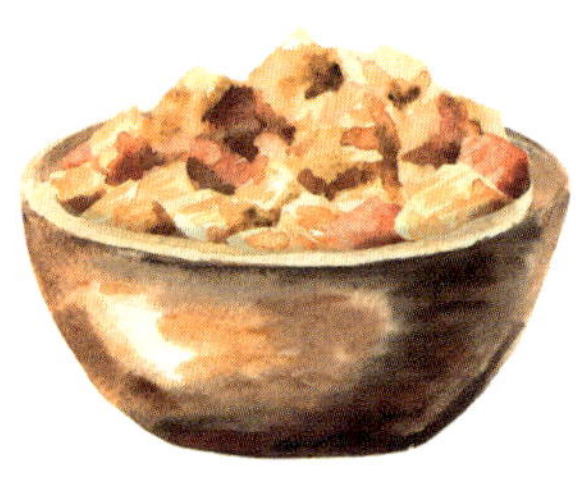

WELCHE GRUNDPRODUKTE KÖNNEN WIR ZUR WEITEREN VERWENDUNG HERSTELLEN:

MÖGLICHKEITEN VON AUSZUGSVERFAHREN, UM PFLANZENINHALTSSTOFFE OPTIMAL ZU NUTZEN.

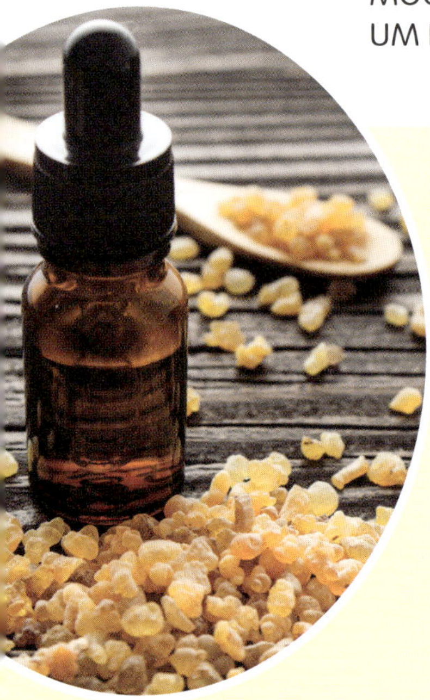

Weihrauchöl

Heißauszug zur Weiterverwendung für Salben

ZUTATEN:

- *25 g Weihrauch 1. Qualität, z. B. Boswellia serrata bei Heilsalben*
- *10 g Weihrauch 1. Qualität, z. B. Boswellia serrata bei Hautölen zur Weiterverwendung in Cremen und Emulsionen*
- *100 g Öl (Olivenöl, Jojobaöl oder Mandelöl)*

HERSTELLUNG:

Den Weihrauch am besten in einer Kaffeemühle zu Pulver verreiben. Danach in ein Feuerglas füllen und mit dem Öl Ihrer Wahl aufgießen. Am Herd langsam erwärmen (80 Grad). 2–3 Stunden die Temperatur so halten. Weihrauch löst sich nicht wirklich in Öl. Nie ganze Stücke versuchen in Öl aufzulösen. Dieses Harz kann mit Fichtenharz, welches sich für Salben direkt in Öl aufschmelzen lässt (Pechsalben) nicht verglichen werden. Danach seihen wir das Öl durch einen Papierteefilter ab.

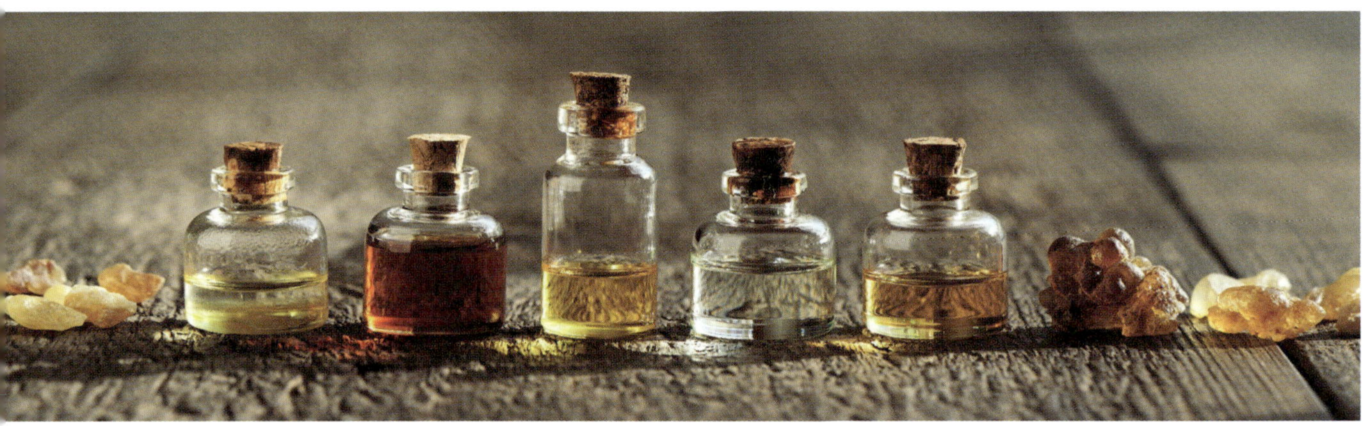

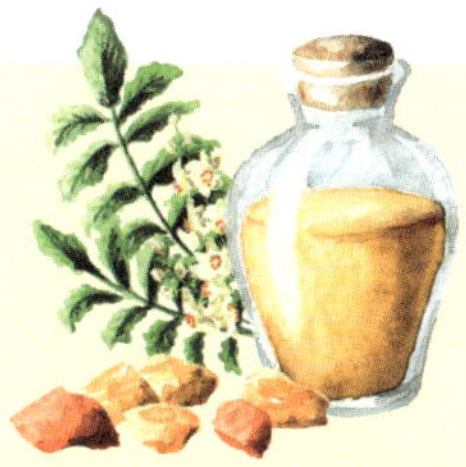

Weihrauchwasser

Wasserdampf-Auszug

2 EL Weihrauch vermahlen in einen Papierteefilter füllen und in das Sieb einer zuschraubbaren Espressomaschine (500 ml) legen. Ich habe eine große Espressomaschine für meine Wasserauszüge gekauft, die ich nur dafür verwende. Den unteren Kessel mit Wasser befüllen und je einen Schuss Weingeist und Glycerin dazugeben und am Herd aufkochen lassen. Die Hitze lässt das Harz schmelzen und der Alkohol hilft, dass sich auch alkohollösliche Stoffe lösen können. So erhalten Sie einen sehr gut zu verwendenden wässrigen Auszug.

Sie können diesen Prozess drei Mal wiederholen und die Flüssigkeit danach gut mischen. In saubere Gläser abfüllen und kühl und trocken lagern. Hält ca. 6 Monate.

Zur Info: Es gibt auch die Möglichkeit Weihrauchhydrolate zu kaufen und zu verwenden. Sie werden durch spezielle Verfahren gewonnen als Nebenprodukt der ätherischen Ölgewinnung. Ich habe damit auch sehr gute Erfahrungen gemacht. Sie haben eine sehr herbe Duftnote.

Weihrauch-Extrakt

zur Weiterverwendung in Cremen

HERSTELLUNG:

2 EL gemahlenes Weihrauchpulver in ein Glas füllen und mit 30 ml heißem Wasser übergießen. Dann 70 g Glycerin beimengen und gut vermengen. Die Flüssigkeit 14 Tage auf dem halbschattigen Fensterbrett ausziehen lassen. Danach durch einen Papierteefilter abfiltern und in kleine Pipettenfläschchen füllen.

Das Extrakt ist mindestens 1 Jahr haltbar.

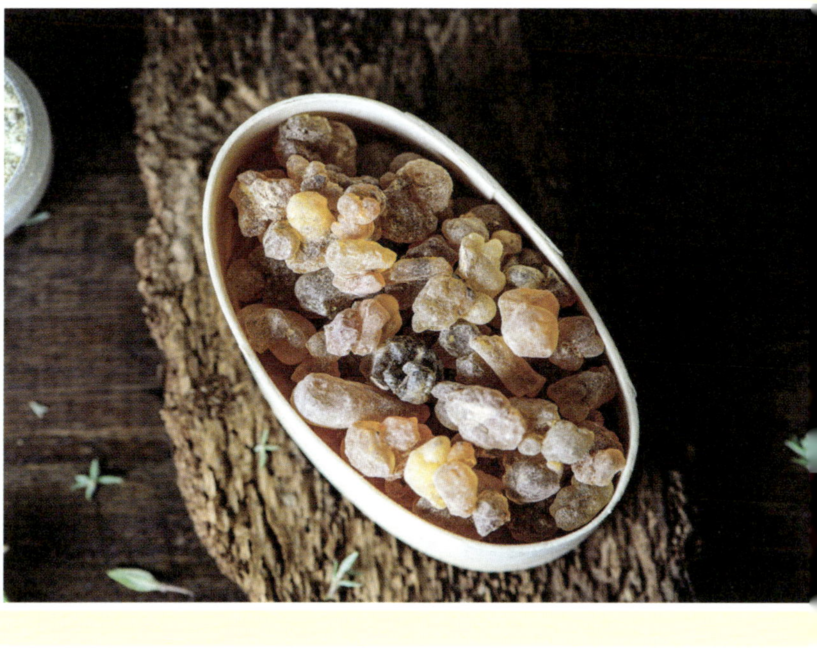

RÄUCHERN UND RÄUCHERMETHODEN – LOSLÖSEN UND LEBENSERWARTUNG STEIGERN

Es gibt verschiedene Möglichkeiten zu räuchern. Bei jeder davon braucht man eine Hitzequelle und Kräuter oder Harze. Die Hitzequelle benötigt man, damit sich die ätherischen Öle der Kräuter und Harze herauslösen und in die Luft gelangen können. Über die Luft gelangen diese einerseits über unsere Haut – unser größtes Atmungsorgan – und über unseren Mund-Nasen-Raum in unseren Körper. Je nachdem welches ätherische Öl wir verwenden, löst es eine Körperreaktion aus. Es gibt entspannende ätherische Öle, wie sie im Lavendel, im Beifuß, Wacholder oder in der Melisse enthalten sind, belebende ätherische Öle sind z. B. im Rosmarin, im Thymian oder im Bohnenkraut. Das Maggikraut enthält ätherische Öle, welche die Verdauung anregen und für Liebesräucherungen verwendet wurden. Die Öle der Rose wirken ausgleichend auf unser Gemüt. Hingegen das Öl der Schafgarbe regt die Ideenvielfalt, die Gedankenkraft an.

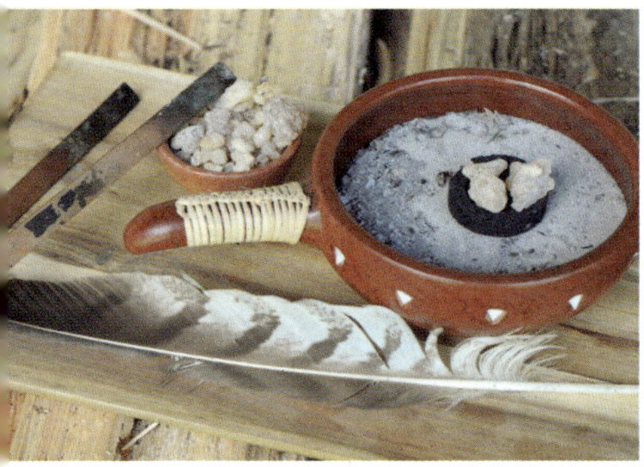

Räuchern mit Gefäß & Kohle

Hierzu braucht man ein hitzebeständiges Gefäß, einen Räuchersand, eine Feder, eine Zange und eine Räucherkohle. (Wer einen alten Ofen zu Hause hat, kann auch aus diesem ein Stück Kohle verwenden.)

Den Räuchersand gibt man in das hitzebeständige Gefäß. Auf den Sand legt man die Räucherkohle. Diese zündet man an und wartet, bis sie weiß geworden ist, danach legt man mit der Zange den Weihrauch direkt auf die Kohle. Wer möchte, kann zum Weihrauch auch weitere Harze oder Kräuter geben. Die Feder braucht man anschließend zum Räuchern, damit der Rauch gut verteilt werden kann. Früher sagte man, dass man die Feder zum Räuchern nicht kaufen, sondern diese in der Natur selbst suchen solle. Die Feder, die zu einem gehört, findet einen.

Räuchern am Herd

Zum Räuchern am Herd eignen sich z. B. Wacholderbeeren oder Holzstücke. Hierzu einfach, nach dem Kochen, ein paar Wacholderbeeren mit dem Finger aufdrücken und auf die abkühlende Ofenplatte legen. Die Restwärme reicht aus, damit sich die Öle herauslösen und in die Luft gelangen, von wo sie von uns aufgenommen werden.

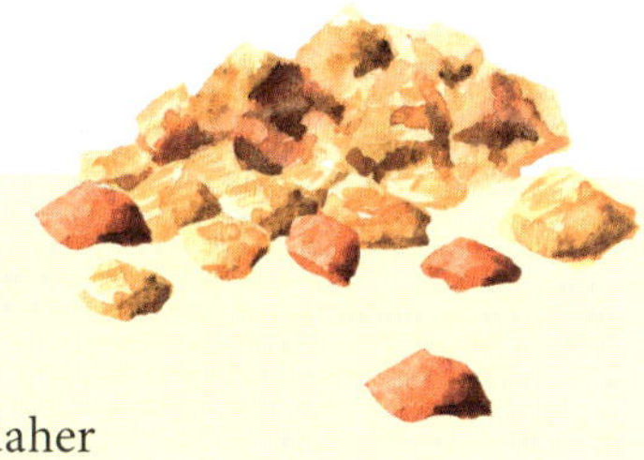

Räuchern mit Stövchen

Bei Räucherstövchen ist die Hitzequelle nicht die Kohle, sondern ein Teelicht, ähnlich wie bei der Duftlampe. Auf dem Stövchen befindet sich ein feines Sieb, sobald das Teelicht angezündet ist, legt man den Weihrauch und wer möchte auch noch Kräuter auf das feine Sieb.

Der Vorteil vom Räuchern mit dem Stövchen ist, dass das Teelicht jederzeit ausgelöscht werden kann, und die Räucherung nicht so intensiv ist und daher von Kindern und älteren Personen besser vertragen wird.

Der Nachteil: Zum Ausräuchern von Wohnungen ist die Rauchentwicklung zu schwach. Sollte das Sieb durch das Harz zu sehr verschmutzt werden, legt man es einfach über Nacht in die Gefrierlade und kann am nächsten Tag das Harz gut herunternehmen.

Räuchern von Häusern und Wohnungen

Zum Ausräuchern von Häusern und Wohnungen, damit wir uns wieder wohlfühlen, verwendet man Gefäß und Kohle. Man gibt den Sand in das Gefäß, legt die Kohle darauf und zündet diese an. Sobald sie weiß geworden ist, kommt der Weihrauch oder die gewünschte Räuchermischung drauf. Nun begibt man sich zum tiefstgelegenen Punkt der Wohnung oder des Hauses und geht jeden Raum entgegen dem Uhrzeigersinn mit dem rauchenden Gefäß ab. Wobei der Rauch mit der Feder in die Mauerecken, in die Kästen oder Bücherregale gestrichen wird – der Gedanke ist hierbei in dankbarer Haltung, dass alles was nicht in das Haus oder die Wohnung gehört, nun mit dem Rauch gehen darf. Sind alle Räume abgegangen, stellt man die Räucherschale vor die Haustüre oder in den Garten und öffnet alle Fenster für ca. 10 Minuten, danach die Fenster schließen.

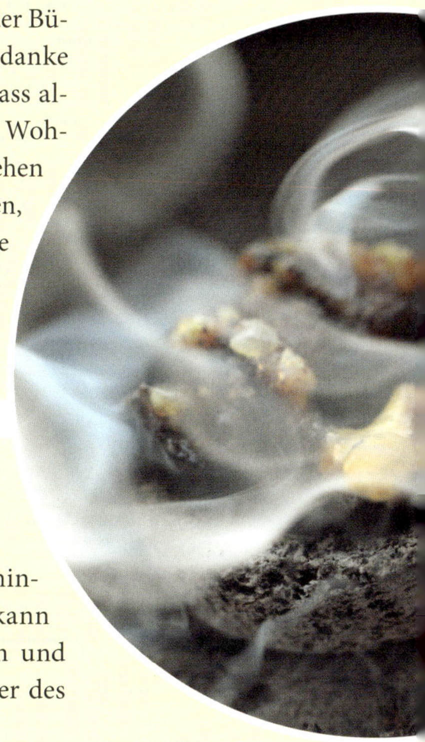

Körperräuchern

Beim Körperräuchern nimmt man auch die Variante Gefäß mit Kohle. Hierbei gibt man das Harz oder die gewünschte Räuchermischung auf die heiße Kohle, stellt das Gefäß am Boden, stellt sich darüber und lässt den Rauch über sich hinwegziehen. Wenn man zu zweit ist, kann auch eine Person das Gefäß halten und den Rauch langsam über den Körper des anderen streichen.

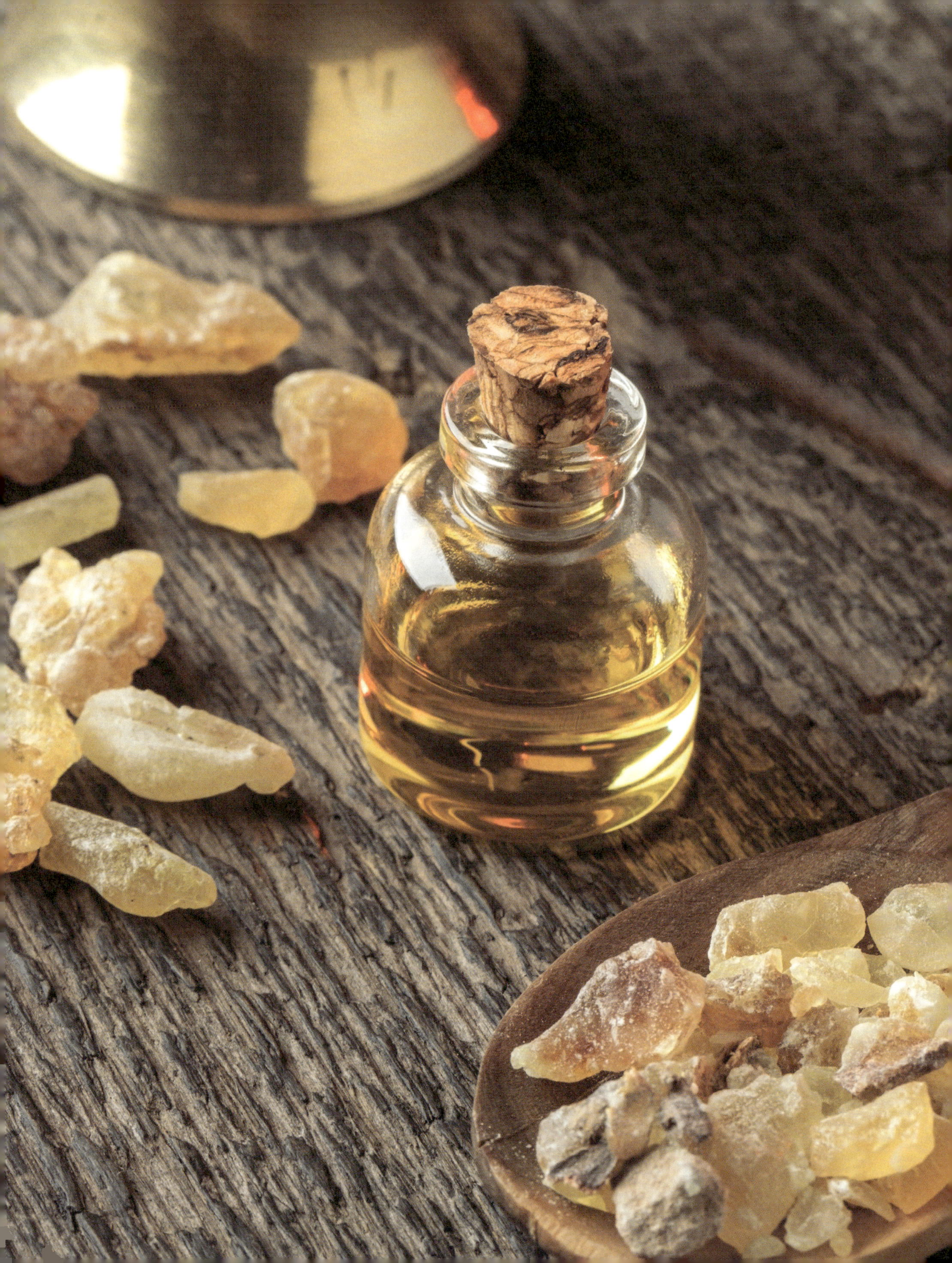

Weihrauchemulsion für das Gesicht

ZUTATEN:

WASSERPHASE:

- *63 g Weihrauchhydrolat*
- *3 g Ectoin® (zellschützender Wirkstoff, straffend & glättende Wirkung)*
- *0,2 g Guarkernmehl*

ÖLPHASE:

- *19 g Weihrauch-Mazerat (Mandelöl)*
- *6 g Mandelbutter*
- *5 g Montanov™68*
- *11 g Hyalurongel (siehe Basisrezept Kapitel: Rosen)*

WIRKSTOFFPHASE:

- *30 Tr. Weihrauch-Extrakt*
- *5 Tr. Sanddornfruchtfleischöl*
- *1 g Konservierung Biokons Neo*

HERSTELLUNG:

ÖLPHASE:

Öle und Emulgator in einem Feuerglas schmelzen. Feuerglas vom Herd nehmen, Sheabutter in der Restwärme dazugeben und aufschmelzen (75 Grad).

WASSERPHASE:

Ectoin® im Hydrolat auflösen, mit 0,2 g Guarkernmehl mischen, das Hyalurongel hinzugeben und alles im Feuerglas erhitzen (ca. 75 Grad).

WIRKSTOFFPHASE:

Wasserphase in die Ölphase mit dem Handschneebesen hochtourig einrühren! 3 Minuten intensiv rühren. Danach mit einem Spatel die Emulsion in 8er-Schleifen lauwarm rühren. Keine Pausen machen!

In die schon lauwarme Emulsion die Wirkstoffe einarbeiten. Auch Sonnenschutz kann in die Tagespflege eingearbeitet werden. Mit Zitronensäure den pH-Wert auf 5,5 einstellen. Dazu die pH-Wert-Streifen in die Emulsion tauchen und kontrollieren. Danach mit 1 g Biokons konservieren.

Tipp:
Sie können auch einen Lichtschutz hinzufügen.

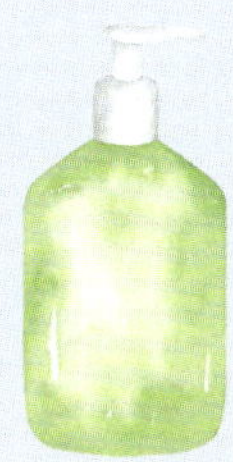

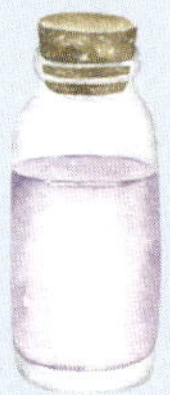

Gesichtstonikum mit Weihrauchwasser oder Weihrauchhydrolat

Zur Aktivierung der Zellerneuerung

ZUTATEN:

- *100 ml Weihrauchwasser oder -hydrolat*
- *20 Tr. Weihrauch-Extrakt*
- *3 g Ectoin® in etwas Glycerin vorlösen*
- *7,5 g Pentylene Glycol*

HERSTELLUNG:

Das Weihrauchwasser in eine Flasche füllen und Ectoin® (vorgelöst) darin auflösen. Das Weihrauch-Extrakt hinzufügen.

Mit 7,5 g Pentylene Glycol konservieren. Das Gesichtstonikum nach der Reinigung mit einem Pad auftragen und einwirken lassen.

Gelenksalbe gegen Schmerzen

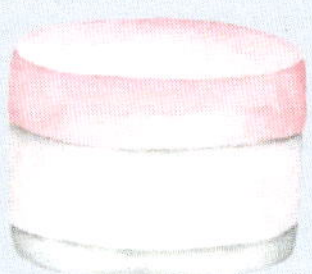

ZUTATEN:

- *10 g Weihrauch vermahlen*
- *100 ml Sesam-/Jojobaöl oder Mandelöl*
- *10 g Bienenwachs*
- *10 Tr. Vitamin E*
- *10 g Mandelbutter*
- *10 Tr. ätherisches Weihrauchöl*

HERSTELLUNG:

Bienenwachs schmelzen und Jojobaöl und Mandelbutter dazugeben. Alles aufschmelzen, den Weihrauch einrühren und 10 Minuten ziehen lassen. Nochmals erwärmen und durch einen Papierteefilter abseihen. Vitamin E und die ätherischen Öle eintropfen, in kleine Cremetiegel füllen und erkalten lassen. Die Salbe hält sich ohne Konservierung 1 Jahr.

ANWENDUNG:

Bei Gelenkschmerzen mehrmals täglich auf die betroffenen Stellen auftragen.

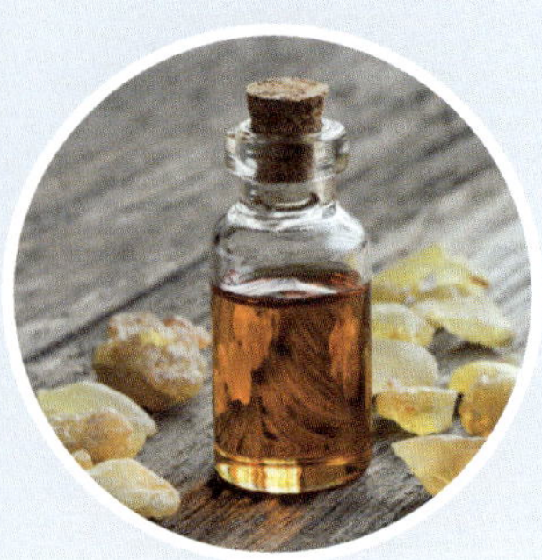

Massageöl zur Pflege der Gelenke

ZUTATEN:

- *200 g Weihrauchöl – Mandelölauszug*
- *50 g Johanniskrautölauszug*
- *20 Tr. Rosmarin*

HERSTELLUNG:

Alle Öle zusammenmischen und in eine Flasche füllen. Nach Bedarf verwenden. Hält mindestens 6 Monate.

RÄUCHERN

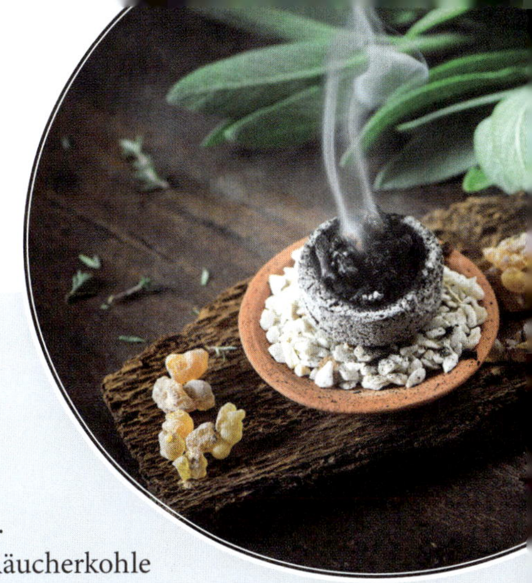

Weihrauchräuchermischung

Beruhigt das Gemüt, besänftigt das Herz

ZUTATEN:

- *1 EL Weihrauch Olibanum*
- *1 EL Schafgarbenkraut*
- *1 EL Labkraut*
- *1 Messerspitze Styrax (Naturharz, sehr gut riechend)*

HERSTELLUNG:

Alle Zutaten gut vermischen.

Die Mischung auf eine Räucherkohle oder ein Stövchen geben und den Rauch mit Abstand über die Brust, die Gesichtshaut und den Kopf streichen lassen.

Räuchermischung – Muskelentspannend

ZUTATEN:

- *1 EL Weihrauch*
- *½ EL Melissenkraut*
- *1 EL Rosenblütenblätter*
- *1 EL Beifußkraut*

HERSTELLUNG:

Alle Zutaten gut vermischen. Diese Mischung auf ein Räucherstövchen geben und den milden Rauch sanft im Raum verteilen lassen.

Räuchermischung – Reinigend

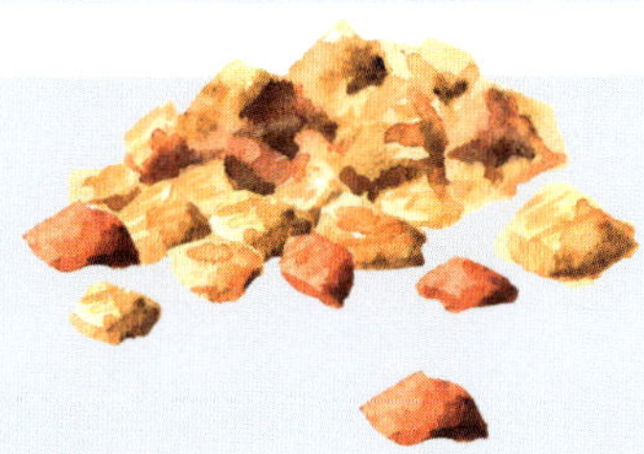

ZUTATEN:

- *1 EL Weihrauch*
- *1 EL Salbeikraut*
- *1 EL Thymian*
- *1 EL Beifußkraut*

HERSTELLUNG:

Alle Zutaten gut vermischen.

Diese Mischung entweder auf ein Räucherstövchen geben und den milden Rauch sanft im Raum verteilen lassen oder zum Ausräuchern auf die Kohle im Räuchergefäß geben.

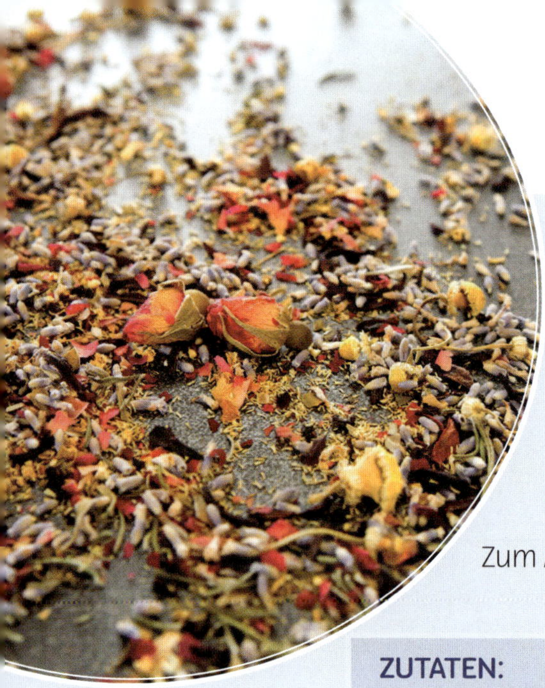

Räucherstäbchen

Zum Aggressionsabbau und zur Steigerung der Lebenserwartung

ZUTATEN:

- *Ca. 20–30 Stängel Lavendel (bleiben nach der Lavendelernte übrig und werden getrocknet)*
- *2 EL Rosenblätter getrocknet*
- *2 EL Rosmarin getrocknet*
- *1 TL Mastix Harz*
- *1 TL Rosenweihrauch*
- *2 TL Gummi-Arabicum-Pulver*
- *3 TL Dinkelmehl*
- *½ große Kohletablette gerieben*
- *50 ml Wasser*

HERSTELLUNG:

In 50 ml Wasser wird das Gummi-Arabicum-Pulver (natürlicher Gummi) aufgelöst. Danach werden Mehl und die geriebene Kohletablette hinzugefügt. Es entsteht eine dickflüssige Paste. Rosenblätter, Rosmarin und Harze werden mit einer Kaffeemühle vermahlen und auf ein Backblech, welches man vorab mit einem Backpapier ausgelegt hat, fein verteilt. Nun taucht man die Spitzen der Lavendelstängel in die Paste und verteilt diese mit einem Pinsel, um den Stängel herum und rollt sie danach im Blüten-Harzpulver so lange hin und her, bis sie gut mit dem Pulver bedeckt sind.

2–3 Tage trocknen lassen. Dann kann man die Räucherstäbchen in ein schönes Gefäß stecken und mit einem Feuerzeug entzünden. Sie glühen lange und verströmen einen sehr angenehmen und erholsamen Duft. Ich verwende sie gerne bei einem Entspannungsbad!

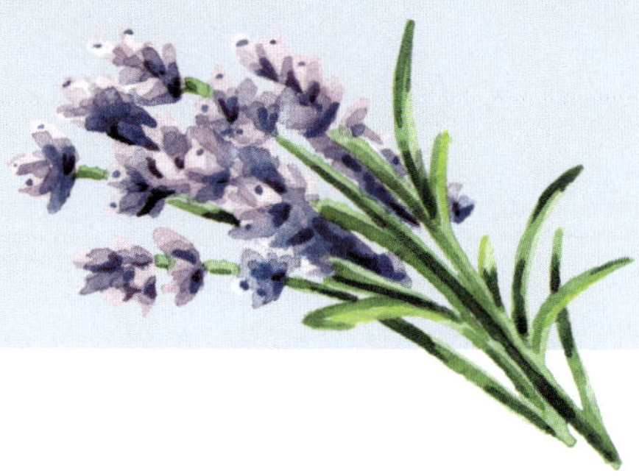

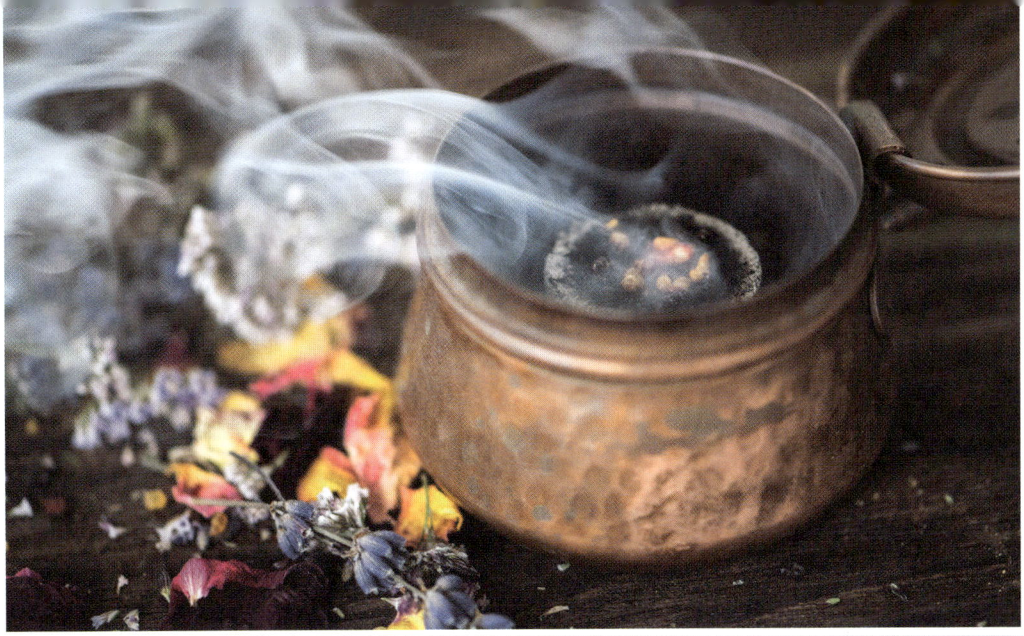

Rosenmännchen zum Räuchern

Kleine Kegel, die auf eine glühenden Kohletablette gesetzt werden

ZUTATEN:
- *5 EL Rosenblätter*
- *4 EL Rosenweihrauch*
- *6 EL Rosmarin*
- *6 EL Lavendel*
- *3 EL Dinkelmehl*
- *200 ml Wasser*
- *3 TL Gummi-Arabicum-Pulver*
- *1 große Kohletablette*
- *getrocknete Rosenknospen zur Dekoration*

HERSTELLUNG:

Das Gummi Arabicum in 200 ml Wasser auflösen lassen.

Alle Kräuter mit dem Weihrauch mischen und am besten in einer Kaffeemühle mahlen. Die Kohle fein mahlen und alles gut mit dem Dinkelmehl vermischen. Flüssigkeit hinzugeben und zu einem glatten Teig vermengen. Daraus kleine Hütchen formen und die Rosenknospen daraufsetzen. Danach trockne ich die Männchen im Dörrautomaten.

ANWENDUNG:

Ein Gefäß mit Sand füllen, eine Kohletablette anzünden und warten, bis sie weiß glüht. Danach das Rosenmännchen auf die Kohle setzen.

Der Rosenweihrauch und die Kräuter verströmen einen himmlischen Duft!

Gehen Sie damit durch Ihre Räume und singen Sie dazu ein Lied. So reinigen Sie sich und Ihre Räumlichkeiten. Danach wird 15 Minuten gelüftet.

WEIHRAUCH ZUR INNEREN VERWENDUNG:

Weihrauch kauen

Zum Aggressionsabbau und zur Steigerung der Lebenserwartung

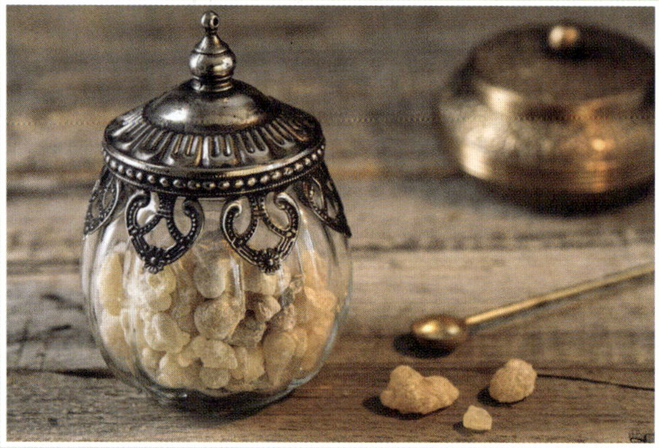

ZUTATEN:

- *1 daumennagelgroßes Stück Weihrauch*

Dieses Weihrauchstück im Mund langsam kauen. Unterstützt bei Zahnfleischproblemen, gegen virale Erkrankungen und wirkt schmerzlindernd. Ehe wir Kaugummis kannten, kaute man Weihrauch oder Nadelbaumharz.

Weihrauchkapseln

Zur Schmerzbehandlung von Gelenken

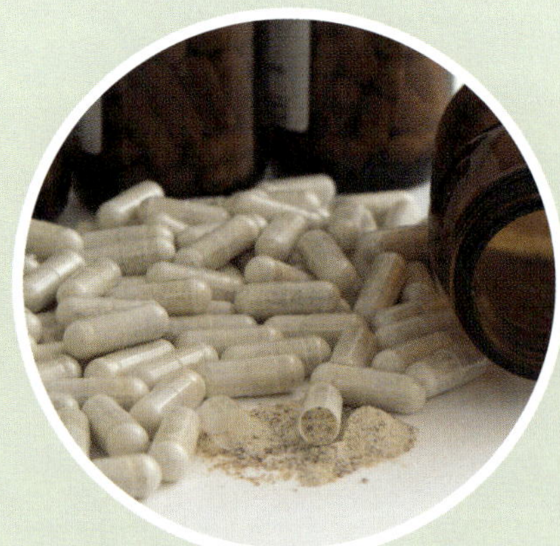

WEIHRAUCH – BOSWELLIA SERRATA
Kapseln kann man sich in der Apotheke anfertigen lassen (400 mg / Kapsel) oder fertig kaufen.

ANWENDUNG: 2 Mal täglich 2 Kapseln

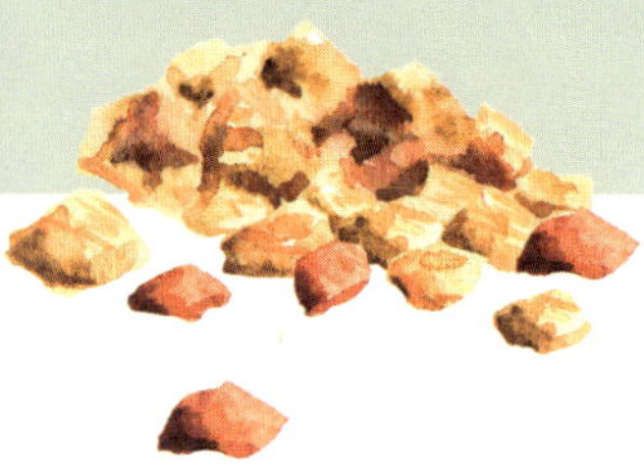

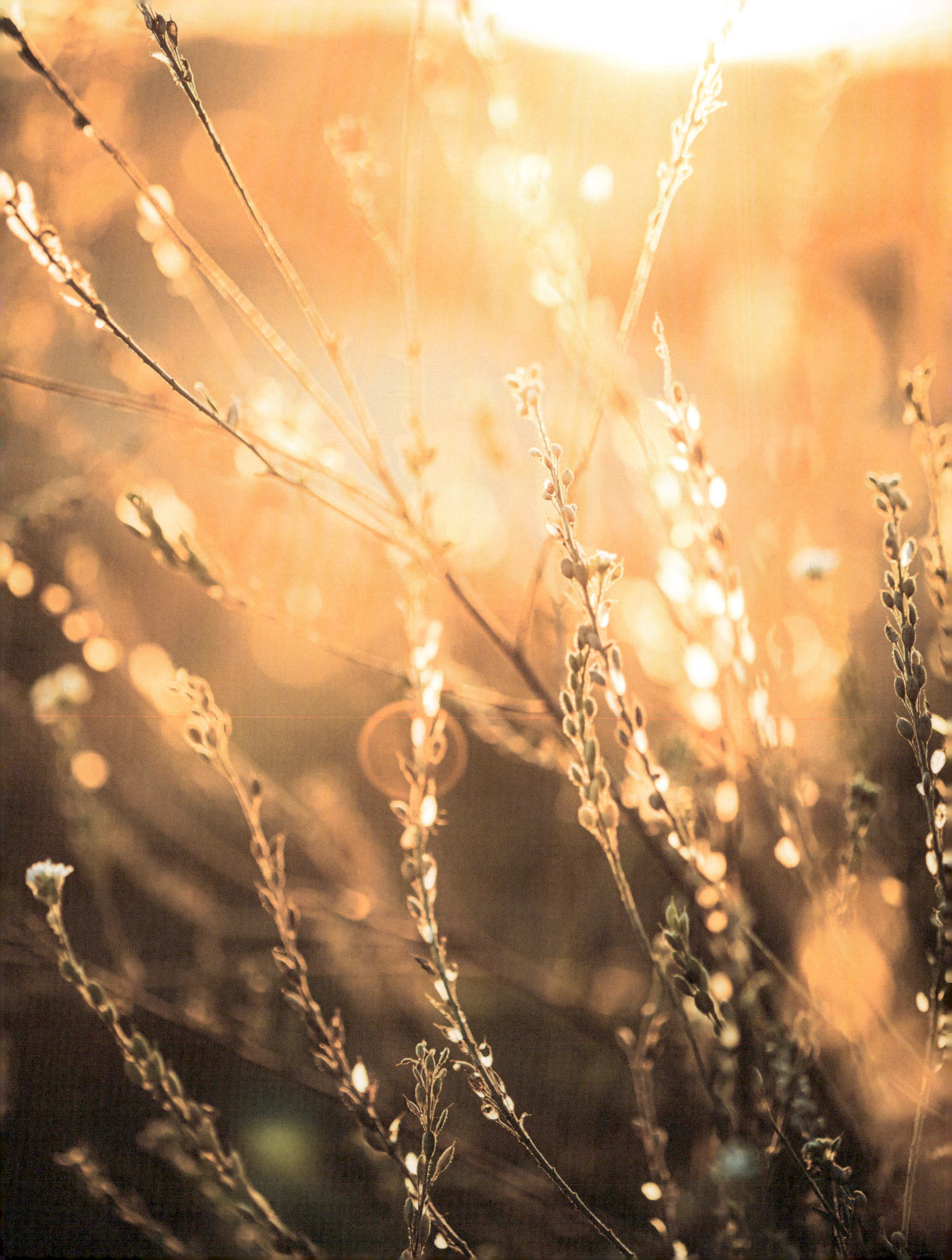

ÜBERBLICK ROHSTOFFE – ANTI-AGING

Dieses Kapitel soll einen kleinen Überblick über die einzelnen Rohstoffe geben. Welche Eigenschaften sie aufweisen, Alternativen zu den jeweiligen Rezepten und in welcher Dosierung sie verwendet werden sollten.

BASIS- + WIRKSTOFFÖLE

In Cremen/Emulsionen sollte darauf geachtet werden, dass 3 Öle miteinander verbunden werden, um ein breites Spektrum an ungesättigten Fettsäuren für unsere Haut bereitzustellen.

Mandelöl

Mandelöl ist für mich die erste Wahl, um Pflanzen auszuziehen, also sogenannte Ölmazerate herzustellen. Das Öl ist ein tolles Basisöl, welches die Poren nicht verklebt, zellschützendes Vitamin E beinhaltet und unsere oberste Hautschicht ideal pflegt. Es hinterlässt einen leichten Film auf der Haut, somit ist es für Massagen und Lotionen bestens geeignet. Es hat ein geringes Allergiepotenzial.

Rizinusöl

Rizinusöl fördert die Kollagenbildung in der Haut und kann uns gerade um die Augenpartie gute Dienste leisten, um dünne Haut zu straffen und wieder aufzubauen. Hauptsächlich kommt es in Lippenstiften, Abschmink-Produkten und Heilsalben zur Narbenreduktion zum Einsatz.

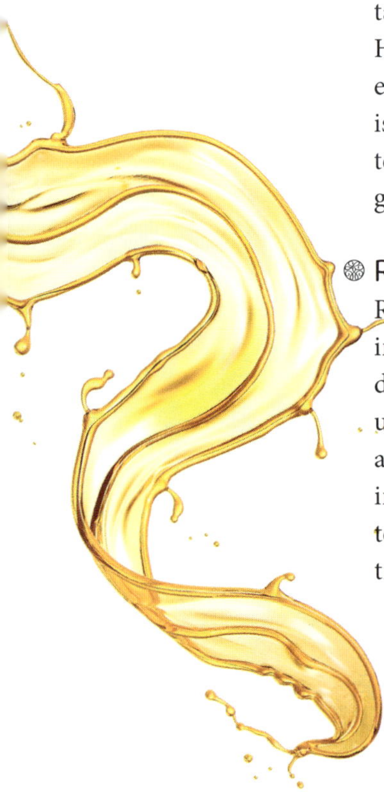

Distelöl

Distelöl ist ein Basis-Öl für Pflanzenauszüge. Hauptsächlich Mischhaut und fette Haut profitieren von den mattierenden Eigenschaften des Öls. Es beinhaltet einen hohen Anteil an Vitamin E, somit handelt es sich um ein sehr stabiles Öl. Es beinhaltet Vitamin K, welches gerade bei Problemhaut wie zum Beispiel *Rosacea* eingesetzt wird.

Traubenkernöl

Traubenkernöl ist ein tolles Anti-Aging-Öl, das gerade als Basisöl in Formulierungen bei fettiger und Mischhaut zum Einsatz kommt. Aber auch reife Haut profitiert vom hohen Gehalt an Linolsäure.

Sonnenblumenöl

Natives Sonnenblumenöl hat einen hohen Gehalt an ungesättigten Fettsäuren. Es ist ein sehr hauverträgliches Öl, das seinen Einsatz in der Badekosmetik findet. Es ist nicht lichtstabil.

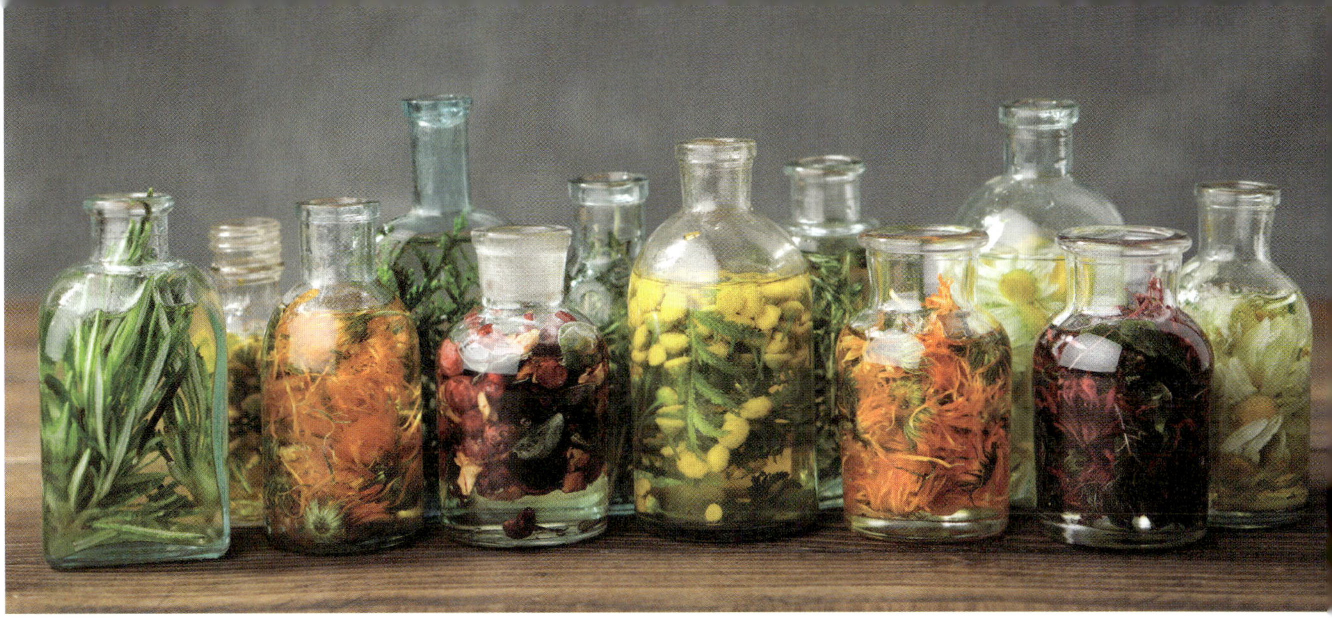

Olivenöl

Olivenöl ist ein tolles Basisöl für Pflanzenauszüge, sogenannte Ölmazerate. Es regeneriert raue und zu Schuppen neigende Haut. Es schützt vor freien Radikalen und sein LSF liegt bei etwa 7. Es ist ein gutes Basisöl in der Sonnenkosmetik.

Macadamianussöl

Macadamianussöl macht die Haut sehr weich und geschmeidig. Möchte man reichhaltige Cremen/Emulsionen/Salben herstellen, dann kann man auf dieses Öl zurückgreifen. Auch in der Haarpflege leistet es gute Dienste, um trockenem Haar wieder neue Lebenskraft zu geben. In Kombination mit Nachtkerzenöl oder Wildrosenkernöl ist es ideal für alternde und pflegebedürftige Haut.

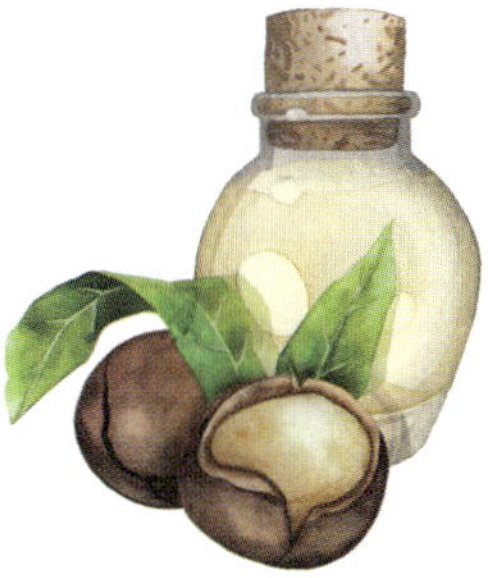

Avocadoöl

Avocadoöl zeichnet sich aus durch seinen Reichtum an Vitaminen und dem hohen Gehalt an ungesättigten Fettsäuren und dient als Kombiöl in Hautcremen und Emulsionen. Ich verwende raffiniertes Avocadoöl, da sonst der Eigengeruch in Cremen eher störend ist. Gerade in der Haarpflege wird Avocadoöl sehr gerne eingesetzt. Die Haare werden nicht beschwert und es schützt vor Austrocknung und Spliss. Ideales Kombiöl in Cremen/Emulsionen für reife Haut.

Himbeersamenöl

Himbeersamenöl ist ein Wirkstofföl mit sehr hohem Lichtschutzfaktor. Dieser soll bei ca. 20 liegen. Somit ist es für Sonnenschutzprodukte bestens geeignet. Es ist ein absoluter Faltenkiller und für alle Hauttypen geeignet. Auch in der Haarkosmetik wird Himbeersamenöl gerne eingesetzt, um die Haare wieder weich und geschmeidig wirken zu lassen. Pur in die Haarspitzen einmassieren!

Abyssinianöl

Abyssinianöl ist ein Wirkstofföl in der Haarpflege. Es macht Haare seidig und glatt. Gerade krauses Haar profitiert sehr davon. Es glättet die Hautstruktur und macht sie sehr weich.

Squalan

Squalan ist ein sehr rückfettendes Öl, das hauptsächlich in Cremen eingesetzt wird, um das sogenannte „Weißeln", also die Eigenschaft des Einziehens der Cremen auf der Haut zu verbessern. Seine Eigenschaften als natürlicher Radikalfänger sind ein wesentlicher Faktor in Cremen/Emulsionen und Sonnenkosmetik.

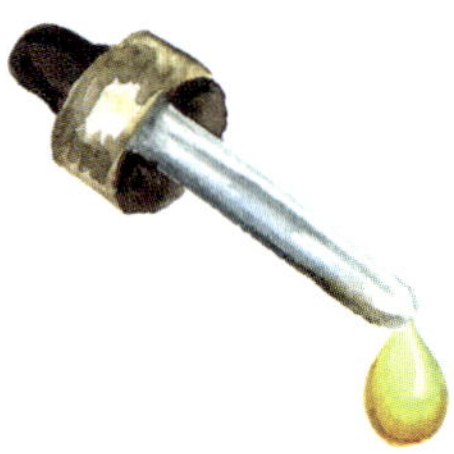

Buritiöl

Buritiöl ist nicht sehr bekannt, jedoch zeichnet sich dieses Wirkstofföl durch seinen hohen Gehalt an Vitamin E und A aus. Durch seinen extrem hohen Carotin-Gehalt ist es ein stark färbendes Öl, das ich besonders gerne in Sonnenkosmetika einsetze, um sofort einen schönen Teint zu bekommen. Es hat eine tolle hautregenerierende Wirkung und schützt die Haut vor Zellschäden in der Sonne. In Kombination mit Wildrosenöl auch als regenerierende Nachtpflege zu verwenden – aber Vorsicht, beide Öle färben das Kopfkissen!

Bakuchiol

Bakuchiol ist eigentlich ein Heilöl mit einem sehr hohen Gehalt an Retinol (Vitamin A). Die Wunderwaffe gegen Falten! Es glättet die Haut, wirkt entzündungshemmend, schützt vor freien Radikalen und wirkt der Hautalterung entgegen.

Granatapfelsamenöl

Granatapfelsamenöl ist DAS Wirkstofföl, wenn es um alternde Haut geht und zu deren Regeneration. Es besitzt durch seine Vielzahl an ungesättigten Fettsäuren extrem hohe antioxidative Eigenschaften. Wenige Tropfen können pur als Nachtpflege verwendet oder als Wirkstofföl in Cremen eingerührt werden.

Wildrosenöl

Wildrosenöl oder Wildrosenkernöl genannt ist gerade wenn es um unschöne Pigmentflecken, Problemhaut und Narben geht, ein unerlässlicher Begleiter bei der Stimulierung von Zellen und deren Regeneration. Es ist nicht sehr lichtstabil und sollte, wenn es um Zellerneuerung geht, hauptsächlich in Fluids, Pflegeölmischungen oder Hyalurongels sowie als Wirkstofföl in Nachtcremen oder aber in regenerierende Salben eingesetzt werden.

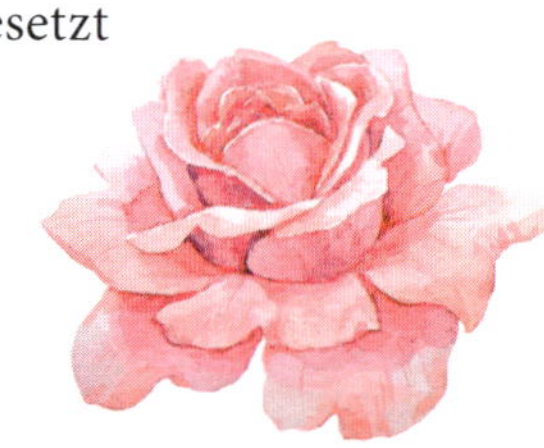

Sanddornfruchtfleischöl

Der hohe Gehalt an Vitamin C sowie Provitamin A, Vitamin E und B12 sowie Beta-Carotine zeichnet Sanddornfruchtfleischöl aus als ein absolutes Zellregenerationsöl. Es wirkt zudem auch noch wundheilend, entzündungshemmend und hautberuhigend. Sanddornfruchtfleischöl ist ein Wirkstofföl, das sparsam eingesetzt werden sollte. Es färbt Formulierungen gelb ein und kann zu hoch eingesetzt auch Hautreizungen auslösen!

Nachtkerzenöl

Nachtkerzenöl gehört genauso wie Granatapfelsamenöl zu den absoluten Top-Wirkstoffölen, wenn es um die Regernation von alternder und feuchtigkeitsarmer Haut geht. Es schützt die Haut vor freien Radikalen, beruhigt sie und regeneriert auch die Haarstruktur. Ein absoluter Alleskönner!

Arganöl

Das marokkanische Gold verdankt seinen Namen der tollen gelben Farbe. Es weist einen sehr hohen Gehalt an Vitamin E auf, womit es zu den sehr stabilen Ölen gehört und uns gerade als Basisöl gute Dienste in der Bekämpfung von freien Radikalen leistet. Bekannt ist das Öl durch seine lange Tradition als Haarpflegemittel. Es regeneriert die Haarstruktur.

Weizenkeimöl

Weizenkeimöl ist ein tolles Wirkstofföl, da es sehr reich ist an Vitamin E und Lecithin. Es hat straffende Eigenschaften. Es fördert die Elastizität und die Spannkraft und die Durchblutung. Ein ideales Anti-Aging-Öl für Gesicht, Körper und Haarkosmetik.

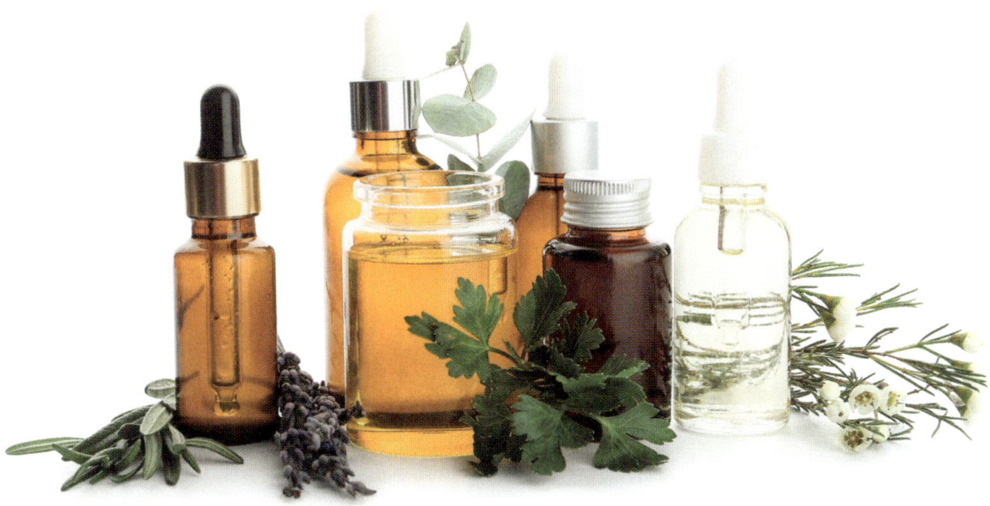

BUTTER & WACHSE KONSISTENZGEBER

Butter werden Cremen/Emulsionen zugeführt, um sie reichhaltiger und pflegender zu machen. Konsistenzgeber sind Wachse, die unseren Cremen/ Emulsionen Stabilität und Volumen geben.

Cupuacubutter

Cupuacubutter ist eine gute Alternative zur Kakaobutter. Sie zieht sehr schnell ein und fettet nicht. Sie beinhaltet eine Vielzahl an Pflegestoffen, ist zellregenerierend und hautberuhigend. Diese Eigenschaften kommen gerade alternder Haut zugute. Sie lässt sich angenehmer auf der Haut verteilen und die Formulierungen ziehen sehr gut ein. Sie kann auch als Sheabutterersatz eingesetzt werden.

Mandelbutter

Mandelbutter ist mein absoluter Favorit, wenn es um Butter geht. Sie hat die Eigenschaft sehr schnell einzuziehen und hinterlässt ein ganz tolles weiches Hautgefühl. Sie beinhaltet eine Vielzahl an Vitaminen, Fettsäuren und Mineralien. Alternde und pflegebedürftige Haut profitiert sehr von dieser tollen Butter.

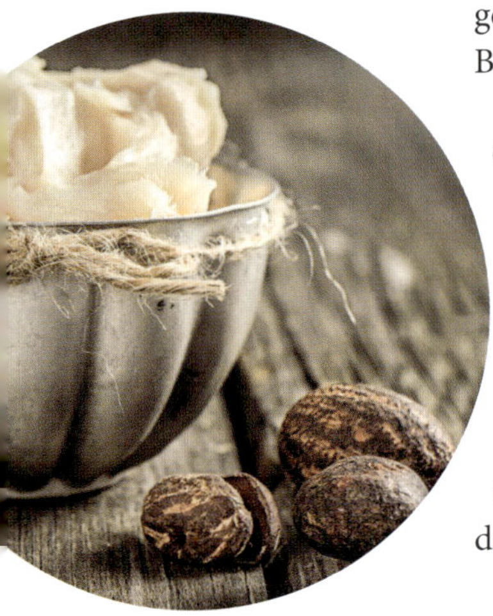

Sheabutter

Sheabutter unterstützt unsere hauteigene Lipidschicht. Sie reguliert den Feuchtigkeitsgehalt der Haut und regeneriert sie. Sheabutter hinterlässt ein gepflegtes Hautgefühl. Sie kann in Cremen, Sonnenkosmetik sowie Haarpflege eingesetzt werden.

Kakaobutter

Je nachdem ob sie lieber eine reichhaltige Creme mit Kakaobutter oder eine schnell einziehende Emulsion mit Cupuacubutter möchten, beide Arten von Butter können gegenseitig ausgetauscht werden. Kakaobutter hinterlässt einen Fettfilm, der bei Badekosmetik, aber auch bei Massagen geschätzt wird. Sie spendet Feuchtigkeit, mildert Falten und hinterlässt ein Gefühl reich genährter Haut.

Kaffeebutter

Kaffeebutter ist der absolute Luxus. Ob pur oder in Formulierungen ergibt sie traumhafte Cremen mit einem Hauch an Kaffeeduft. Sie hat eine straffende Wirkung auf die Haut und ist somit für Zellulitisbehandlungen und Schwellungen bestens geeignet. Zusammensetzung aus Mandelöl und Kaffeeöl.

Hanfbutter

Hanfbutter zieht sofort ein und schützt reife und empfindliche Haut. Sie wird aus Hanfsamenöl, Kakaobutter und Sheabutter hergestellt und bietet eine tolle Grundbasis für Salben. In Haarspülungen und After-Sun-Produkten wird sie auch sehr gerne verwendet.

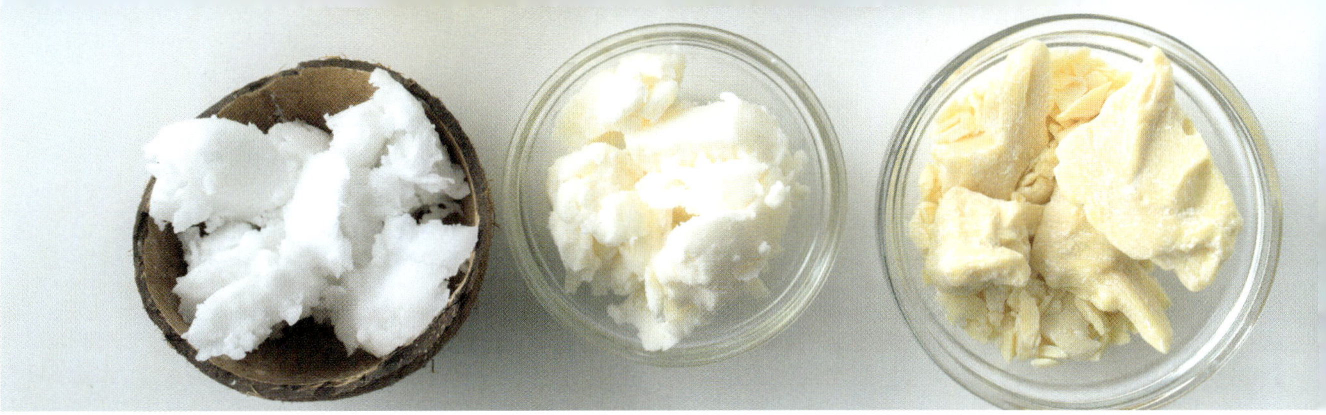

Jojobaöl / Wachs

Jojobaöl ist eigentlich ein Wachs, welches die Eigenschaft besitzt die Elastizität der Haut beträchtlich zu verbessern. Es stabilisiert andere Öle – und wird sehr gerne in der Sonnenkosmetik eingesetzt, da es eine wasserabweisende Wirkung hat. Jojobaöl verwende ich gerne in Hautcremen, in der Lippenpflege und für Augencremen. Jojobawachs, festes Wachs, gibt es in Blättchenform.

Bienenwachs

Bienenwachs hat eine desinfizierende Wirkung und schützt so die Haut vor äußeren Belastungen. Es hinterlässt einen Schutzfilm, der gerade bei sehr trockener und rauer Haut als sehr angenehm empfunden wird. Zur Salbenherstellung sowie in der Lippenpflege wird Bienenwachs sehr gerne als Basis eingesetzt.

Rosenwachs

Die Wachsschicht der Rosenblätter wird als duftendes Luxuswachs gewonnen. Ich setze es gerne in der Lippenpflege sowie in sehr reichhaltigen Cremen ein. Es bindet Feuchtigkeit und duftet herrlich!

Candelillawachs

Candelilla ist ein etwas härteres Wachs als Bienenwachs, welches in Lippenstiften und Cremen gerne als Alternative eingesetzt wird, da es einen sehr schönen Glanzeffekt hat und die Haut sehr gut pflegt und vor Trockenheit schützt. Anders als Bienenwachs zieht Candelillawachs sehr schnell ein.

Stearinsäure-INCI: Sterain Acid

Stearinsäure wird hauptsächlich für die Kerzenherstellung und Seifenherstellung verwendet. Sie dient aber auch zum Schutz vor freien Radikalen und kommt in gewissen Formulierungen in Hand- und Fußcremen vor. Auch Schutzcremen für den Winter können mit Stearinsäure angereichert werden.

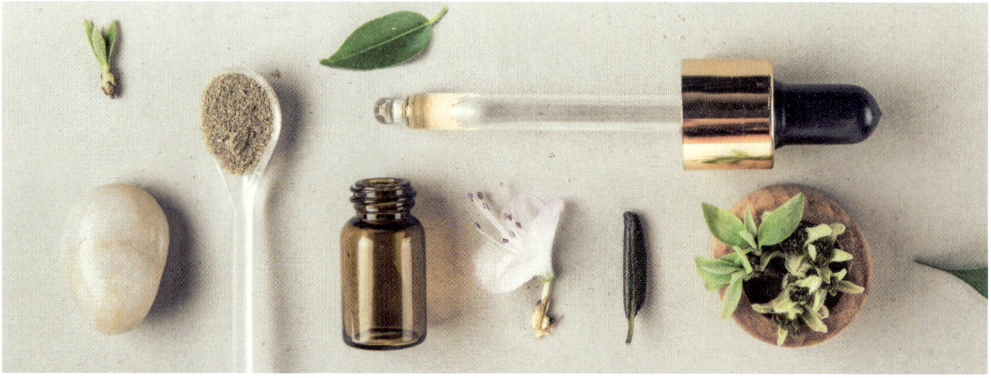

EMULGATOREN & KONSISTENZGEBER

Alle Emulgatoren in der Naturkosmetik werden aus natürlichen Pflanzenfetten hergestellt. Sie sorgen dafür, dass sich Fette und Flüssigkeiten stabil miteinander verbinden.

- **Ceralan**
  INCI: Polyglyceryl-3-Beeswax
  Ceralan wird zur Herstellung von Öl-Gelen verwendet. Er ist einfach in der Anwendung und wirkt als Gelbildner. Anwendungen in Sonnencremen, um Pigmente zu stabilisieren, sowie in Abschminkcremen.

- **Xyliance®**
  INCI: Cetearyl Wheat Straw Glycosides & Cetearyl Alcohol
  Xyliance® ist ein Weizen-Emulgator, der gerade bei Hautcremen, die nicht nachfetten sollen, seine Verwendung findet. Es entstehen sehr stabile Cremen. Gerade Mischhaut und fettige Haut profitieren davon. Für Bodylotions und leichte Emulsionen ist er gut verwendbar. Er ist palmölfrei.

- **Olivem®1000**
  INCI: Cetearyl Olivate & Sorbitan Olivate
  Dieser Emulgator wird hauptsächlich aus Olivenöl hergestellt und kann sowohl als Co-Emulgator sowie als Hauptemulgator eingesetzt werden. Er erzeugt schnell einziehende Emulsionen ohne zu fetten. In Kombination mit Cethylalkohol schafft Olivem® 1000 sehr stabile Cremen, die für trockene und reife Haut sehr angenehm sind.

- **Fluid Lecithin Super HT**
  INCI: Phosphatidylcholine, Carthamus Tinctorus Seed Oil, Glycerin, Caprylic/Capric Triglyceride, Alcohol, Glyceryl Stearate, Soy Acid, Ascorbylpalmitate, Tocopherol

Dieser Lecithin-Emulgator ist flüssig und kann in kalten sowie warmen Formulierungen eingerührt werden. Gerade für die Herstellung von Fluids ist er gut verwendbar. Er hat sehr pflegende Eigenschaften, regeneriert die Haut und macht sie glatt und schön. Dieser Emulgator wird auch für Badezusätze und Badeöle verwendet. Er pflegt die Haut und wirkt rückfettend. Er kann in heißen Formulierungen genauso verwendet werden wie in kalten.

Phospholipon ®80H INCI: Hydrogenated Lecithin

Dieser Emulgator basiert auf Sojaöl und ist ein absoluter Top-Co-Emulgator, um traumhaft weiche Emulsionen herzustellen. Er ist für alle Hauttypen geeignet, aber gerade reife Haut profitiert von den hautpflegenden Eigenschaften. Phospholipon®80H wird in die Wasserphase eingerührt!

Emulsan II INCI: Methyl Glucose Sequistearate

Emulsan auch bekannt unter dem Namen TEGO® Care PS ist wohl der bekannteste Emulgator. Da er für alle Hauttypen sehr verträglich ist und sehr stabile Cremen und Emulsionen hervorbringt, wird er sehr gerne eingesetzt. Verarbeitet wird er mit einem Konsistenzgeber z. B. Cetylakohol oder Fluid Lecithin Super HT (stabilisiert)

Lanolin anhydrid – INCI: Adeps Lanae

Lanolin wird für Salben, Emulsionen und Hautschutzcremen eingesetzt. Auch Heilsalben werden sehr oft aus Lanolin hergestellt. Es ist ein natürlicher Emulgator, der aus dem Schutzfilm der Wolle von Schafen gewonnen wird und sehr viel Flüssigkeit binden kann. Bitte auf hohe Qualität achten!

Phytosteryl Macadamiate INCI: Phytosteryl Macadamiate

Ist eine tolle Alternative zum herkömmlichen Lanolin. Gerade wenn Sie allergisch sind gegen Wollwachs. Sie können alle Rezepte in diesem Buch, wo Lanolin vorkommt, gegen diesen Emulgator tauschen. Er bindet genau wie Lanolin viel Flüssigkeit und hinterlässt ein sehr angenehmes Hautgefühl. Gerade für reife und anspruchsvolle Haut eine gute Alternative. Einsatzkonzentration: 1–10 %.

Wollwachsalkohol INCI: Lanolin Alcohol D-AG

Wollwachsalkohol besteht aus dem unverseifbaren Anteil des Lanolins. Er wird meistens dort eingesetzt, wo Lanolin zu klebrig ist. Er lässt sich viel besser in die Haut einmassieren als Lanolin und macht die Haut sehr weich. Ich verwende diesen gerne für Hand- und Fußcremen sowie Salben.

Lamecreme ZEM HT
INCI: Glyceryl Stearate Citrate

Lamecreme ist ein altbewährter Emulgator, der sehr schöne Cremen entstehen lässt. Kombinationen mit Cethylalkohol oder Behenyl Alkohol sind empfehlenswert.

Montanov™ 68
INCI: Cetearyl Alcohol, Cetearyl Glucoside

Montanov™ 68 gehört zu meinem absoluten Lieblingsemulgatoren. Durch ihn entstehen sehr reichhaltige stabile Cremen, die gerade bei reifer und trockener Haut sehr zu empfehlen sind.

Temulgator
INCI: Hydrogenated palm glyceride

Dieser Emulgator hieß früher Tegomuls®, hat die Eigenschaft viel Flüssigkeit binden zu können und erzeugt ein sehr leichtes und angenehmes Hautgefühl. Gerade Mischhaut und fettige Haut profitieren davon. Unbedingt den pH-Wert beachten!

Ich verwende diesen Emulgator gerne mit Phospholipon 80H, da dieser normalerweise nur stabile Cremen macht, bei einem pH-Wert von 7. Mit Co-Emulgatoren ist er jedoch auch bei 5,5 einsetzbar.

Amid S 18
INCI: Stearamidopropyl Dimethylamine

Ist ein Emulgator, wenn es um Haarpflegeprodukte geht. Ich verwende ihn, um festen Haarbalsam herzustellen, der das Haar nachweislich pflegt und glättet.

Cetylalkohol
INCI: 1-Hexadecanol

Wird sehr gerne als Co-Emulgator verwendet. Durch ihn werden Cremen stabiler, ziehen besser ein und mattieren die Haut schöner.

FLÜSSIGKEITEN & HYDROLATE

ESSIG-HERSTELLUNG

Obstessig herstellen ist keine Kunst. Es dauert ein wenig, hat sich aber bewährt, sowohl in der Kosmetik als auch in der Küche.

Ein steriles 3-Liter-Glas mit großer Öffnung mit ⅓ Obst Ihrer Wahl füllen (z. B. Äpfel). Dann mit 3 Liter Wasser auffüllen oder Mischungen mit 1,5 Liter Wein und pro Liter mind. 1 EL Zucker oder Honig dazugeben. Mit einem Leinentuch und Gummiring verschließen und 7 Tage stehen lassen. Jeden Tag mindestens ein Mal umrühren, damit sich kein Schimmel bildet. Danach wird die Flüssigkeit vom Obst getrennt. Einfach durch ein Sieb gießen. Das Glas säubern und die Flüssigkeit wieder einfüllen. Mit einem frischen Leinentuch abdecken, stehen lassen. Nicht mehr umrühren. Es entsteht als oberste Schicht eine sogenannte Essigmutter, die nicht zerstört werden sollte. Diese kann für weitere Obstsaftansätze für Essig verwendet werden.

Kosten Sie nach ca. 12 Wochen Ihren Essig. Heben Sie die Essigmutter leicht an und wenn Ihnen der Essig schmeckt, filtern Sie diesen durch ein Teesieb ab und füllen ihn in Flaschen.

Kühl und dunkel aufbewahren.

Daraus lassen sich weitere Auszüge wie Rosenblätter-Essig herstellen. Einfach die Rosen mit dem fertigen Essig mischen und weitere 4 Wochen ziehen lassen. Abseihen und für Gesichtstonics und Waschungen und innerlich als Salatdressing oder für Oxymel verwenden.

Tipp:

Es hat sich bewährt den Essig-Ansatz mit unbehandeltem Apfelessig zu impfen, damit sich schneller eine Essigmutter bilden kann.

Zugabe ca. 200 ml Essig pro Liter, oder Obstsaft gleich mit einer Essigmutter ansetzen.

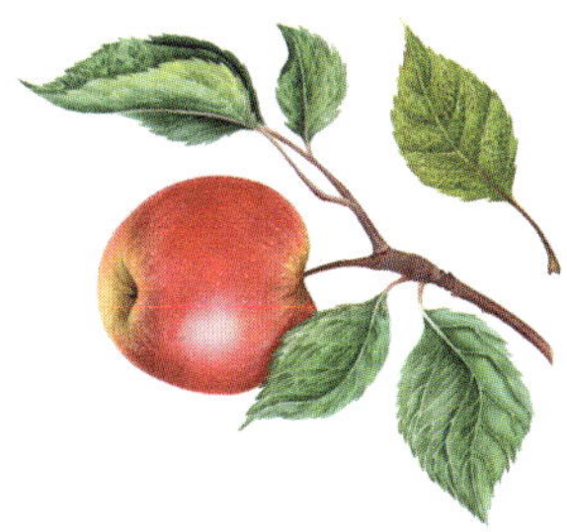

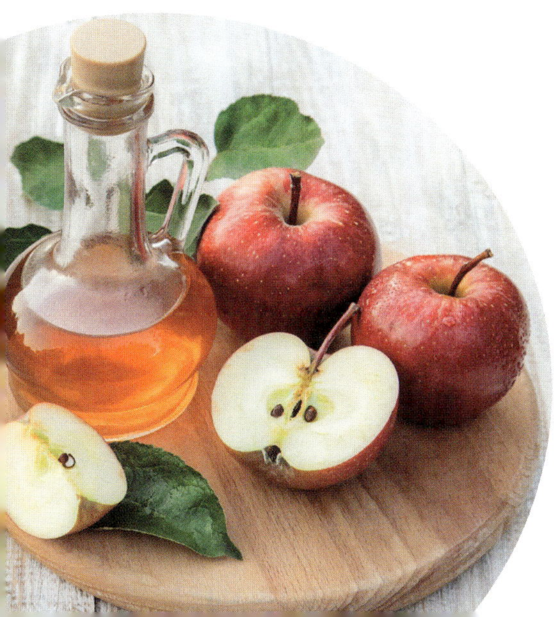

Weihrauchhydrolat

Dieses Hydrolat stelle ich nicht selber her (siehe Kapitel Weihrauch). Das Harz wird auf spezielle Art destilliert und ist ein wahres Luxusprodukt. Es hat hautregenerierende Eigenschaften, die stabilisieren und uns gerade bei fettiger und öliger Haut helfen können den Talgfluss zu regulieren.

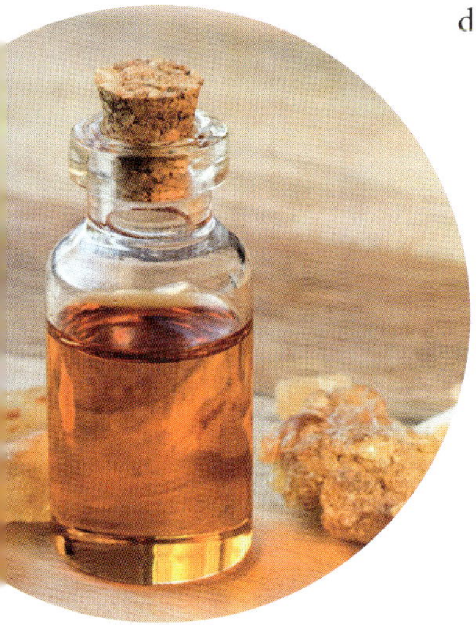

Aloe-Vera-Pulver INCI: Aloe Barbadensis Leaf Extrakt

Die Aloe-Vera-Pflanze beinhaltet viele zellregenerierende Wirkstoffe, die unsere Haut pflegen. Sie hilft bei Verbrennungen, zur Förderung der Wundheilung, wirkt kühlend und reduziert Falten durch die Eigenschaft der Feuchtigkeitsbindung in der Haut. Ich kaufe das Pulver und setze 500 ml Wasser mit 2,5 g Aloe-Vera-Pulver und 25 g Pentylene Glycol an. So hält es sich im Kühlschrank ca. 4 Monate. Es kann als Alternative zu Pflanzenwasser, Hydrolaten, aber auch als Mischung in den jeweiligen Rezepten für die äußere Anwendung verwendet werden.

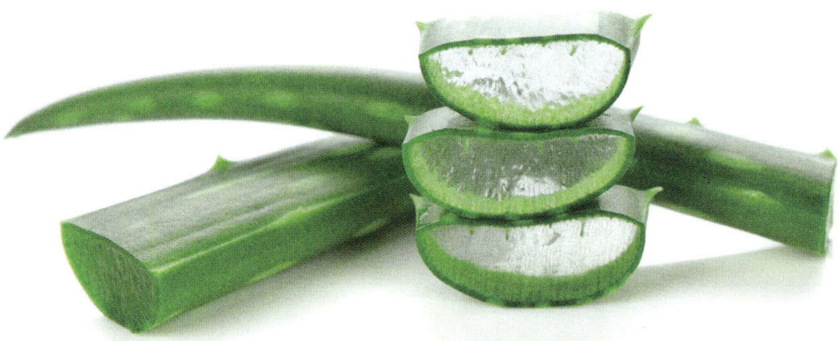

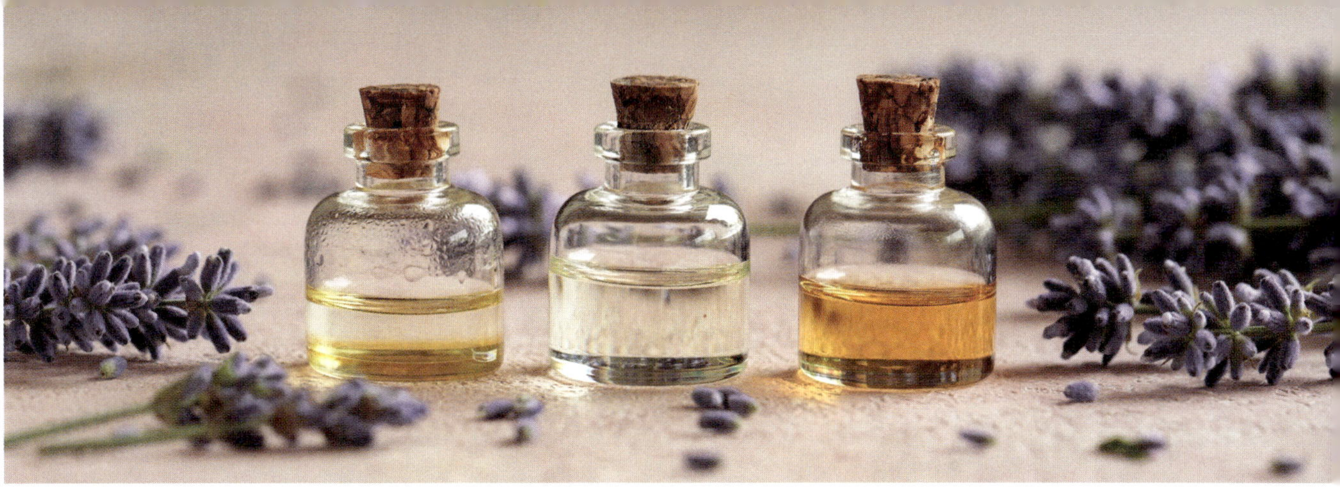

ÄTHERISCHE ÖLE

Ätherische Öle sind sehr teuer. Sollten Sie sich eine Glas oder Kupferdestille zulegen, dann können Sie einerseits hochwertige Hydrolate zaubern und andererseits ätherische Öle selbst herstellen. Bitte verwenden Sie diese Öle sehr sparsam. Die Informationen, die in diesen Ölen gespeichert sind, sind hoch konzentriert und haben in Cremen/Emulsionen, die wir uns täglich auf die Haut aufbringen, nur in minimaler Form ihre Berechtigung. Viele der ätherischen Öle können Allergien und Hautirritationen auslösen. Darum verwende ich nur eine kleine Anzahl an unbedenklichen ätherischen Ölen in meinen Formulierungen. Jedoch in Badezusätzen und zu Heilzwecken in Salben setzte ich ätherische Öle sehr gerne ein. Die Weiterführung in die Aromatherapie würde die Rahmenbedingungen dieses Buches sprengen. Ich habe Ihnen unterhalb ein paar der ätherischen Öle aufgelistet, die ich gerne in meinen Hautcremen verwende.

Beispiele für ätherische Öle in Hautcremen (auf 50 g Creme 5–10 Tropfen):

- Rose: ist sehr pflegend, beruhigt, zellerneuernd
- Limette: zusammenziehend, straffend, antibakteriell
- Grapefruit: toller frischer Duft, festigend, straffend, vitalisierend
- Lavendel: beruhigend, klärend, zellerneuernd
- Palmarosa: regeneriert die Talgproduktion, sehr pflegend, frischer und sehr angenehmer Duft in Hautcremen
- Benzoe Absolue: für trockene, sehr reife Haut, konserviert, beruhigt und gleicht aus

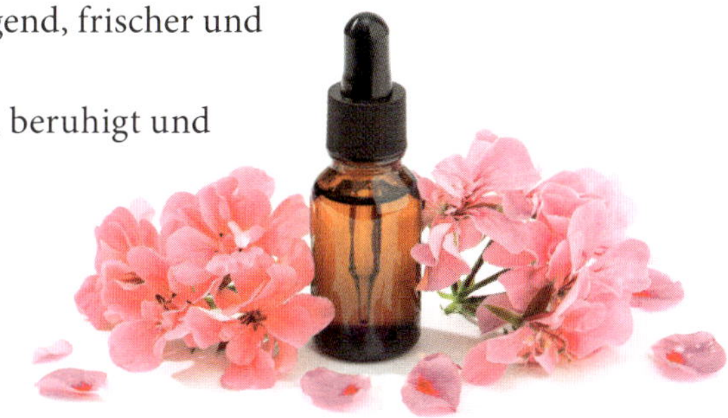

GELBILDNER

Gelbildner sind natürliche Pulver/Verdickungsmittel, die Flüssigkeiten zu Gelen machen.

- **Solagum™AX**
  INCI: Acacia Senegal Gum, Xanthan Gum
  Dieser Gelbildner lässt sich sehr schnell verarbeiten. Er bedarf keiner Erhitzung in der Wasserphase, sondern kann sofort kalt angerührt werden. Der Vorteil, der sich daraus ergibt, ist die schonende Verarbeitung bei Hautgelen und Gleitgelen. Anderes als Xanthan pur (hauptsächlich verwendete Gelbildner in der Naturkosmetik) ist in diesem Pulver Xanthan mit Gummi arabicum ummantelt. Ich rühre mein Sonnengel immer frisch nach dem Sonnenbaden an. Das geht ganz fix mit dem Handschneebesen. Auch Gleitgele sind so ganz schnell hergestellt. Ein richtig toller Gelbildner *(siehe Kapitel: Karotte & Rührküche)*.

- **Guarkernmehl**
  INCI: Cyamopsis Tetragonoloba Gum, E412, 3500cps
  Ist ein natürlicher Gelbildner, den ich gerne als Stabilisierung in Cremen einsetze. Er dient als Stabilisator und als Verdickungsmittel.

- **Agar**
  INCI: Agar Agar
  Ist ein pflanzliches Verdickungsmittel, welches ich, gerade wenn es um Duftbindung geht, in Badekosmetik gerne einsetze. *(Siehe Rezept: Badeschokolade Rosen)* Hohe Hautverträglichkeit. Auch zur Stabilisierung von Cremen einsetzbar.

- **Stärke**
  Maisstärke, Kartoffelstärke oder Tapiokastärke sind tolle Binder, wenn es um Badekugeln geht. Tapiokastärke zeichnet sich durch ihre Feinheit und ihre straffende Wirkung auf unser Bindegewebe, die abheilende Wirkung bei Akne und Hautunreinheiten aus. Kartoffelstärke ist sehr kostengünstig und pflegt die Haut durch ihren hohen Gehalt an Vitaminen und Mineralstoffen. Maisstärke kann bei Hautallergien sowie Sonnenbrand gute Dienste leisten.

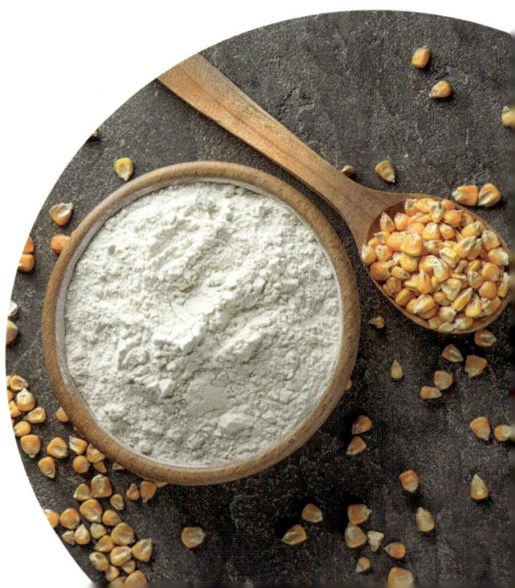

TENSIDE

Tenside sind waschaktive Substanzen, die Fett und Schmutz lösen und an sich binden können.

SCS – INCI: Sodium Coco-Sulfate

SCS ist ein Tensid in Pulverform. Es macht sehr hautverträglichen Schaum und ist für reife und trockene Haut bestens geeignet, da es einen leichten Schutzfilm nach dem Waschen hinterlässt. SCS lässt sich sehr gut verarbeiten. Bitte unbedingt Atemschutz tragen, der Staub kann die Atemwege reizen.

Betain
INCI: Cocoamidopropyl Betaine

Ist ein sehr hautverträgliches Tensid in flüssiger Form, das nicht so stark schäumt und daher für Mizellenwasser gut einsetzbar ist. Sie können es aber auch für Duschgele und Haarshampoo benutzen.

Cocos-Glycosid
INCI: Coco Glycoside

Sehr mildes Tensid. Wird hauptsächlich in Verbindung mit einem weiteren Tensid eingesetzt. Ich verwende es gerne für Haarshampoos und Badekosmetik.

WIRKSTOFFE

Wirkstoffe sind natürliche Pulver, Öle, Extrakte sowie Vitamine, die in der Naturkosmetik eingesetzt werden.

Koffeinpulver

Hat einen straffenden und vitalisierenden Effekt und schätze ich sehr bei Bodylotions, die das Bindegewebe straffen.

Allantoin

Hat die Eigenschaft freie Radikale an sich zu binden. Es fördert die Erneuerung von Zellen und schafft ein glattes, regeneriertes Hautbild. Kommt natürlich im Beinwell vor.

Nicotinamid

Ist ein B-Vitamin, das gerade alle Themen der Hautalterung anspricht. Es schützt vor Pigmentflecken, hilft bei Hautproblemen wie Pickeln und Akne und stabilisiert die Haut.

Vitamin E

Vitamin E stellt die Basis jeder Pflege dar. Es stabilisiert Formulierungen, gerade Öle, minimiert Hautprobleme, Entzündungen und lässt die Haut glatt und ebenmäßig aussehen.

D-Panthenol

Ist ein synthetisch hergestellter Wirkstoff. Die Haut wandelt diesen Wirkstoff in Vitamin B5 (Pantothensäure) um. Es stärkt unsere Haut und schützt sie so vor Zellschäden.

Ectoin®

Ectoin® ist eine Aminosäurederivat und hat eine hohe zellschützende Wirkung. Gerade alternde Haut profitiert davon sehr. Es dient der Faltenreduktion und glättet. Auch gut geeignet für Sonnenschutzprodukte.

Lipodermin-Konzentrat – INCI: Aqua, Lecithin, Alkohol, Retinyl acetate, Sodium Hydroxide

Funktioniert wie ein Transporter durch die Hautschichten. Es bindet Wirkstoffe und schleust sie tief in das Hautgewebe ein. Durch Beigabe von Lipodermin ziehen Cremen besser in die Haut ein.

Sodium PCA – INCI: Sodium PCA

Ist ein Salz mit ausgezeichneter feuchtigkeitsspendender Wirkung, das gerade in Fluids das sogenannte Hautspannen verhindert. Ich setze es auch gerne in der Sonnenkosmetik ein (siehe Kapitel: Karotte). Es ist ein Feuchtigkeitsbinder, macht die Haut elastischer und kann in Cremen/ Emulsionen/Fluids sowie Tonics eingesetzt werden.

Natron INCI: Natriumhydrogencarbonat

Natron verwenden ich für Deos, Badekosmetik und zur pH-Wert-Einstellung von Kosmetika.

Zitronensäure – INCI: Citric Acid

Gibt es in flüssiger und in Pulverform zu kaufen. In flüssiger Form verwende ich es für die pH-Wert-Einstellung. Das Pulver für Badekosmetik und Seifen.

Seidenprotein INCI: Aqua, Hydrolyzed Silk, Potassium sorbate

Seidenprotein verwende ich in der Badekosmetik und in reichhaltigen Cremen. Es ist ein Luxusgut für mich, das eine gewisse Frische auf die Haut zaubert. Es hat ausgleichende Eigenschaften, strafft, verfeinert Poren, klärt das Gesicht und beruhigt.

Seidenpulver

Macht Cremen weich und samtig, schützt vor UV-Strahlung und mattiert den Teint. Ich verwende Seidenpulver als Zusatzstoff in der Sonnenkosmetik und in Haarseifen.

Alpha-Bisabol

Ist der hautberuhigende Wirkstoff der Kamille. Durch die Extraktion dieses Stoffes wird so vermieden, dass es durch die Gesamtpflanze Kamille zu einer Korbblütler-Allergie oder Irritationen kommt. Um die Haut zu beruhigen, darf er gerade in der Sonnenkosmetik nicht fehlen.

Gelée-Royal-Pulver

Gilt als absoluter Verjüngungswirkstoff, da er sehr stark die Kollagenbildung anregt. Die hohe Anzahl an Aminosäuren, Vitaminen und Mineralien lassen diesen Wirkstoff innerlich so wie äußerlich angewendet zu den Top-Wirkstoffen zählen, wenn es um Anti-Aging geht.

KONSERVIERUNG + ALKOHOLE

Wir verwenden Konservierung und Alkohole, um unsere Cremen/Emulsionen/Salben/Tonics 3–4 Monate haltbar zu machen und eine Verkeimung zu verhindern.

- **Pentylene-Glycol**

  Ist grundsätzlich ein Konservierungsmittel, jedoch wird er auch als mehrwertiger Alkohol für Extraktansätze verwendet. Er ist ein toller Alkohol für die Haut und findet immer mehr Einzug in die Naturkosmetik, da er die Eigenschaft aufweist Feuchtigkeit in unserer Haut zu binden und nicht wie z. B. Weingeist diese auszutrocknen. Konservierung 5 % der Gesamtmenge – 4 Monate Haltbarkeit.

- **Glycerin**
  INCI: Glycerol

  Glycerin ist ein toller Zuckeralkohol für unsere Haut, der Feuchtigkeit sehr gut binden kann. Siehe Extrakt Herstellung Kapitel Rosen.

- **Weingeist**
  INCI: Ethylalkohol

  Weingeist kann in seiner reinen oder verdünnten Form für zahlreiche Tinkturansätze genutzt werden. Er wird auch als Konservierung gerne eingesetzt. Tinkturen sind so mehrere Jahre lang haltbar.

- **Biokons Neo**
  INCI: Propanediol, Phenethyl Alcohol, Undecyl Alcohol, Tocopherol

  Ist ein Konservierungsstoff, der im ganzen Spektrum der pH-Wert-Skala eingesetzt werden kann. Er pflegt die Haut durch den Anteil an Vitamin E. Biokons Neo ist kostengünstig und mit einer Dosierung von 1–2 % der Gesamtmenge für mich ein unschlagbarer Konservierungsstoff. Haltbarkeit der Formulierungen liegt bei 3–6 Monaten.

- **Magnolienextrakt**
  INCI: Magnolia officinalis Bark Extrakt, Magnolol, Honokiol

  Magnolienextrakt dient als Konservierungsmittel. Es tötet Viren und Bakterien ab. Seine zellschützende Wirkung macht es zu einem tollen Zusatz gegen freie Radikale.

Weitere mögliche Konservierungsstoffe: Rokonsal ™, Cosgard, Kaliumsorbat

ZUSATZSTOFFE

Sonnenschutz – Dispersion XT300 INCI: Titanium Dioxide, Caprylic/Capric Triglycerides, Polyhydroxystearic Acid, Stearic Acid, Alumina (ist kein Aluminium!)

Ist eine fertige Flüssigkeit, die direkt in die Formulierungen gemischt werden kann. 20 % in einer Creme ergeben ca. 20 LSF.

Sonnenschutz Zinkoxid INCI: Zinc Oxide

Ist ein ganz natürlicher Sonnenschutz. Er muss jedoch gut in die Ölphase eingerührt werden, damit er sich auflöst und später keine Klümpchen auf der Haut hinterlässt. Es ist sehr hautberuhigend und schützt vor UV-A- und UV-B-Strahlung zuverlässig.

Micas

Micas sind kosmetische Pigmente, die zur Einfärbung von Kosmetika dienen.

Shatavari-Pulver – Frauenwurzel

Shatavari ist eine ayurvedische Wurzel und als Frauenwurzel bekannt. Sie öffnet die Herzen der Frauen, macht sie weich und zugänglicher. Gerade in der Zeit der Menopause kann uns Shatavari helfen sich als Frau zu fühlen und die Libido zu stärken.

Tonerde/Heilerde

Tonerden gibt es in verschiedenen Farben. Sie alle haben unterschiedliche Eigenschaften und sind reich an Mineralien. Farben: blau, grün, violett, gelb, rot, rosa. Sie finden Anwendungen in Wickeln, Masken, Bädern und in der Seifenherstellung.

Grundsätzlich unterscheiden sich Heil- und Tonerde nicht, jedoch gibt es unterschiedliche Präparate zur innerlichen und äußerlichen Anwendung. Dazu gibt es sie in verschiedenen Körnungen von grob bis ganz fein.

Welche Farbe kann was?

Grün: Allrounder, sehr gut für das Bindegewebe
Lila: trockene und feuchtigkeitsarme Haut
Rot: für unreine und fettige Haut – Zellulite – Vorsicht kann färben!
Blau: für empfindliche Haut, reinigt sehr gut Problemhaut, Akne
Gelb: für normale und Mischhaut, empfindliche Haut
Weiß: empfindliche und reife Haut
Rosa: für sehr sensible Haut

KURZE EINFÜHRUNG IN DIE WELT DES „RÜHRENS“

HERSTELLUNG VON SALBEN, CREMEN, EMULSIONEN, GELEN & FLUIDS

Kurz erklärt: Salben werden hauptsächlich aus Fetten und Buttern sowie Pflanzen und Extrakten hergestellt. Sie dienen vor allem zum Schutz und als Heilcreme. Der Unterschied zwischen Salben und Cremen/Emulsionen erklärt sich durch den Fettgehalt.

Sie finden in diesem Buch eine kleine Auswahl an Emulgatoren. Diese habe ich so ausgewählt, dass Sie ein gutes Basiswissen an Emulgatoren bekommen und selbst entscheiden können, welche Art von Emulsion zu Ihnen passt. Je nach Fettanteil, Wasseranteil und Emulgator unterscheiden sich Emulsionen sehr in ihrer Haptik. Je höher der Wasseranteil ist und je spreitbarer (gut verteilbar) die Öle, desto leichter empfinden wir Emulsionen. Am Markt gibt es eine Vielzahl an Emulgatoren mit ganz unterschiedlichen Eigenschaften.

Dazu empfehle ich Ihnen auch die Bücher von Heike Käser. Sie hat eine tolle Informationsbasis geschaffen über Rohstoffe, Emulgatoren und Rezepturen.

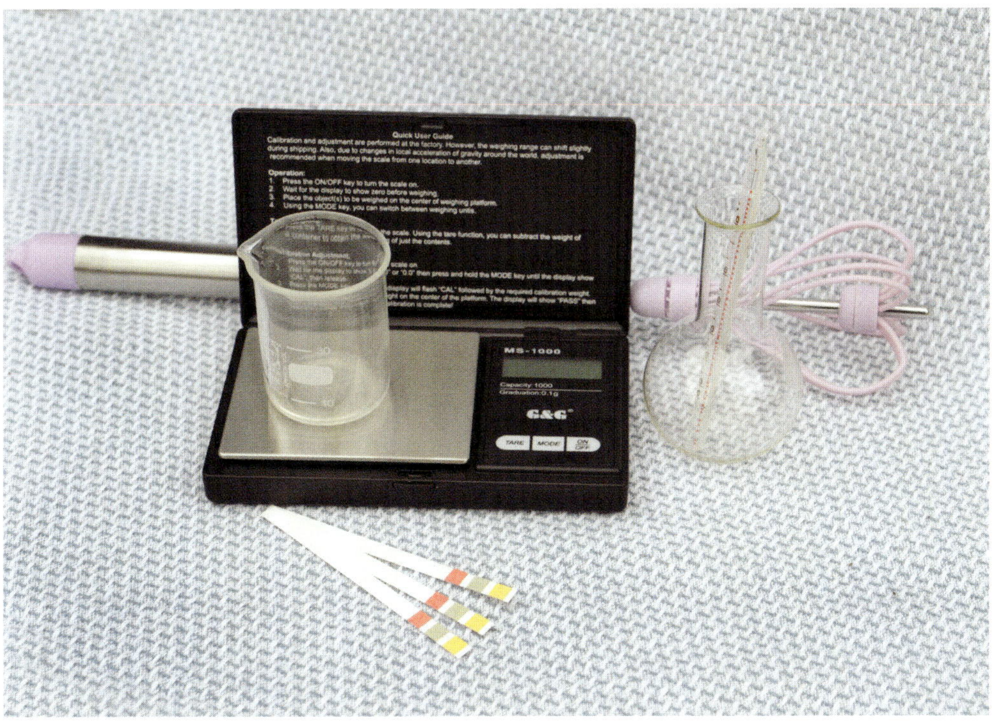

Grundrezept Salbe

100 % Öl + 8–10 % Bienenwachs + ätherische Öle

Aus dem jeweiligen Öl können Pflanzenauszüge durch Kaltauszug, Warmauszug oder Heißauszug hergestellt werden.

Öl und Bienenwachs werden miteinander vorsichtig aufgeschmolzen, bei ca. 40 Grad werden die ätherischen Öle zugegeben und die Salbe wird abgefüllt.

Haltbarkeit ca. 1 Jahr bzw. je nach Haltbarkeit der Öle.

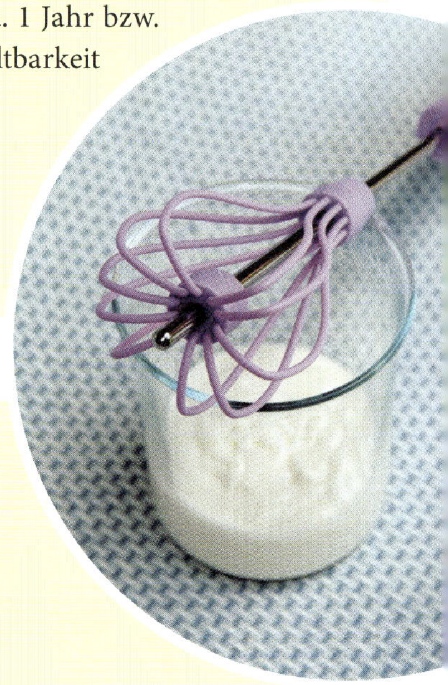

Grundrezept Milchcreme

100 % Öl + 50 % Milch + ätherische Öle
oder
50 % Öl + 50 % Milch + 25 % Butter

Der natürlichste Emulgator, den wir kennen, ist Milch. Er beinhaltet eine Wasser- und-Öl-Komponente und kann sehr viel Öl an sich binden.

In die Milch das Öl langsam einlaufen lassen und mit einem Stabmixer verrühren. Es entsteht eine feste Creme.

Varianten sind das Öl durch einen Anteil Butter, z. B. Mandelbutter, diese zieht sehr schnell ein, zu ersetzen.

Die Creme ist nur kurz haltbar und gerade, wenn Sie schnelle Pflege brauchen oder einen Beautytag für sich selbst oder mit Freundinnen einlegen wollen, bestens geeignet. Auch als Haarbalsam oder Gesichtsmaske zu verwenden. Der pH-Wert liegt bei Milch im pH-neutralen Bereich ca. bei 6.

Lanolin-Salben: Wasser in Öl

GRUNDREZEPT:

- *30–40% Pflanzenöl*
- *15–30 % Lanolin (Wollwachs)*
- *30–40 % Wasser oder Hydrolate*
- *1 % Biokons oder 5 % der Flüssigkeit durch Pentylene Glycol ersetzen*

Öle und Lanolin in einem Feuerglas erhitzen (70 Grad). Wasser oder Hydrolat in einem separaten Feuerglas ebenfalls erhitzen. Mit einem Stabmixer hochtourig die Flüssigkeit in die Öle mixen und danach mit einem Spatel in 8er-Schleifen die Salbe kalt rühren. 1 % der Gesamtmenge Biokons Neo hinzufügen. So hält die Salbe mindestens 3 Monate auch ohne Kühlung.

Alternativ können auch Pentylene Glycol, Magnolienextrakt oder alkoholische Tinkturen (10 % der Gesamtmenge) zur Konservierung verwendet werden. Salben können noch reichhaltiger werden, wenn ihnen 5–8 % Wachse oder Buttern zugesetzt werden, abzüglich der verwendeten Öle.

Wissenswert:

Phytosteryl Macadamiate ist ein Ersatz für Lanolin bei Wollwachsallergien. Es entstehen sehr schöne Cremen, die eine hohe Pflegewirkung aufweisen!

Frischsaft-Lanolincreme

WASSERPHASE:

- *10 g Tinktur /Extrakt oder Hydrolate – Frischsaft*
- *50 g Öl*
- *1 g Lanolin oder Phytosteryl Macadamiate*
- *5 g Bienenwachs*
- *5 g Butter (Sheabutter, Mandelbutter, Cupuacubutter, Olivenbutter)*
- *3 Tr. Wirkstofföl*
- *3 Tr. ätherische Öle*
- *0,6 g Biokons Neo nur bei Extrakten und Frischsaft – Tinkturen aus Weingeist konservieren die Creme selbst.*

Zugabe von 3 % Vitamin E ist ratsam, eventuell Magnolienextrakt 0,1 % Gesamtmenge.

Basisrezept Hyalurongel

zu Weiterverarbeitung in Emulsionen und Fluids

Hyalurongel ist ein Feuchtigkeitsbinder und wird zu Recht in vielen Cremen und Fluids eingesetzt. Wichtig ist, dass es Mischungen sind, aus nieder- und hochmolekularem Pulver, damit die Haut es in alle Schichten vertieft aufnehmen kann. So strafft es unser Bindegewebe und gilt als das Wundermittel, um fahler und alternder Haut neues Leben einzuhauchen.

ZUTATEN:

- *1 g Hyaluronsäure (nieder & hochmolekular)*
- *10 g Glycerin*
- *100 ml abgekochtes Wasser oder Hydrolat*

HERSTELLUNG:

Hyaluronsäure mit Glycerin mischen und unter ständigem Rühren das Wasser oder Hydrolat eingießen. Schnell arbeiten, sonst entstehen Klümpchen. Diese können aber durch ein Sieb durchgedrückt und aufgelöst werden. Etwas quellen lassen.

Hält im Kühlschrank 5–6 Monate zur Weiterverarbeitung.

Grundrezept Gelherstellung

ZUTATEN:

- *100 ml Wasser, Pflanzenwasser oder Hydrolat*
- *4 g oder 2 TL Solagum™ AX oder Tapiokastärke*
- *mind. 2 TL Öl*
- *2 g Sodium PCA*
- *40 Tr. Glycerin-Extrakte*
- *3 g Pentylene Glycol*

HERSTELLUNG:

Solagum™ AX hat den Vorteil, dass Sie das Pulver sofort mit dem Handschneebesen in die Flüssigkeit rühren können. Tapiokastärke muss kalt eingerührt und dann erhitzt werden und wieder auskühlen. Es ist etwas mühsamer in der Herstellung, aber bei unreiner Haut sehr gut. Beide Gele bilden sich schön aus. Danach füge ich alle weiteren Inhaltsstoffe zu. Als Konservierung nehme ich Pentylene Glycol. Er spendet zusätzlich Feuchtigkeit.

MATERIALLISTE

- Herdplatte
- 2 Feuergläser oder Teegläser (hitzebeständig)
- Handschneebesen (manuell), Stabmixer & Spatel zum Kaltrühren
- Desinfektionsmittel oder Weingeist
- Einweghandschuhe
- Thermometer (am besten zwei, für jedes Feuerglas einen)
- Glasstab oder Longdrinklöffel zum Dosieren der Flüssigkeiten
- Feinwaage
- Indikationsstäbchen für die pH-Wert Überprüfung
- Küchenrolle und/oder Arbeitsplatte aus Glas
- Sterile Glastiegel, leere Salbentuben oder Pumpspender zum Abfüllen

ARBEITSSCHRITTE IM ÜBERBLICK

1. **Alle Utensilien werden vorab vorbereitet und desinfiziert!**

2. Richten Sie alle Inhaltsstoffe auf einer desinfizierten Arbeitsplatte, ausgelegt mit Küchenrolle, her. Sie können natürlich auch Papier verwenden oder eine Schutzplatte aus Glas, die sich leicht desinfizieren lässt. Cremetiegel/Fläschchen sterilisieren oder desinfizieren.

3. Die Fett/Öl-Phase in einem Feuerglas abwiegen ohne Butter. Butter separat abwiegen und herrichten.

4. Wasserphase in einem Feuerglas abwiegen. Alles gut durchmischen.

5. Fett/Öl-Phase im Feuerglas erhitzen, ca. 60–75 Grad (siehe Rezeptangaben)

6. Wasserphase im Feuerglas erhitzen, ca. 60–75 Grad (siehe Rezeptangaben)

7. Fett/Öl-Phase vom Herd nehmen und die Butter hinzugeben und schmelzen lassen.

8. Wasserphase mit dem Handschneebesen oder Stabmixer in die Fett/Öl-Phase hochtourig einrühren.

9. 2 Minuten intensiv rühren, danach in 8er-Schleifen weiterrühren, um nicht zu viel Luft in die Emulsion zu bekommen. Alternativ können Sie auch den Stabmixer verwenden, wenn Sie mehr Creme rühren.

10. In die lauwarme Emulsion werden die gewünschten Wirkstoffe eingearbeitet.

11. Danach den pH-Wert kontrollieren und mit Zitronensäure und Natron einstellen. Idealer pH-Wert-Bereich 5,5. Hautneutral heißt zwischen 4,5 und 6,5.

12. Konservieren Sie Ihre Emulsion. Sobald Flüssigkeiten in Cremen oder Emulsionen vorhanden sind, müssen diese konserviert werden. Bitte vertrauen Sie darauf, dass Viren, Bakterien und Hefen gezielt blockiert werden müssen, um die Haltbarkeit einer Emulsion zu gewährleisten!

13. Füllen Sie die Emulsion in desinfizierte Gläschen ab. Pumpspender sind die erste Wahl, da sie keine weitere Luft an die Emulsion lassen und das „Versporen“ der Emulsionen durch tägliche Entnahme mit dem Finger nicht begünstigt wird. Salben, Cremen und Emulsionen lieber mit einem Spatel entnehmen!

WAS PASSIERT GENAU

WASSERPHASE:

In der sogenannten Wasserphase erwärmen wir die im jeweiligen Rezept angeführten flüssigen und pulvrigen Inhaltsstoffe. Jene Stoffe, die wasserlöslich und hoch erhitzbar sind. Temperatur ca. 60–75 Grad. Die Temperatur wird mit einem Thermometer kontrolliert.

FETT/ÖL-PHASE:

In der sogenannten lipophilen Phase werden Öle, Wachse, Konsistenzgeber und Emulgatoren miteinander aufgeschmolzen. Temperatur 60–75 Grad. Die Temperatur wird mit einem Thermometer kontrolliert. Die Phase von Herd entfernen und Butter darin schmelzen. Die Temperatur wird mit einem Thermometer immer wieder kontrolliert.

DAS ZUSAMMENMISCHEN:

Kurz die Ölphase aufschäumen und die Wasserphase zügig in die Öl/Fett-Phase einrühren. Meine Cremen funktionieren alle auf diese Weise! Hochtourig mit dem Pürierstab (nach Rezept) oder mit dem manuellen Schneebesen arbeiten. Ca. 2–3 Minuten.

In 8er Schleifen mit einem Spatel weiterrühren, bis die Creme lauwarm ist.

WIRKSTOFFPHASE:

Ist die Creme auf ca. 40 Grad abgekühlt, kann mit dem Einrühren der Wirkstoffphase begonnen werden. Langsam arbeiten und jeden Wirkstoff einzeln einarbeiten.

PH-WERT-EINSTELLUNG:

PH-Wert mit Indikationstreifen kontrollieren. Dazu tauchen wir den Streifen in die Emulsion und kontrollieren an der pH-Wert-Skala den Wert. Zitronensäure hilft in flüssiger Form den pH-Wert zu senken und Natron kann als Pulver zugegeben werden, um den pH-Wert zu erhöhen. Statt Zitronensäure kann auch Milchsäure verwendet werden.

KONSERVIERUNG:

Emulsionen sind mit Biokons NEO bei einer Dosierung von 1 % ca. 3 Monate haltbar. 2 % bis zu 6 Monate – dies würde ich aber nicht empfehlen. Ich habe die Erfahrung gemacht, dass ich sowieso nach 3 Monaten gerne eine neue Emulsion je nach Jahreszeit für mich rühre. Pentylene Glycol kann bei einer Dosierung zwischen 3 und 5 % der Gesamtcreme eine Haltbarkeit von 4 Monaten erreichen. Weitere Konservierungsprodukte sind Magnolien-Extrakt, Rokonsal, Kaliumsorbat und Cosgard. Vitamin E – Tocopherol ist fettlöslich und dient auch zur Stabilisierung von Salben/Cremen und Emulsionen 1–5 %.

ÜBER DIE AUTORINNEN

Renée Schüttengruber

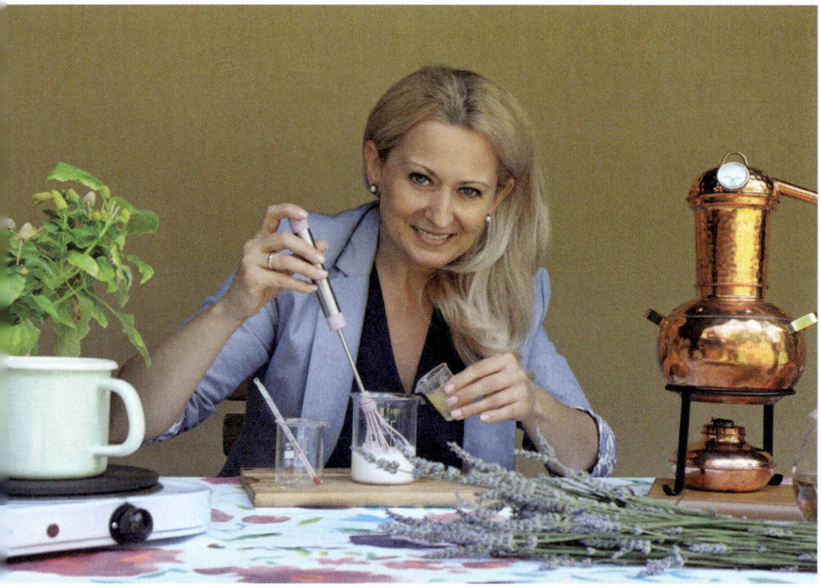

Die gebürtige Wienerin Renée Schüttengruber, lebend in Niederösterreich, hat ihre beiden Berufs-Leidenschaften als diplomierte Opernsängerin und zertifizierte Kräuterpädagogin innovativ und inspirierend miteinander verwoben. „Mein Ziel ist es, Menschen die Vielfalt der Natur auf unterschiedlichen Ebenen nahezubringen", betont Schüttengruber. So verschmelzen ihre Liedprogramme, wie beispielsweise „Heiteres Herbarium", mit Naturkosmetik-Kursen und Malerei zu gesamten Kunstprojekten.

Die Liebe zur Natur fand Renée Schüttengruber durch ihre Großmutter, und so begann ihre Reise in die Welt der Schönheitspflanzen und deren Wirkungen. Mit Naturkosmetik Styx entwickelte sie für deren Beautyclub Austria Workshops, die ihre ganz persönliche Handschrift tragen und die sie auch selbst leitet. Künftig wird sie zudem im Programm Wildkräuter-Trainer bei Neverest Lifelong Learning in Krems die Leitung für Kosmetikkurse übernehmen.

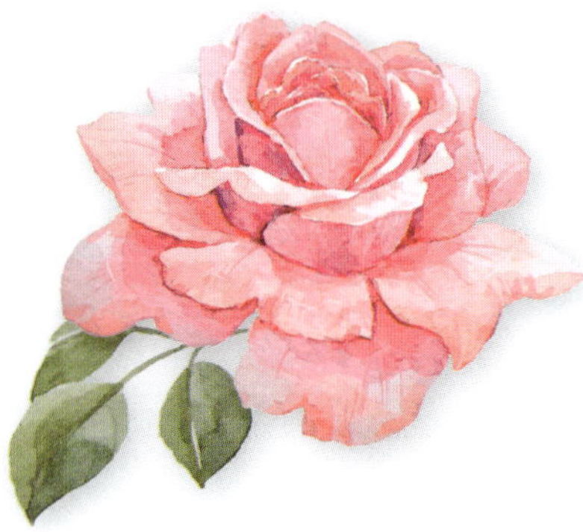

www.schuettengruber.com

Eunike Grahofer

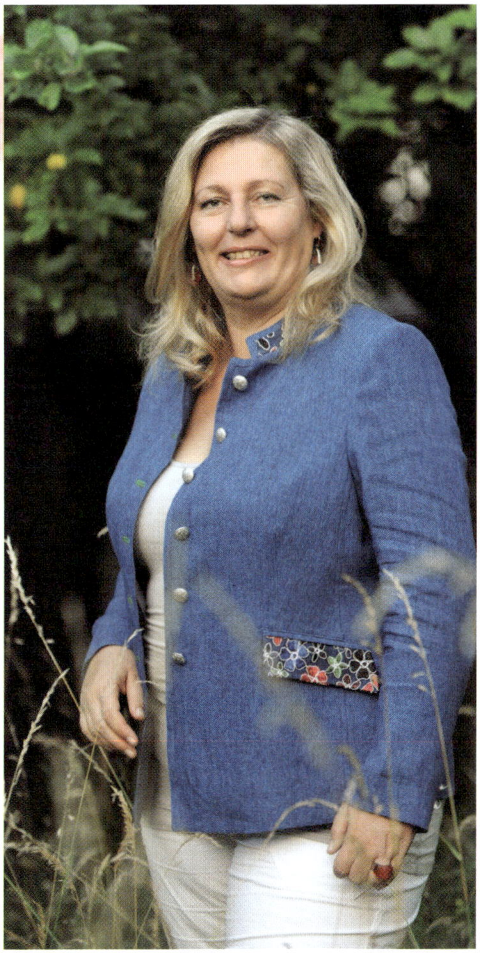

Die Waldviertler Autorin Eunike Grahofer wurde als viertes von sechs Kinder geboren. „Um über das Leben schreiben zu können, muss man es auch vielseitig leben“, so die Autorin. Die ambitionierte, zertifizierte Kräuterpädagogin, diplomierte Wildkräutertrainerin und Obfrau Stellvertreterin des Vereins Naturvermittlung setzt sich gerne mit dem einstigen und jetzigen Leben auseinander. Sie dokumentiert Lebensgeschichten der Menschen und arbeitet dieses Wissen auf. Begeistert berichtet sie in Vorträgen, Seminaren, Kolumnen sowie in Radio und TV aus dem Volkswissen. Sie ist Leiterin des Lehrganges „Diplomierter WildkräutertrainerIn“. Ihre Bücher „Die Leissinger Oma“, „Der Pepi Onkel“ und „Die Hechals“ leisten einen wertvollen Beitrag zum besseren Verständnis der „einfachen Leut“. Für ihre jahrzehntelange Feldforschung und die Aufarbeitung des Wissens der „alten Leut“, erhielt Eunike Grahofer den Universitätenkonferenz- und Ö1-Preis für Innovation 2015.

www.eunikegrahofer.at

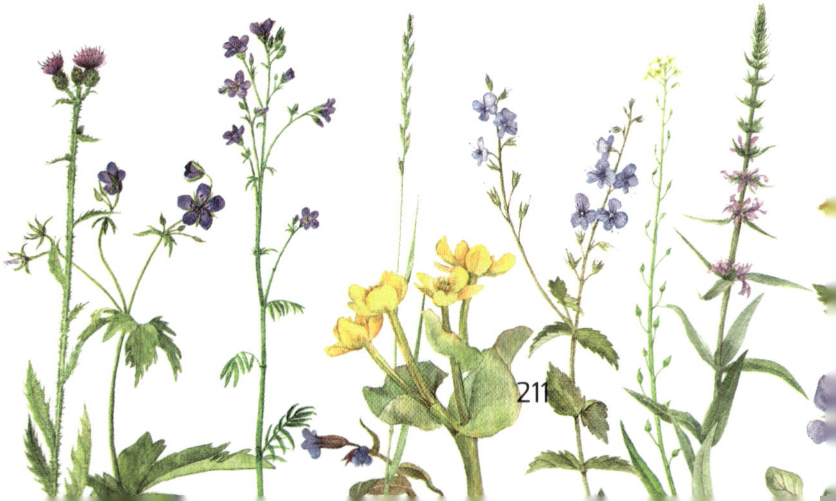

BEZUGSQUELLEN

ROHSTOFFE, EMULGATOREN, KONSERVIERUNGSMITTEL u.v.m. beziehen Sie bei Rohstoffhändlern für Naturkosmetik direkt oder über den Internethandel.

KRÄUTER: Apotheke oder Naturladen, Reformläden

LANOLIN UND ÖLE: Apotheken, Drogerien und Rohstoffhandel Naturkosmetik

FEUERGLÄSER, THERMOMETER: Rohstoffhandel, Naturkosmetik Apotheken

HANDSCHNEEBESEN: *schuettengruber.com*

AUTORIN: RENÉE SCHÜTTENGRUBER
Den Kurs zum Buch und weitere Naturkosmetik-Kurse sowie Rezepte, Materialien finden Sie unter: *www.schuettengruber.com*

AUTORIN: EUNIKE GRAHOFER
Kräuterpädagogik-Ausbildung, Dipl. Wildkräuter-Trainer
und weitere Infos zu Kräuterwanderungen, Vorträgen sowie Rezepte finden Sie unter: *www.eunikegrahofer.at*

LITERATURLISTE, QUELLENNACHWEIS

- **Die Kräuter in meinem Garten**, Siegrid Hirsch, Freya Verlag
- **Wildnisapotheke**, Eunike Grahofer, Freya Verlag
- **Wildniswissen**, Freya Verlag
- **Omas geniale Wetterpflanzen** – Wie wird das Wetter heute, Freya Verlag
- **Rindenmedizin**, Freya Verlag
- **Die Leissinger Oma** – Das Pflanzenwissen der einfachen Leut, Freya Verlag
- **Der Pepi Onkel** – Das Pflanzenwissen der einfachen Leut, Freya Verlag
- **Die Hechals** – Brauchtum, Rezepte aus dem Mostviertel, Freya Verlag
- **Mein Kräutererbe**, Freya Verlag
- **Hausmittel im Jahreskreis**, Freya Verlag
- **Rezepte durchs Bauernjahr**, Freya Verlag
- **Baumheilkunde**, Renato Strassmann, Freya Verlag
- **Die Ernährungs Docs**, Dr. Med. Anne Fleck, Dr. Med. Matthias Riedl, ZS Verlag
- **Trees of Britain and Europe**, David More, John White, Domino Verlag
- **Baumrinden**, Hugues Vaucher, Natur Buch Verlag

- **Etymologisches Wörterbuch der botanischen Pflanzennamen**, Helmut Genaust, 2012
- **Das Herkunftswörterbuch der deutschen Sprache**, Dudenverlag, 5. Auflage 2014
- **Geschichte und Volkskunde der deutschen Heilpflanzen**, Prof. Dr. Heinrich Marzell, 1938
- **Das Kosmos Wald- und Forstlexikon**, 5. Auflage 1998
- **Kostbarkeiten im Wald, Kultur und Geschichte**, Österreichischer Forstverein
- **Das Ayurveda Gesundheits und Verwöhnbuch**, Dr. med. Ernst Schrott, Cynthia Nina Bolen, Verlag Mosaik bei Goldmann
- **Ayurveda – geheime Künste**, Gobi Warrier, D. Harish Verma & Karen Sullivan www.taschen.com
- **Ayurveda**, Dr. med. Ernst Schrott, Verlag Goldmann
- **Pflegekosmetik**, Wolfgang Raab, Ursula Kindl, Wissenschaftliche Verlagsgesellschaft mbH Stuttgart
- **Das Messéque Schönheits Kräuter Lexikon**, Maurice Messéqué, Verlag Fritz Molden
- **Das Messéque Heilkäuter Lexikon**; Maurice Messéqué, Verlag Fritz Molden
- **Die Natur hat immer recht**, Maurice Messéqué, Verlag Ullstein
- **Die Kräuter Küche**, Maurice Messéqué, Verlag Ullstein
- **Herbarium Magicum, das Buch der heilenden Kräuter**, Nancy Arrowsmith, Allegria Verlag der Ullstein Buchverlag GmbH
- **Rosenmedizin**, Angelika Gräfin Wolffskeel von Reichenberg, Susanne Schütte, Kurt Ludwig Nübling
- **Wildrosenöl**, Helmut Iser, Verlag Econ
- **Pflanzenöle**, Ruth von Braunschweig, Verlag Stadelmann
- **Kosmetik, Entwicklung, Herstellung und Anwendung kosmetischer Mittel**, Wilfried Umbach, WILEY-VCH Verlag
- **Die Mineral-und Heilwässer Österreichs**, J Zötl und J. E. Goldbrunner
- **Naturkosmetische Rohstoffe**, Heike Käser, Freya Verlag
- **Rührkunde**, Dr. Janine T Bohlmann, Verlag Freya
- **Die Seelenwelt der Pflanzen**, Eva Rosenfelder, Verlag Kailash
- **Frauenheilpflanzen**, Heide Fischer, Verlag Herbig
- **Gesund mit Mutter Natur**, Verlag Parragon
- **Weihrauch und seine heilende Wirkung.** Heidelore Kluge / Dr. R. Charles Fernando, Dr. Michael Winking, Karl F: Haug Verlag

Internet

Informationen Rohstoffe:
www.naturkosmetik-werkstatt.at
www.naturkosmetik-bedarf.at

Chaga Pilze:
www.chagatee.com

Parrakresse:
www.sante.de

Weihrauch:
www.weihrauchwelt.de
www.boswellia.org/blog/

REZEPTINDEX

freya BUCHTIPPS

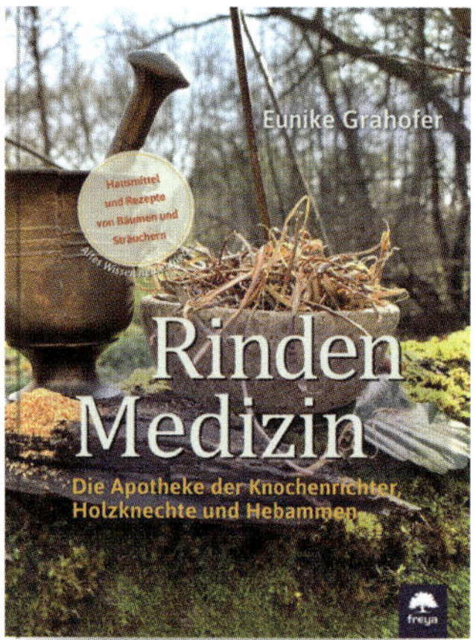

Eunike Grahofer

Rindenmedizin

Die Apotheke der Knochenrichter, Holzknechte und Hebammen

Die traditionelle Volksmedizin der *Boalrichter* – der Knochenrichter, der Holzknechte und der Hebammen erzählt von den altbewährten, vielfältigen Verwendungen der Rinden von Bäumen, Sträuchern und Wurzeln.

Die Rinde ist die *Haut* des Baumes oder Strauches, so verwendete man sie früher zur Hautpflege ebenso wie bei Verletzungen, bei Entzündungen oder für die Verdauung. Aus Birkenrinde wurde ein Powertrunk verabreicht, Ahornrinde war der „alte Gichtheiler", Buchenrinde wurde zur Wundheilung verwendet, aus Wildrosen/Eichen- und Weidenrinde wurde für kleine Kinder ein Absud gegen Hauterkrankungen zubereitet.

Die Autorin Eunike Grahofer sammelt seit Jahrzehnten diese *wilde Medizin* und hat hierzu bereits zahlreiche Bücher verfasst. Sie erzählt vom alten Wissen, den alten Geschichten, den Zusammenhängen, den optimalen Erntezeiten und den Verarbeitungsweisen mit einfachsten Zutaten.

ISBN 978-3-99025-440-0

ADOBE STOCK ©: VOR/NACHSATZ: Qualit Design // KERN: elenamedvedeva S.2 / Qualit Design S. 3 / cat_arch_angel S. 4, 6, 12, 111, 114, 119, 211, 214 / dusk S. 52/ cosmicanna S. 67, 71, 79, 94 / Markus Mainka S. 108, 109 / mimibubu S. 28, 94, 114, 155, / zenina s. 39, 43, 46, 49, 62, 124, 188, 210 / Кристина Зюкова S.28, 30, 38, 44, 46, 55, 70, 88, 133, 145, 146, 179, 180 / dariaustiugova S.21, 23, 31, 38, 41, 60, 61, 86, 98, 102, 104, 113, 123, 141, 167, 172, 173, 175, 177, 181, 184, 188 / hjschneider S. 144 / wasanajai S.99, 107, 148 / vaneeva S. 149, / AlexanderD s. 83 /Olga Serova S. 126,138, 139, 140, 143, 145, 147, 151, 162 / Pianatchaa S. 18, 25 / ogurechka S. 18, 19 /Good Studio S. 100, 101 / margo555 S.101, 109 / kamila S. 58, 83, 195, / Rawpixel.com S. 9, 12, 18, 36, 43, 46, 47, 48, 49, 50, 52, 82, 87, 94, 96, 107, 111, 133, 138, 140, 210, 211 / olesyaturchuk S. 82, 87, 93 / Aleksandra Smirnova S. 36, 45, 51, 55 / monika S. 8 / marrakeshh s. 10 / Elena Panevkina S. 11 / Georg Kippes S.13 / winyu S. 14 / shintartanya S. 16 / Tilli S. 17 / multik79 S. 18 / Vera Kuttelvaserova S. 18 / bnorbert3 S.19 / jbphotographylt S. 20, 39 / Lumistudio S. 21, 22, 25, 29 / Olga S. 24 / photoguns S. 26 / Peter S. 31 / Oksana S. 32 / vetryanaya_o S. 33 / mycountryclub s. 34 / boryanam S. 35 / Formatoriginal S. 37 / emuck S. 40 / KTakey S. 40 / anna_ok S. 42, 68 / 9dreamstudio S. 44 / Сабина Жуковец S. 48 / Norgal S. 50 / madeleine S.53 / Anastasiia Krivenok S. 53 / JanSommer S.54 /sola_sola S. 56 / nataliahubbert S. 57 / Viktoriia Manuilova S. 58 / creativefamily S. 58, 152 / asab974 s. 59 / Yulia Furman s. 61 / arxichtu4ki S. 63 / Svetlana Kolpakova S. 64, 80 / nikolaydonetsk S. 68 / chamillew S. 69, 74, 187 /Yuliya S. 72 / dreamloud S. 74 / volff S. 75 / Fischer Food Design S. 76 / Nickola_CHe S.78 / 5ph S. 79 / gitusik S. 81 / Imcsike S. 84 / NIKCOA S.85, 98 / Андрій Пограничний S. 86, 89, 174 /Marina S. 90, 162 / lena_zajchikova S. 92 / rukxstockphoto S. 92 / pilipphoto S. 93, 109 / JRP Studio S. 94 / fabianammer S. 95 / AnMa S.96 / unpict S. 96 / Monochobe S. 97 / Arundhati S. 98, 106 / unverdorbenjr S. 100 / mirzamlk S. 102, 105 / Hayati Kayhan S. 105 / tunedin S. 110, 111 / Albin S.112 / trioclan S. 115 / Igor Normann S. 116 / Unclesam S. 117 / Christian Jung S. 119, 150 / oktay S. 120 / progressman S.123 / petrrgoskov S. 124 / Sonya illustration S. 125 / asab974 s. 125 / Aninka S. 126 / Nik_Merkulov S. 128 / cooperr S. 130 / Madeleine Steinbach S. 131, 174, 178, 180, 196, 197 /Gummy Bear S. 132, 135 / elenavah S. 134 / juliasudnitskaya S. 137 / anna_shepulova S. 138 / Wirestock S. 139 / aamulya S. 141 lapas77 S. 142 / Amy Lv S. 143 / aidart S. 146 / tstock S. 147 / tashka2000 S. 148 / kazmulka S. 149 / fabiomax S. 152 /aboikis S. 153 / Hajai Photo S. 154 / ExQuisine S. 156 / ximich_natali S. 156 / katinkah S. 157, 158 / Jenifoto S. 160 / MarinoDenisenko S. 163 / agneskantaruk S. 165 / Алекс Ренко S. 166 / Alexsandra S.168 / anitapol S. 169 / Heike Rau S. 169 / NorGal S. 170 / Lumixera S. 175, 181 / CreativeFire S. 182 / Sonja Birkelbach S. 183 / efoArt S. 184 / IrishArt S. 184 / Grigory Bruev S. 185 / Anusom S. 186 / Ekaterina Glazkova S. 187 / Pixel-Shot S. 189 / mika_48 S. 189 / luisapuccini S. 190 / maramorosz S. 191 / Irina S. 192 / yanadjan S. 195 / nipapom S. 196 / Formatoriginal S. 197 / Africa Studio S. 198